U0268715

康复治疗师临床工作指南

——嗓音障碍康复治疗技术

主　编　万　勤　徐　文

主　审　韩德民　黄昭鸣

顾　问　周　涛　闫　燕　王丽萍　韩丽艳
　　　　万　萍　郑宏良　于　萍　徐洁洁

人民卫生出版社

图书在版编目（CIP）数据

康复治疗师临床工作指南.嗓音障碍康复治疗技术/
万勤,徐文主编. —北京:人民卫生出版社,2019

ISBN 978-7-117-28838-5

Ⅰ.①康… Ⅱ.①万…②徐… Ⅲ.①嗓音损伤-康
复 Ⅳ.①R49②R594.909

中国版本图书馆 CIP 数据核字（2019）第 201691 号

人卫智网	www.ipmph.com	医学教育、学术、考试、健康，
		购书智慧智能综合服务平台
人卫官网	www.pmph.com	人卫官方资讯发布平台

版权所有,侵权必究!

康复治疗师临床工作指南——嗓音障碍康复治疗技术

主　　编：万　勤　徐　文
出版发行：人民卫生出版社（中继线 010-59780011）
地　　址：北京市朝阳区潘家园南里 19 号
邮　　编：100021
E - mail：pmph @ pmph. com
购书热线：010-59787592　010-59787584　010-65264830
印　　刷：三河市宏达印刷有限公司
经　　销：新华书店
开　　本：787×1092　1/16　印张：16
字　　数：399 千字
版　　次：2019 年 10 月第 1 版　2023 年 11 月第 1 版第 3 次印刷
标准书号：ISBN 978-7-117-28838-5
定　　价：118.00 元

打击盗版举报电话：010-59787491　E-mail：WQ @ pmph. com
（凡属印装质量问题请与本社市场营销中心联系退换）

编者（以姓氏笔画为序）

万　勤（华东师范大学）

庄佩耘（厦门大学附属中山医院）

刘建菊（上海中医药大学）

李革临（首都医科大学附属北京友谊医院）

肖永涛（浙江中医药大学）

陈　臻（复旦大学附属眼耳鼻喉科医院）

陈亚平（首都医科大学附属北京同仁医院）

金河庚（KIM HA KYUNG）（华东师范大学）

胡金秀（豫章师范学院）

徐　文（首都医科大学附属北京同仁医院）

黄永望（天津医科大学第二医院）

主编简介

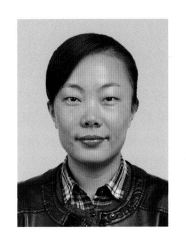

万勤,华东师范大学教育康复学系(原言语听觉康复科学系)副教授、硕士生导师。主要研究方向为言语康复的理论与方法。2009 年至今,负责国家自然科学基金青年项目和国家社会科学基金一般项目各 1 项,担任多项横向课题的负责人,并参与多项国家级、省部级课题的科学研究工作。以第一作者或通讯作者的身份在国内专业期刊上发表学术论文 30 余篇,主编专著《言语科学基础》,并以第二著者的身份参与《言语功能评估标准及方法》一书的编写工作,另外,参与了《言语障碍的评估与矫治》等多部专业著作的编写工作。担任中国康复医学会康复治疗专业委员会常务委员(第六届)、中国残疾人康复协会语言障碍康复专业委员会常务委员(第一届)。

主编简介

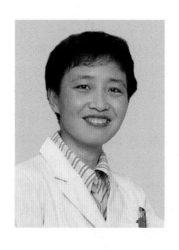

徐文，医学博士、教授、主任医师、博士生导师。现任首都医科大学附属北京同仁医院耳鼻咽喉头颈外科-喉科主任，主要从事咽喉科疾病及嗓音疾病临床诊治及相应研究。兼任中华医学会耳鼻咽喉头颈外科学分会嗓音学组副组长、中国医师协会耳鼻咽喉科医师分会咽喉学组副组长、国际嗓音协会大中国区常务副主席、国际言语及嗓音学会（IALP）委员、中国艺术医学协会嗓音专业委员会副主任委员、中国医疗保健国际交流促进会胃食管反流多学科分会副主任委员、中国医疗保健国际交流促进会睡眠医学分会常委、中华医学会儿科学分会耳鼻咽喉学组委员、北京医师协会理事、北京中西医结合学会耳鼻咽喉专业委员会委员、美国 *Journal of Voice* 编委、《中华耳鼻咽喉头颈外科杂志》等核心期刊编委。代表专著有《嗓音医学》（第 1 版、第 2 版）、《频闪喉镜临床应用——咽喉疾病视频图谱》。

出版说明

2016 年 10 月发布的《"健康中国 2030"规划纲要》将"强化早诊断、早治疗、早康复"作为实现全面健康的路径,在康复相关领域提出了"加强康复医疗机构建设、健全治疗—康复—长期护理服务链"等一系列举措。

康复医疗水平的提升离不开高素质的康复团队,其中,康复治疗师在整个康复环节起着十分关键的作用,而我国康复治疗的专业化教育起步晚,从业人员普遍年轻、缺少经验,水平参差不齐。为了规范、提升康复治疗师的临床工作水平,进而助推康复医疗学科发展,人民卫生出版社与中国康复医学会康复治疗专业委员会及康复专科医院联盟的主要专家一起,在全面调研、深入论证的基础上,组织国内顶尖的康复治疗师、康复医师编写了这套康复治疗师临床工作指南。

该套丛书包括 16 个分册,在编写委员会的统一部署下,由相关领域的 300 多位国内权威康复治疗师与康复医师执笔完成,为了进一步保障内容的权威性,在编写过程中还特邀了一大批业界资深专家担任主审及顾问。

该套丛书强调理论与实践相结合,注重吸纳最新的康复实用技术,突出实践操作以解决临床实际问题。具体编写过程中以临床工作为核心,对操作要点、临床常见问题、治疗注意事项进行重点讲述,特别是对治疗中容易发生的错误进行了详细的阐述,同时通过案例分析,给出相应科学的、安全的治疗方案,以促进康复治疗师对康复治疗技术有更好的认识和临床运用的能力。

本套丛书有助于满足康复治疗师、康复医师的需求,对康复相关从业人员也有重要的指导意义。

康复治疗师临床工作指南编委会

主任委员

燕铁斌　席家宁

委　　员（以姓氏笔画为序）

万　勤　万桂芳　卫冬洁　王于领　公维军　朱　毅　朱利月　刘巧云
刘晓丹　刘惠林　闫彦宁　米立新　江钟立　肖　农　沈　滢　张庆苏
张志强　陈文华　武继祥　赵正全　胡昔权　姜志梅　贾　杰　候　梅
徐　文　徐开寿　高晓平　席艳玲　黄　杰　黄昭鸣　黄俊民　梁　崎

编委会秘书

吴　伟　郗淑燕

特邀审稿专家及顾问（以姓氏笔画为序）

丁绍青　丁荣晶　于　萍　万　萍　马　明　马丙祥　王　刚　王　彤
王　琳　王　磊　王人卫　王乐民　王宁华　王丽萍　王伯忠　王国祥
王惠芳　卞卫国　亢世勇　方　新　叶红华　丘卫红　冯　珍　冯晓东
朱　庆　朱登纳　任爱华　华桂茹　刘　浩　刘　慧　闫　燕　闫彦宁
关雄熹　许光旭　孙启良　孙喜斌　麦坚凝　严　静　杜　青　杜晓新
李　奎　李奎成　李胜利　李晓捷　杨亚丽　励建安　吴　毅　吴卫红
何成奇　何兆邦　沈玉芹　宋为群　宋宗帅　张　通　张　婧　张　锐
张长杰　张玉梅　张晓玉　陆　晓　陈　翔　陈丽霞　陈卓铭　陈艳妮
陈福建　林　坚　林国徽　欧阳财金　岳寿伟　周　涛　周士枋　周贤丽
周惠嫦　郑宏良　单春雷　赵　澍　赵振彪　郝会芳　胡大一　胡继红
姜志梅　敖丽娟　贾　杰　贾子善　顾　新　徐　静　徐洁洁　高　颖
郭　兰　郭凤宜　郭红生　郭险峰　唐久来　黄昭鸣　黄晓琳　黄锦文
常冬梅　梁　兵　梁兆麟　韩在柱　韩丽艳　韩德民　喻传兵　喻洪流
谢　青　谢欲晓　窦祖林　褚立希　蔡永裕　燕铁斌　魏　全　魏国荣

康复治疗师临床工作指南目录

1	运动治疗技术	主　编	黄　杰　公维军
		副主编	南海鸥　杨　霖　张志杰　常有军
2	手法治疗技术	主　编	王于领　高晓平
		副主编	万　里　叶祥明　马全胜
3	物理因子治疗技术	主　编	沈　滢　张志强
		副主编	刘朝晖　谭同才　张伟明
4	贴扎治疗技术	主　编	黄俊民　陈文华
		副主编	高　强　王　刚　卞　荣
5	矫形器与假肢治疗技术	主　编	赵正全　武继祥
		副主编	何建华　刘夕东
6	作业治疗技术	主　编	闫彦宁　贾　杰
		副主编	陈作兵　李奎成　尹　昱
7	神经疾患康复治疗技术	主　编	刘惠林　胡昔权
		副主编	朱玉连　姜永梅　陈慧娟
8	肌骨疾患康复治疗技术	主　编	朱　毅　米立新
		副主编	马　超　胡文清
9	心肺疾患康复治疗技术	主　编	朱利月　梁　崎
		副主编	王　俊　王　翔
10	构音障碍康复治疗技术	主　编	席艳玲　黄昭鸣
		副主编	尹　恒　万　萍
11	嗓音障碍康复治疗技术	主　编	万　勤　徐　文
12	吞咽障碍康复治疗技术	主　编	万桂芳　张庆苏
		副主编	张　健　杨海芳　周惠嫦
13	儿童疾患物理治疗技术	主　编	徐开寿　肖　农
		副主编	黄　真　范艳萍　林秋兰
14	儿童语言康复治疗技术	主　编	刘巧云　候　梅
		副主编	王丽燕　马冬梅
15	儿童发育障碍作业治疗技术	主　编	刘晓丹　姜志梅
		副主编	曹建国　许梦雅
16	失语症康复治疗技术	主　编	卫冬洁　江钟立
		副主编	董继革　常静玲

前　言

《康复治疗师临床工作指南——嗓音障碍康复治疗技术》是一部系统介绍与嗓音相关障碍康复的书籍,本书在借鉴国际嗓音康复现代理论和技术的基础上,结合国内嗓音康复的实践经验编写而成,系统阐述了嗓音障碍评估和治疗的原理与方法,可为言语治疗师的临床工作奠定扎实的理论基础。

本书共分为九章,第一章为绪论部分,介绍了嗓音的定义、嗓音的产生及功能,嗓音障碍的定义与分类,嗓音障碍的处理原则和康复治疗方向。第二章至第四章从不同类型的嗓音障碍入手:第二章重点讲述了肌紧张性发声障碍、精神性失声等常见功能性嗓音障碍的定义、临床表现、诊断与临床治疗方法;第三章重点讲述了喉先天性异常、声带增生性病变、喉炎性病变等常见器质性嗓音障碍的定义、临床表现、诊断与临床治疗方法;第四章重点讲述了声带麻痹、痉挛性发声障碍、帕金森病、特发性震颤、吉兰-巴雷综合征、重症肌无力等常见神经性嗓音障碍的定义、临床表现、诊断与临床治疗方法。第五章主要介绍了嗓音障碍常用评估方法,包括嗓音障碍的筛查、主观评估和客观评估三大类方法。第六章至第八章系统介绍了常用的嗓音障碍治疗技术,其中,第六章介绍了症状类技术疗法,主要包括基础性训练方法和针对性训练方法;第七章介绍了生理类技术疗法,主要包括共鸣嗓音疗法、气流轻声疗法、嗓音功能锻炼、励-协夫曼言语治疗、重音治疗法、发声阻力训练、对话训练疗法;第八章介绍了其他技术疗法,主要包括喉癌术后嗓音障碍的治疗技术、中医疗法、物理因子疗法和嗓音卫生保健等。第九章为治疗案例分析,主要根据嗓音障碍病因的不同,分别对功能性、器质性和神经性嗓音障碍的常见病症进行案例分析。

本书适用于康复专科医师、康复专科治疗师、特殊学校教师,以及临床医师(耳鼻喉科、神经内科、儿童保健科等)护士等参考阅读,也可供听力与言语康复学专业、康复治疗学专业、针推专业康复方向等本科和研究生教学使用。

本书即将付梓之际,首先感谢《康复治疗师临床工作指南——嗓音障碍康复治疗技术》编委们辛勤与不懈的努力,另外,还要感谢人民卫生出版社有关领导与同志的支持及厚爱。由于编者水平有限,书中难免存在不当之处,为使本书在使用过程中不断完善,还望同行与读者不吝批评、指正!

万勤　徐文

2019 年 7 月

目 录

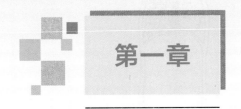

第一章

绪　论

第一节　正常嗓音

一、嗓音的定义

嗓,即喉,是发声器官,特别是指人体的喉和人体的发声器官。嗓音,是人体发声器官发出的声音。嗓音具有特异性,不同的人具有不同的嗓音特质。而正常的嗓音,需要具备正常的发声器官,比如喉、肺、声带、舌、下颌、牙齿和鼻腔等,能如实地呈现说话者的状态。所以嗓音可以表达一个人的情感、情绪等。

二、嗓音的产生

正常嗓音的产生过程需要呼吸系统、发声系统和共鸣构音系统的参与。三个系统之间具有高度相互依存的关系。在正常嗓音的产生过程中,三大系统会同时不断地发生变化。呼吸是支持发声的重要过程,发声系统是产生嗓音的根源,共鸣系统可以改善嗓音的音质、音色、饱满度和音量。

（一）呼吸系统、发声系统、共鸣系统的解剖

1. 呼吸系统　呼吸系统由两部分运动系统组成,分别是胸腹壁和肺部系统。胸腹壁由胸廓肋骨、膈肌、胸腹部的多组肌肉群组成,被称为呼吸泵。呼吸动力是由胸腹壁和肺部系统的协调运动所提供的,如图 1-1 所示:

（1）胸廓:胸廓是骨-软骨性结构,呈圆锥筒状,胸廓内部为胸腔,胸腔骨架由 12 对肋骨组成,它们向后分别连在 12 块胸椎骨上。肋骨的运动由胸肌和腹肌带动,以此增加或减小胸腔的体积。因此,当肋骨向上抬起时,它们向外两侧运动。

（2）肺和胸膜:肺部呈两个锥形结构,几乎占据整个胸腔。左肺分两叶,右肺分三叶。气管上段直通喉部,下段在胸腔内分叉,形成左右支气管,经多次分支后,形成无数的细支气管,肺泡位于每根细支气管的终末分支(肺泡管)末端。肺表面覆盖着平滑的胸膜(脏胸膜),通过该弹性纤维与胸廓肋骨相连(壁胸膜),使肺在呼吸时既能直接受到来自胸壁的压力,又能活动自如,不产生摩擦和不适感。当胸腔扩张时,肺部被牵动扩张,内部压力降低,

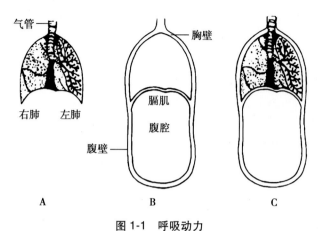

图 1-1 呼吸动力
A.肺部系统;B.胸腹壁系统;C.肺部和胸腹壁系统的组合

低于外界的大气压,使空气进入肺内。当肺部充满空气后,其中被拉长的弹性纤维产生呼气所需的弹性回缩力,该力连同施加于胸壁的肌张力和其他压力促使胸廓缩小,导致胸膜腔的压力增加,气体从肺内排出。

(3) 呼吸肌群:呼吸肌群分为吸气肌群和呼气肌群两组。吸气肌群主要是膈肌,扩张胸腔容积以吸入空气;呼气肌群缩小胸腔容积排出气体。

吸气肌群由膈肌和肋间外肌所组成。膈肌是肌肉-腱膜结构,呈扁平状,与胸廓肋骨部的下缘相连,松弛时形似一只倒置的碗。膈肌收缩时,其隆起部分向四周拉平,使胸腔在垂直方向上进行扩张,同时使下部肋骨上提并向外移。肋间外肌起于上肋骨下缘,止于下肋骨上缘。共有 11 对肋间外肌覆盖于 12 对肋骨外面,它们向第 1 肋骨方向做整体提升运动。

呼气肌群主要由肋间内肌所组成。从胸骨缘到肋膈角,肋间内肌起自 11 对肋骨的下缘,止于相邻的上一肋骨。其作用是使肋骨下降,缩小胸腔容积。

(4) 呼吸过程:呼吸过程主要可分为平静和言语状态下的呼吸运动。

1) 平静呼吸:平静呼吸的特点是呼吸运动较为平稳均匀,每分钟呼吸频率约 12~18次。吸气是主动的,主要由膈肌收缩引起;呼气是被动的,由吸气肌舒张产生。平静吸气时,自呼吸中枢延髓发出神经冲动,经脊髓到达相关的胸腔肌肉,通过颈段脊髓的运动神经元分支加入而组成的膈神经,将神经冲动传至膈肌,使膈肌收缩。膈肌隆起的中心部分下移,从而增大了胸腔的上下径,胸腔和肺容积增大,腹腔内的器官因受压迫而使腹壁突出,腹腔容积的变化量等同于膈肌收缩时胸腔增加的容积。与此同时,膈肌协助肋骨上提,促进了肋间外肌上抬肋骨的作用。膈肌舒张时,腹腔内脏恢复原位。由膈肌舒缩引起呼吸运动伴以腹壁的起伏,这种呼吸称为腹式呼吸。

由于胸椎位置固定,而胸骨可以上下移动,所以当肋间外肌收缩时,肋骨和胸骨都向上提,从而增大了胸腔的前后径和左右径。由肋间肌舒缩使肋骨和胸骨运动所产生的呼吸运动,称为胸式呼吸。腹式呼吸和胸式呼吸同时存在,称为胸-腹式呼吸。相比较而言,腹式呼吸是一种轻松自然、经济有效的呼吸方式,在言语过程中应学会腹式呼吸发声法。

2) 言语呼吸:人体在言语和安静两种状态下,其呼吸表现有所不同,具体表现在:

呼吸量:安静状态的呼吸量约为 500ml,压力变化仅为 1~2cmH2O。吸气是一个主动过程,呼气是依靠弹性作用的被动过程;言语状态下的呼吸量增加35%~60%,以便有足够的气流量来支持持续的言语活动。

吸气与呼气时间比：平静呼吸时，吸气和呼气时间占总呼吸时间的 40% 和 60%；言语时，吸气变得迅速、短促，呼气时间延长，呼气期的长短随着句长和语意发生变化。虽然因说话内容不同，呼气期会有所变化，但吸气和呼气时间约占呼吸时间的 10% 和 90%。

呼吸的规律性：安静状态下，成年人每分钟呼吸 12~18 次，呼吸较有规律；言语状态下，单位时间内的呼吸次数减少且不规则。

呼吸肌群的运动：发声时，呼吸肌群不仅为喉部运动提供了驱动力，更重要的是控制气流量，还要抵抗呼气所产生的弹性回缩力。吸气时腹壁的前凸表明内部肌肉是展开的，具有弹性回缩力以抵抗所受的外力，随时恢复原状。当膈肌舒张时，弹性回缩力使腹部脏器和膈肌恢复到原位。膈肌和胸腹部呼吸肌群的松弛对于平静呼气来说已足够。然而要维持充分的发声时长，腹部肌群需要主动收缩，以抵抗腹肌的弹性回缩力，使气流有控制地平稳呼出，换言之，言语状态下的呼气运动也是主动的过程，所需腹部肌群收缩力量的大小取决于言语产生时所需的肺容量、响度水平、发声长短、张力和语调种类等。

2. 发声系统　喉（larynx）有四种主要的解剖结构：软骨与关节、喉内肌、喉外肌和黏膜层。发声过程中最重要的部分是甲状软骨、环状软骨、一对杓状软骨和两对喉关节。

（1）喉软骨：喉支架由五块软骨（cartilages）、肌肉和韧带（ligaments）相互连接所组成。喉位于舌骨之下、胸骨之上。环状软骨（cricoid cartilage）是喉腔的解剖基础，其他软骨都与之相连。构成气管的软骨都呈半环形，环状软骨则是完整的软骨环。甲状软骨（thyroid cartilage）是最大的一块喉软骨，甲状软骨切迹亦称为喉结，男性尤为突出。杓状软骨（arytenoid cartilage）骑跨在环状软骨板的上缘外侧，左右各一块，形似三角锥体。杓状软骨有两种运动：转动和滑动，有时同时发生。基底部有两个突起：一个向前，称为声带突，声带后端附着于此；另一个向后外方，称为肌突，部分控制声带开闭的肌肉附着于此。会厌软骨（epiglottic cartilage）位于喉入口的前方，舌骨之后。

（2）喉关节：喉软骨形成两对关节，即环杓关节和环甲关节，声带的运动主要通过这两对关节的活动来完成。

（3）喉部肌群：喉部肌群分为喉内肌群和喉外肌群，喉外肌群可以抬高或降低喉腔。喉内肌群均附着在喉软骨上。喉内肌群可分为声门开肌、声门关肌以及声门张肌三部分。

环杓后肌呈扁平状，起于环状软骨后壁，止于杓状软骨肌突，是主要的声门开肌。

声门关肌主要包括杓间肌与环杓侧肌，杓间肌包括杓横肌和杓斜肌。杓横肌水平地延伸于两块杓状软骨之间，收缩时，将杓状软骨互相拉近；杓斜肌起于杓状软骨的肌突，止于相邻杓状软骨的顶端，收缩时，将杓状软骨的顶端互相拉拢。环杓侧肌起于环状软骨的两侧边缘，止于杓状软骨肌突，使杓状软骨靠拢。

声门张肌主要包括环甲肌与甲杓肌。环甲肌起于环状软骨弓，止于甲状软骨的下缘，收缩时，将这两块软骨拉近，因此可拉长声带，增加声带张力，调控音调。甲杓肌包括甲杓内肌和甲杓外肌，其中甲杓内肌（也称声带肌）是声带的振动部分。这对肌肉收缩时，将附着于声带突的部分拉向甲状软骨的切迹，使声带拉直，增加声带张力，并使声门关闭。

（4）声带：声带是分层振动体，在声带额位切面图上可以观察到声带的不同结构层：声带表面是上皮层；下面依次是固有层的浅层、中层和深层；再下面是甲杓内肌，即声带肌。每一层都具有自己的物理学特性，结合在一起能产生平滑的剪切运动，这是声带振动的基础。

（5）喉腔：喉软骨围成一个形状不规则的管腔，称为喉腔（laryngeal cavity），分为声门上区、声门区和声门下区。声门区最为狭窄。

3. 共鸣系统　共鸣系统包括胸腔、喉腔、咽腔、口唇腔、鼻腔和鼻窦。其中胸腔、喉腔和咽腔主要起低音共鸣作用，口唇腔系统主要对中音产生共鸣，头腔（包括鼻腔、鼻窦等）是对高音部分产生共鸣的共鸣腔。

（1）咽腔：肌腱性管道，其长度大约为12cm，位于颅底部，并向下延伸，包括鼻咽、口咽与喉咽三部分。环绕咽腔的三块咽缩肌对声道的调整起着决定性的作用。咽腔的横截面积随咽缩肌的收缩而减小。

（2）口唇腔：口腔在两侧以脸颊为界，上为腭部，下为口腔底部，前方经口裂与外界相通，后方以咽峡与咽腔相连。整个口腔由上下齿列分隔为固有口腔和口腔前庭。前面是口腔前庭，后面是固有口腔。通过舌外部肌群的运动，舌可以到达三个极点位置：前上方（如/i/）、后上方（如/u/）、后下方（如/ɑ/）。另外，舌内肌群也可使舌尖抬高或降低、左移或右移，由此改变口腔的形状，从而改变第二共振峰值。唇腔是指牙列与嘴唇之间的气腔。

（3）鼻：在鼻腔共鸣方面起主要作用的是鼻腔和鼻窦。鼻腔由鼻中隔分为左右对称的两部分，前鼻孔与外界相通，后鼻孔通向鼻咽腔。鼻腔被覆黏膜，并由丰富的鼻管构成鼻甲海绵丛，在各种刺激或心理因素的影响下，该海绵丛因充血而肿胀，使鼻腔变窄，影响说话时声音的共鸣效果。鼻窦系鼻腔周围的骨内含气空腔，分别为额窦、筛窦、上颌窦及蝶窦。鼻腔与鼻窦因有固定不变的体积，其共鸣作用主要是由软腭来进行调控。

（4）声道：声带上方的共鸣腔（咽腔、口腔和鼻腔）连接在一起，成为发声时呼出气流经过的管道，构成了声道（呈喇叭状）。成年男性声道的长度从声带至口唇部大约17cm，成年女性声道的长度略短。通过二腹肌后腹、茎突舌骨肌和下颌舌骨肌的收缩使舌骨向上牵拉，声道变长。当舌骨受到胸骨舌骨肌、甲状舌骨肌和肩胛舌骨肌的牵拉向下运动，或当喉腔由于受到腭咽肌和茎突咽肌的牵拉向上提起时，声道的长度由此变短。

（二）发声的原理

1. 前发声阶段

（1）声带肌收缩：起初两侧声带是适度张开的，就像平静呼吸状态中吸气时一样。成年男性在平静呼吸时，声带的最大张开度平均为13mm，在深吸气时可增加到25mm。前发声阶段所需要的时间主要取决于说话方式和语言环境，其平均值在350~450ms。在这一时间段中，两侧声带逐渐向中线靠近，它们之间的距离大约从13mm减至2~3mm，声带从完全张开至完全闭合是一个连续的过程。

（2）气流开始呼出：声带只有在气流速度和声门下压适当时才能产生振动。在声门靠拢至发声位置的过程中，如果声门下压太高，嗓音中将出现一种可听见的声门擦音/h/，被称作气息声。如果声门下压太低，嗓音将出现吱嘎声，或声带几乎不产生振动。因此，最有效的起音运动要求前发声阶段呼气运动（声门下压与气流速度）和声带闭合运动（位置和肌张力）保持平衡，呼气运动适度。

发声至少需要2cmH$_2$O的声门下压和接近100ml/s的气流速度。正常发声在6cmH$_2$O的声门下压时需要150ml/s的气流速度（气流速度指单位时间内通过声门的空气体积值，它等于声门间的气压差除以气流阻力。因此，通过声门的气流速度与声门上下的气压差成正比，与声门阻尼值成反比）。

然而，在说话时还必须产生足够的语气变化（如音调变化、语调变化、响度变化等），呼气肌群应能在更大的声门下压范围内进行调整,这一范围约为 $2 \sim 30cmH_2O$,同时呼气肌群应能使气流速度达到 1 000ml/s 以上。呼吸运动应该在较舒适的状态下实现上述必要条件。我们一般采用重读治疗法中的慢板节奏二来进行训练。据文献研究记载,男高音歌唱家声门下压的上限值大约为 $70cmH_2O$,训练有素的歌唱家的气流速度大于 11 000ml/s。

(3)声门闭合与气流呼出的协调:声门关闭与呼气开始之间的时间协调十分重要,当两侧声带刚达到完全闭合时,呼气运动正好开始,这是最佳的起音状态。声带黏膜的运动首先发生在中层,气流速度越快,声带中层的运动就越明显(该运动在声带闭合过程中进行了叠加)。

2. 声带振动发声阶段　声带振动是一种复杂的三维运动,既有轻微的开闭运动,又有垂直和水平方向的黏膜波动(mucosal movement)。声带的振动机制目前以 Van den Berg 阐述的肌弹力-空气动力学理论(myoelastic-aerodynamic theory)最具有说服力,能部分解释声带的振动机制。

这一学说的基本理论是:声带振动是在呼气流作用下的一种被动运动,呼气流是声带振动的动力系统(能源);声带是振动体,通过声带振动将呼气流转化为振动气流,从而产生喉基音(glottal tone)。当声带闭合时,声门下压增加,当压力达到一定程度后,声门被冲开,气流通过声门,在声门被冲开的瞬间,声门下开始有黏膜移动,似波浪状,向上、向外移动,绕到声带上面,此为声门的开放相。声门开放后,根据 Bernoulli 效应(Bernoulli effect),在声门开放时,由于通过声门的气流加速,将在声门区形成瞬间负压,声带被吸向内,闭合相开始。闭合相时黏膜向下、向内移动,当向下、向内移动到双侧声带相互接触时,声门闭合,此为声门的闭合相。声门闭合时,声门下压再次升高,声门再次被冲开。如此反复循环,形成声门的开闭运动及声带振动,发出声音。

(三)共鸣的原理

咽腔、口腔和鼻腔构成了声道,它们是重要的共鸣腔。喉部发出的声音通过咽腔,然后进入口腔或鼻腔,改变上述三个腔体的形状和大小可控制声音的共振峰,形成不同的声学特性并输出声波,从而产生不同音色的言语声。

下颌、唇、舌和软腭等构音器官的运动使声道的大小和形状发生改变,声道共鸣性质发生变化,在声音频谱中,一些频率得到共振加强,另一些频率则被削弱减幅。这些被加强的频率区域称为共振峰。咽腔的形状和大小决定第一共振峰,口腔的形状和大小决定第二共振峰。在空气容量一定的情况下,共振腔的体积越大,共振峰的值越小。

1. 元音与共振峰　不同元音对应不同的声道形状,也就对应不同的共振峰频率。声道形状取决于以下三个因素的综合作用:舌的前后位置、唇的圆展、下颌的位置。所有的元音都是由声道共鸣形成的,不同的共鸣效果形成了不同的元音。下颌的打开幅度直接影响咽腔的大小,带动舌的垂直位置发生改变,因而会改变第一共振峰的值。唇的运动主要是由面神经控制口轮匝肌等肌肉来实现的,唇的圆展会直接影响口腔的大小,进而改变第二共振峰的值。舌是最重要的构音器官,它的运动是多维的,能直接影响咽腔和口腔的大小,从而改变共振峰的值。

2. 舌位与聚焦　舌的水平和垂直位置也称言语聚焦,它直接影响言语的共鸣效应。舌在口腔中的前后位置影响水平聚焦。正常言语时,舌位既不能太靠前,也能不太靠后,这时声音听起来浑厚有力。如果说话时舌部过度向前伸展,即言语聚焦形成于水平线 Z 上 X 点的前方,言语表现为微弱和单薄,这称为前位聚焦(图1-2);如果说话时舌位过于靠后,即言语聚焦形成于水平线 Z 上 X 点的后方,言语表现为压抑和单调,这称为后位聚焦(图 1-3)。这两种情况均属于言语的水平共鸣聚焦异常。

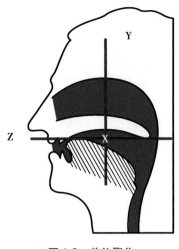 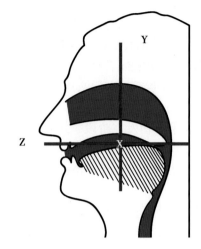

图 1-2　前位聚焦　　　　　　　　　　　　图 1-3　后位聚焦

舌位的高低影响垂直聚焦。正常言语时舌位既不能太靠上,也不能太靠下,这时声音听起来自然、舒服。如果说话时舌位过度靠下,即言语聚焦形成于垂直线 Y 上 X 点下方,声音听起来像被牢牢地锁在喉部,称为喉位聚焦;如果说话时舌位过度靠上,即言语聚焦形成于垂直线 Y 上 X 点上方,声音听起来鼻音重,称为鼻位聚焦。

3. 软腭与鼻腔共鸣　软腭运动直接调整鼻腔共鸣。如果软腭运动正常,发鼻音的时候软腭下降,气流主要从鼻腔经过,发非鼻音时软腭上抬,气流主要从口腔经过。软腭运动异常时,会出现鼻腔共鸣障碍。如果发鼻音时软腭不能及时准确地下降,言语将表现为共鸣集中在口腔和喉部,这称为鼻音功能低下;如果发非鼻音时软腭总是处于下降状态,以致大量气流通过鼻腔,言语将表现为鼻音较重,共鸣集中在鼻腔和头腔,这称为鼻音功能亢进。

三、嗓音的功能

(一)嗓音的生物学功能

喉的生物学功能层面的描述为我们提供了一条线索:气道与喉的生物学需求为何总是先于艺术性或交流性发声。当大脑提示身体需要在呼吸循环中进行氧气更新时,我们会自动进行呼吸。含氧的气体通过上呼吸道进入肺部,随后含二氧化碳的气体通过气道排出体外。这种肺部通气是气道的基本功能。喉可以使气道不受阻塞以进行供气。喉主要的生物学功能是防止液体和食物(在呼吸时)进入气道。

喉位于咽腔前底部、气管的上部这一重要部位。当液体和经咀嚼的食物(食团)下降到咽后部时,它们会从喉咽转移到食管开口处,紧接着继续从食管滑向胃部。作为吞咽过程的一部分,喉部会向上抬高(同时抬升食管和气管)。随着吞咽的进行,舌向后运动,喉部的会厌软骨作为一个临时的"盖子"将关闭喉部的开口。

喉部在关闭气道以使得液体或食物通过气道后部时,整个喉部都会抬高。此外,在受惊吓的情境中,喉部可能会反射性地抬高来保护气道。一些嗓音障碍患者,比如一些受到过度惊吓的患者,就会采用喉部的这种"防御"姿态进行发声,但这样做不利于发出正常嗓音。

为了防止误吸,除了喉部需要上抬外,还需要借助于喉部的三对肌性阀门:杓状会厌襞、室皱襞(假声带)和甲杓肌(真声带)。三对阀门中位置最高的是杓状会厌襞,其位于声门上区,在剧烈的开合状态下,如严重咳嗽时,杓状会厌襞会关闭(内收)。在杓状会厌襞下方是室皱襞,只有在发生剧烈的内收运动时(如咳嗽),它们才会互相靠近。三个喉部阀门中位置最低、最近中线的是甲杓肌,即真声带。在吞咽时,它们通常会内收以防止可能的误吸。此外,个体可以很好地控制真声带,同时具有一定的能力改变真声带的形状、长度以及紧张度,以产生不同的嗓音。

当一个人自然地呼吸时,三对阀门都会打开。在吸气时,两侧声带会分开较远,使得大量气体可以快速通过;在呼气时,两侧声带会缓缓地内收。当呼出的气体通过声带之间,并带动声带振动时,嗓音就产生了(即发声),这种嗓音即在声道的不同部位发生共鸣。嗓音的共鸣始于喉部这种振动所产生的声音,再向上通过咽腔、口腔和鼻腔。因此,我们所听到的嗓音是由呼吸行为、发声以及增强性的共鸣结合所产生的。尽管喉部的主要功能是保护气道,但人类喉部和嗓音在情绪及语言表达中也发挥着重要作用。

(二)嗓音的情感功能

婴幼儿似乎可以通过喉部发出的声音表达他们的情感,而照看者通过婴幼儿发出的声音可以很快察觉他们的情绪变化,如由于饥饿导致的哭声与不适或生气引起的哭声是不同的。满足的咕咕声常常出现于婴幼儿饱餐之后或者躺在照看者的怀中时。在婴幼儿早期的生活中,嗓音反映了他们的内部情绪状态。

我们的嗓音可以表达高兴或难过、满足或愤怒、安全或恐惧、平静或热情。通过一个人的嗓音中韵律、节奏变化可以让人感知其情绪状态。在呼吸控制过程中,我们的情绪状态起着主要作用,如一个人紧张时,可听到其急促的呼吸;我们的情绪状态也似乎支配着我们喉的位置、声带的相对放松状态,以及咽部和舌部肌肉的位置与放松状态。

从嗓音中可以听出一个人的情绪状态,而这对于专业歌手来说是一种潜在的威胁,对于易紧张的销售人员也是有害的,更有甚者,当一个人明明是很开心的状态,可是他/她的嗓音听起来却像在哭一般,遇到这种情况时就变得很尴尬了。我们的情绪状态有时还会对嗓音产生不利的影响。许多嗓音障碍患者是由于情绪过激导致的,例如一个职业女性试图用正常嗓音说话时,她的喉部处于高位,声带肌处于关闭位,导致她的声音变尖、变紧张,而她的问题可能更多与其自身的恐惧情绪有关,而非错误用嗓行为的结果。

由于情感与嗓音功能是紧密联系的,有效的嗓音治疗常常需要关注个体的整体状态而非单一解决嗓音问题。因此,在嗓音治疗之前了解患者的病史或者进行主客观的评估是一个重要的先决条件。言语治疗师已经认识到不同情绪状态下患者的嗓音是不同的,为了真实地评价一个人的嗓音,我们必须观察、倾听她在不同生活环境下的嗓音状况。

(三)嗓音的语言学功能

嗓音把口语连接在一起。在原始的情绪化发声中,通过重音的方式来强调特定的内容使得语言更加丰富,嗓音在口语表达中扮演着重要角色。因为,我们说什么不一定是那么重要,而更重要的是我们怎么说的。

近期的研究发现,通常正常的婴儿到1岁时会发出第一个音,而此时他们已经会用特有的"行话"进行交流了。在4~6个月时已经开始牙牙学语,随着年龄的增长,牙牙学语有了更多的语言性差异。也就是说,婴儿6个月以后和以前不再一样了,而是开始模仿他们听到的语言。母语的旋律和韵律开始使婴儿的发声(vocalization)更加丰富。中国宝宝的"行话"

听起来开始有普通话的声调特征,在阿拉伯的婴儿中阿拉伯语种的咽音特征也开始显现。

这些韵律模式的出现远远早于单词或音段音位。这种嗓音通常称为超音段发声(supra-segmental phonation)。在婴儿中,超音段发声远远早于音段音位的出现。当婴儿学会一个新的词时,会将其与合适的嗓音韵律相结合。如果想说 milk(牛奶),他们通常不会单独地说这个词,他们更加愿意在"行话"说完以后再说这个词,比如说"gawa ta ka milk"(咿咿呐哈牛奶)。引领词的"行话"就是超音段嗓音(suprasegmental voicing)。这些咿咿呀呀的话并没有特定的意义,但是在整个句子中似乎也表达一些基本的信息。婴儿的情绪和需求状态会影响其发出的嗓音。

虽然婴儿特有的"行话"在 18 个月后开始逐渐减少,但是在口语交流的过程中,我们依然会继续使用这种超音段发声。我们会用重音模式去强调我们想表达的观点。我们"说的话"只是交流的一部分,而"怎么说的"则需要采用不同的发声策略来实现,如改变响度,一口气说很长的一段话,改变音调、改变音质和共鸣来配合我们的情绪。这些变化可能是有意的也可能是无意的。也就是说,如果我们有目的地去使用的话,可以通过提高音量来表达愤怒,或者是尽管很努力地去掩藏话语中的愤怒但是听者还是可以听出其中愤怒的情绪。嗓音携带了很多信息。同样的话说出来和写下来时,其所传递出来的意思可能是不同的,而这取决于说者如何有意或无意地分配其重音。

仔细想一下嗓音在情绪和语言表达中的重要作用,就不难理解为什么嗓音障碍人士在与人交流的过程中会遇到很多困难了。比如,一个有声带小结的年轻女孩,病因可能有部分来源于过度的情绪发声(emotional vocalization),比如说持续的大喊大叫。小结一旦长出来了,她就不能和以前一样在交流时自由使用超音段发声和重音模式了。如果一个人因为严重的喉炎而彻底失声,那么嗓音的缺失会阻碍其表达自己,因为耳语和手势表达的信息不如嗓音和口语表达带来的信息丰富。

虽然喉的主要作用是生物学层面的,但是喉所产生的嗓音在情绪表达与语言交流中却扮演着重要角色。当我们把表演和唱歌等功能归于喉时,就会感叹声道惊人的艺术能力。喉在人类身上扮演的角色远远比在其他哺乳动物身上扮演的角色更加复杂和微妙。

第二节　嗓音障碍

一、嗓音障碍的定义

嗓音障碍,是指由于器质性、功能性或者神经源性、心理性疾病导致人体发声器官的结构和形态、发声功能及发出的声音出现异常状态。

二、嗓音障碍的分类

嗓音障碍按照病因分为三类:功能性嗓音障碍、器质性嗓音障碍和神经性嗓音障碍。

（一）功能性嗓音障碍

因错误用嗓或用嗓不当而导致的嗓音问题。错误用嗓或用嗓不当是指可导致声带损伤,形成暂时或永久的伤害的一些行为,比如大声喊叫、频繁清嗓、习惯性咳嗽等。功能性嗓音障碍包括肌紧张性发声障碍、心因性嗓音障碍、青春期发声障碍、嗓音老化等多种类型。

不同类型的嗓音障碍病因不一样,需要不同的治疗方法。

1. **肌紧张性发声障碍** 肌紧张性发声障碍是儿童和成人中最常见的一种功能性嗓音问题。主要是由不适当使用喉头附近肌肉导致,临床表现为声音沙哑、粗糙;声带紧张、有力;长时间说话嗓音音质会很差,休息过后较好;喉咙疼痛感。主要成因可能为上呼吸道感染、吸二手烟及用嗓失当等。喉部没有器质性病变,可由嗓音康复治疗使症状得到改善。

2. **心因性嗓音障碍** 有些儿童或成人,在经历重大的情感创伤或冲突后,可能表现为完全失声。患者可能会以功能性嗓音异常来呈现声音沙哑,或者音调、说话风格的改变,而喉部没有器质性病变,如精神性失声,主要指由于精神心理因素引起的暂时性失声,女性多见。患者在失声的情况下,多以耳语的方式说话,完全失声患者无法进行正常的交流。

3. **青春期发声障碍** 指青春期发育过后仍然保存发育前的嗓音,一般出现在男孩中,发病的主要原因可能为情绪不稳、第二性征发育迟缓、心理因素等。青春期发声障碍表现为不正常的高音、嗓音可能沙哑、气息度高、不能高喊、嗓音疲劳等特征。

(二)器质性嗓音障碍

由于发声器官的器质性病变导致的嗓音问题。包括发声器官的先天性异常,声带增生性病变,喉部肿瘤,喉部的炎性病变及声带的其他病变,如喉软骨软化症、声带小结、声带息肉、声带囊肿、声带瘢痕、喉白斑、声带任克水肿、喉部乳头状瘤、声带麻痹、声带萎缩等。

1. **发声器官的先天性异常** 发声器官的先天性异常包括喉软骨软化症、先天性声门下狭窄、先天性声带麻痹等。喉软骨软化症是婴幼儿喉喘鸣最常见的原因,大部分可自愈。先天性声门下狭窄常见症状是出生后出现喉喘鸣伴呼吸困难,内镜是主要的诊断手段,严重的可选择手术治疗,无症状可不予治疗。先天性声带麻痹包括单侧和双侧声带麻痹,喉喘鸣是最常见的症状,单侧声带麻痹主要表现为声音嘶哑伴轻度喉喘鸣,可出现误吸;双侧声带麻痹主要表现为高调喉喘鸣伴呼吸困难,发声功能可正常,出现误吸的可能性较小。

2. **声带增生性病变** 声带增生性病变是声音嘶哑最常见的原因,多见于声带小结、声带息肉、声带囊肿、声带任克水肿等疾病。

(1)**声带小结**:声带因为长期受压而导致的局部生长,双侧呈对称性,一般位于声带的前、中三分之一,早期的小结有弹性,声带仍可闭合,呈红色、粉红色;但时间久了有纤维化(蛋白纤维聚集),较硬,可影响声带闭合,呈白色。最常见原因为错误用嗓导致的嗓音问题,临床主要表现为声音沙哑。声带小结的感知特性主要表现为嗓音沙哑、有气息声,伴有颈部肿胀或痛楚,喉部有异物感。嗓音的沙哑度和气息度与小结的大小、硬度有关。

(2)**声带息肉**:指声带上的良性生长物,比小结更柔软。常见带有血管,底部可以为宽的或窄的,一般位于前沿以后约3mm,常为单边的(79%),若为双边(21%),多数较小、不对称。临床主要表现为嗓音沙哑。一般由于用嗓不当造成,也可因为其他原因引起,如空气污染、感染、过敏、内分泌问题等。声带息肉可分为水肿性和出血性,水肿性比较软,呈透明状。声带息肉的感知特性主要表现为嗓音沙哑、粗糙,带有气息声,患者喉部有异物感。

(三)神经性嗓音障碍

由于神经性疾病导致的嗓音问题。可见于声带麻痹、痉挛性嗓音障碍、帕金森病和特发性震颤。

1. **声带麻痹** 声带麻痹是临床上较常见的神经性嗓音障碍,按损伤部位分为中枢性和周围性声带麻痹。中枢性声带麻痹由皮层病变引起;周围性声带麻痹是指病变主要发生在喉返神经或迷走神经离开颈静脉孔以至分出喉返神经之前的任何部位。临床诊断较困难,其中以周围性多见。按其症状表现,又可分为单侧不完全麻痹、单侧完全性麻痹、双侧不完全性麻痹、双侧完全性麻痹和双侧声带内收性麻痹。

2. 痉挛性嗓音障碍　痉挛性嗓音障碍是喉内局部肌张力障碍引起的发声困难,是一种罕见的、发病机制不清的神经障碍类疾病,可分为内收型、外展型和混合型。病史较长,内收型出现嗓音发紧、中断、震颤、破音、言语韵律及流畅性改变等症状,发浊辅音时症状严重;外展型发声响度不够,出现瞬间无声或气息声等症状,发清辅音时症状相对较重。在耳语声、笑声和咳嗽声时嗓音表现正常。

3. 帕金森病　帕金森病是老年人常见的中枢神经系统的退行性疾病,言语障碍是帕金森病患者的常见临床表现之一。典型症状包括发声不协调、发声疲劳、声音嘶哑、语言清晰度下降等。

4. 特发性震颤　特发性震颤是临床上常见的神经系统疾病之一,部分患者以嗓音震颤为首发症状,表现为讲话时嗓音颤抖、语句中断、语言交流困难等。

第三节　嗓音障碍康复

一、嗓音障碍的处理原则

(一)康复目的

嗓音障碍的康复是指采用多种方法,为嗓音障碍患者解决一系列发声器官及发声问题,减轻嗓音障碍,恢复嗓音功能的过程。嗓音障碍的康复目的是去除病因、恢复结构、改善功能。

(二)处理原则

1. 个性化原则　嗓音障碍的病因和临床表现多样,决定了嗓音障碍的康复应遵循个性化原则,体现个性化的特点。嗓音障碍的康复应该针对每位嗓音障碍患者进行嗓音功能的评估,根据患者的嗓音功能水平或言语能力水平,制定针对不同个体的科学合理的训练方案。嗓音障碍的康复应该采用"一对一"的训练模式,体现个性化原则。

2. 渐进性原则　嗓音障碍的康复训练应遵循从易到难、从简单到复杂的渐进性原则。采用阶段性评估,制订阶段性康复计划和目标是有效途径。

3. 多学科合作团队工作模式　嗓音障碍的康复需要多学科合作团队的参与。耳鼻喉科医师主要负责嗓音障碍疾病(主要是器质性、神经性疾病)的诊断、检查;康复科医师可以参与功能性嗓音障碍疾病的诊断、评估、康复计划的制订等;而言语治疗师参与嗓音障碍的康复训练、执行康复计划;心理医师在嗓音障碍疾病的整个康复过程中负责患者的心理健康。

4. 精准康复　嗓音障碍的精准康复旨在汇集行内专家,提供专业的嗓音障碍康复软件、辅助器具支持,为广大嗓音障碍患者提供指导咨询和康复服务,包括建立多学科合作团队工作队伍,组建康复服务网络、开展需求评估、实施康复服务,实现嗓音障碍的诊断咨询、康复训练及指导、评估结果分析(前测、后测)指导等,确保实现精准评估、有效训练。

二、嗓音障碍的康复治疗

嗓音障碍康复治疗的首要目标是恢复嗓音的正常功能。根据患者的不同康复需求,包括导致嗓音障碍的疾病、患者的职业需求等来进行治疗,内容包括嗓音保健和嗓音障碍的行为治疗等。

（一）嗓音保健

嗓音保健是嗓音康复治疗的一个核心部分，主要包括减少嗓音的滥用和误用，每天保证适量饮水，避免接触化学物质或其他刺激性物质。加强嗓音保健，引导、传授，并教会患者正确运用发声技巧，培养健康的生活习惯和良好的用声习惯，避免环境及不良生活习惯的影响，可以明显减少嗓音亚健康状况的发生。

在不同的生理阶段嗓音保健的具体内容不同，比如儿童期的嗓音保健主要是控制其滥用嗓音；在青春期要注意心理的健康成长，适当发声或练声，避免产生嗓音疾病；妇女月经期要尽量减少练声或演唱活动。

对于专业演员来说，最好在专业教师指导下进行练声，掌握科学的练声方法，防止因用声不当引起嗓音障碍。

（二）嗓音障碍的行为治疗

嗓音障碍根据病因分为功能性、器质性和神经性嗓音障碍，根据病因的不同，采用不同的治疗方法。功能性嗓音障碍需要在详细了解病史的基础上，进行喉部检查，排除喉部病变，通过设备或非仪器的方式进行嗓音评估，根据评估结果进行康复训练；器质性嗓音障碍需要言语治疗师和耳鼻喉科医师密切合作，采用外科手术或药物的方法进行疾病治疗后，再进行康复训练；神经性嗓音障碍则需要言语治疗师和神经科医师配合，治疗原发性疾病的同时进行康复训练。

（万勤　徐文　刘建菊）

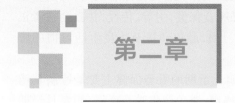

第二章

功能性嗓音障碍

第一节　肌紧张性发声障碍

一、定义

肌紧张性发声障碍(muscle tension dysphonia,MTD)是由于多种因素诱发的发音时喉部及其周围的肌肉过度紧张引起的发声障碍,分为原发性和继发性两类。原发性是指发声损害没有发现明确的喉器质性病变(如增生性病变)、精神、神经性病变等致病因素;继发性是指喉器质性病变(如声带麻痹、声带息肉等)出现代偿性喉肌紧张,导致发声障碍程度进一步加重的发声状态。

二、历史回顾

肌紧张性发声障碍是1983年由Morrison等人提出的,认为是功能性嗓音障碍中的一种,2006年美国言语语言听力协会(American Speech-Language-Hearing Association,ASHA)出版的《嗓音疾病分类手册》(*Classification Manual for Voice Disorders*)中明确指出该病是独立的嗓音疾病。这以前MTD使用的另一个名称为高功能性嗓音疾病(hyperfunctional voice disorder),现在两种命名指同一种疾病。

三、病因

这种肌肉过度收缩紧张的原因有三类,第一类是心理因素和人格因素,例如内向性格,神经质,强迫症、焦虑症和抑郁症,所经受压力也应考虑;第二类是嗓音的滥用和误用,这对于职业用嗓者来说是常见的;第三类是结构性嗓音疾病、呼吸道炎症、胃食管反流、激素水平的异常改变、神经性病变等因素,引起了代偿性的肌紧张性发声。

四、临床表现

(一)原发性肌紧张性发声障碍

原发性肌紧张性发声障碍(primary muscle tension dysphonia)患者的临床表现主要集中

在嗓音音质的损害及喉、颈等部位的疼痛感。声音受损的表现多样,从代表声门闭合过紧产生的紧张、粗糙声,到代表声门闭合不严的气息声;患者常主诉不同程度发声费力、发声易疲劳;由于喉部的紧张,导致喉部,甚至颈部、肩部从不适感到严重疼痛等不同表现,部位甚至累及舌、下颌、咽部。Kenneth 等报道,MTD 患者最常见的主诉为声嘶,83%患者主诉声嘶,发声疲劳 26%,声音发紧 23%,发声时咽痛 17%。

体征主要包括:发声时喉的颈部位置明显改变、颈部静脉怒张、颈根部胀大等。发声时喉部触诊可发现舌甲间隙、环甲间隙变窄的情况。声音听觉评估出现沙哑、气息声、紧张颤抖,作为辅助诊断。

喉镜是重要的检查手段,可以发现喉前庭的收缩、真声带出现闭合不严等情况,2014 年 Koufman 及同事根据电子喉镜下发声时声门闭合情况将 MTD 分为 4 型:1 型:由于环杓后肌肌力增强而导致的声门后部发声时闭合不全;2 型:声门上收缩假声带向中线靠近;3 型:声门上前后方向收缩造成会厌杓状软骨方向狭窄;4 型:喉腔极度的前后方向收缩或绞窄。见图 2-1。

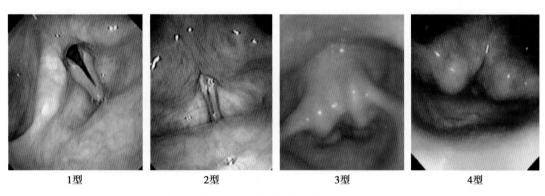

| 1型 | 2型 | 3型 | 4型 |

图 2-1　电子喉镜下 MTD 分型

发声时喉镜下的声门闭合情况是诊断的重要指标。

（二）继发性肌紧张性发声障碍

继发性肌紧张性发声障碍(secondary muscle tension dysphonia)作为喉器质性病变(结构性、神经性、精神性)的代偿反应,临床症状和体征类似于原发性肌紧张性发声障碍,喉及喉上结构发声时持续异常的收缩是喉镜下的主要表现。

五、声学检测

客观声学检测的报道,虽然不同患者的声学参数变异很大,但总体上讲,患者的音域、各项微扰参数如基频微扰(jitter)、振幅微扰(shimmer)等提示发声能力和发声质量的受损。Roy 等 1997 年报道 25 例 MTD 成年女性治疗后声音质量主观听感知评估明显改善、客观指标 jitter、shimmer 明显降低,提示受损的发声质量得到改善。首都医科大学附属北京友谊医院耳鼻咽喉头颈外科回顾性分析 17 名门诊患者诊疗情况,采取嗓音矫治方法,时间 1 周至 6 个月不等,平均治疗 6.7 周,结果 jitter 由治疗前 0.333%降为治疗后 0.223%,shimmer 由治疗前 2.07%降为治疗后 1.40%,提示音质治疗后得到了改善。图 2-2 所示治疗前/ɑ/、/i/元音语图,低频及高频区均有噪声成分,信号周期性差,提示声音质量差。

图 2-3 所示治疗后/ɑ/、/i/元音语图,可见嗓音矫治后患者语图恢复周期性,并且共振峰能量聚集带明显,提示音质、音色都得到了改善。

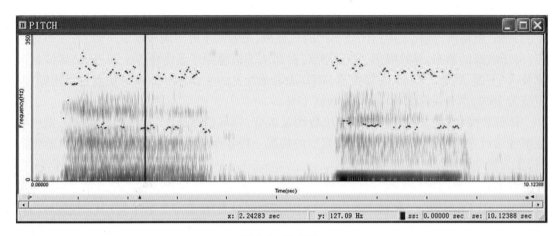

图 2-2　治疗前

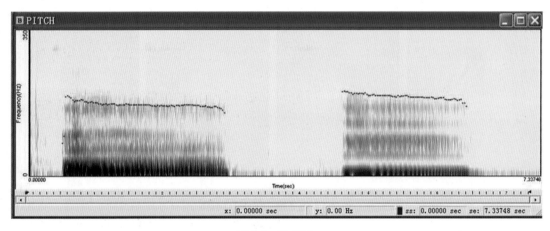

图 2-3　治疗后

六、诊断及鉴别诊断

（一）诊断

主要根据临床症状与体征进行诊断,如出现声嘶、发声疲劳、发声费力、讲话时疼痛等症状,有嗓音误用及滥用的病史,喉镜下符合 4 种类型的声门闭合特征之一。体检发现发音时喉的颈部位置明显改变、颈部静脉怒张、颈根部胀大等体征之一,声音听觉评估出现沙哑、气息声、紧张颤抖,作为辅助诊断。对于嗓音矫治及按摩治疗疗效明显者,可作为重要的辅助诊断。

（二）鉴别诊断

主要是与内收型痉挛性发声障碍(adductor spasmodic dysphonia, ASD)、帕金森病(Parkinson disease, PD)及特发性震颤(essential tremor, ET)等神经性疾病进行鉴别,其中 ASD 声音特点是语流中断明显,声音颤抖的频率不固定与环境、情绪有关; PD 和 ET 是身体多部位的表现,比如四肢等, PD 在喉的主要体征为声门关闭不严,而 ET 表现为频率固定的声门区肌肉阵挛,嗓音矫治、喉部及周围的推拿按摩对于 ASD、ET 的治疗效果不佳也是重要的鉴别方法。

七、治疗方法

要根据主次致病因素制定综合治疗方案,总体来说分为嗓音健康教育、嗓音矫治、喉部按摩、药物治疗,继发性 MTD 主要是对原发器质性疾病的治疗,包括手术等手段。

(一)原发性 MTD

1. 嗓音健康教育与嗓音矫治　嗓音矫治方法种类较多,主要目标是纠正不恰当的发声方法。Aaron 等学者采用共鸣发声法(resonant voice therapy)及气流声发声法(flow phonation)治疗 38 例女性及 7 例男性原发性 MTD,95.6% 的患者发音得到了改善。Christopher 等采用伸展-呼气(stretch-and-flow)矫治方法治疗 10 例原发性 MTD 患者均有明显疗效。首都医科大学附属北京友谊医院耳鼻咽喉头颈外科采用综合嗓音矫治方法(嗓音健康宣教基础上,采用颈肩放松+腹式呼吸训练+"丹田气"发声)治疗 17 例原发性肌紧张性发声障碍患者,平均 6.7 周时间,患者 jitter、shimmer 指标明显降低,喉镜显示声门上异常收缩明显减轻。

2. 喉部按摩　也是一种有效的治疗手段,Kristiane 等学者介绍了对 10 例患者采用腹式呼吸支持的发声及喉部肌肉按摩两种方法的疗效比较,结果喉部肌肉按摩法的疗效优于单纯呼吸模式发声方法。国内学者有报道以传统中医针灸及推拿方法治疗该病,18 例患者均疗效满意。

3. 病因治疗　对于一些 MTD 潜在的致病因素如反流性咽喉炎、呼吸道感染、变态反应、鼻窦炎等疾病,采用相应的药物治疗手段,如规范化的质子泵抑制剂(PPI)治疗、抗感染治疗等。

(二)继发性 MTD

1. 同原发性 MTD 治疗方法。

2. 手术治疗　对于合并有器质性嗓音疾病(如声带息肉),且和继发的肌紧张性发声状态形成恶性循环的情况下,积极的治疗方法如手术+嗓音矫治的方法就有必要了。国内高晓葳、黄永望等报道了 117 例伴肌紧张性发声障碍声带息肉患者的手术+嗓音矫治方案,与单纯手术方案对比,术后 1 个月 jitter 和 shimmer 值、嗓音障碍严重指数(DSI)值均显示喉显微外科手术联合嗓音训练疗效明显优于单纯手术组。

总结:肌紧张性发声障碍在嗓音疾病谱中占据中心地位,有多种发病因素,治疗也是综合性的,其中嗓音健康教育、嗓音矫治是主要治疗手段,喉、颈部的按摩也有显著作用。继发性 MTD 对于原发病的手术治疗是主要治疗手段,但仍需联合嗓音矫治等非手术治疗手段。对于原发性肌紧张性发声障碍的诊断要慎重,应积极寻找易忽略的原发致病因素,如潜在的神经性病变。注意在诊疗过程中根据疗效分析判断致病原因,以此不断修正诊断及治疗方案。

第二节　精神性失声

一、定义

精神性失声(aphonia)又称癔症性失声,是指由于明显的精神心理因素引起的暂时性发声障碍。女性多见。

二、临床表现

情绪激动或精神创伤之后突然失声，不能说话，但哭、笑声以及咳嗽声正常，呼吸亦完全正常，可同时伴有其他精神紧张的表现。喉镜下可见声带的形态、色泽并无异常，声带处于轻度外展位，或声带位置飘忽不定，声门裂忽大忽小，有时可观察到有双侧室带过度内收挤压。刺激喉黏膜诱发咳嗽时，咳嗽声正常。

三、诊断

根据病史及检查可作出诊断。但应排除喉部器质性病变，未经仔细检查，不可轻易作出精神性失声的诊断。

四、治疗方法

（一）心理疏导

首先要积极寻找引起精神性失声的诱发因素，耐心地启发患者，解除患者心理上承受的压力，可使用暗示疗法，使患者建立能治愈的信心。必要时可求助精神科医师参与治疗。

（二）推拿按摩

指导患者做放松身体练习，用手指轻轻按摩颈部肌肉，触摸喉体让患者尝试发声。

（三）嗓音矫治

可利用喉镜检查的机会刺激患者发声，如轻轻咳嗽后即发/ɑ/或/i/音，在部分初发患者可逐渐恢复正常嗓音。病史较长的患者治疗需要一定的时间，嘱患者咳嗽，并发/i/音，当患者发出音时，嘱其数1~10的数字或简单词语，并反复大声练习。经过鼓励及训练，患者发声功能常可恢复正常。

（四）其他治疗方法

如镇静药物治疗，主要针对情绪紧张而激动者，但不可长期使用。

第三节　其　他

一、青春期发声障碍

（一）定义

青春期发声障碍（mutational dysphonia）是指患者青春期发育过后持续高声调发声，声音可以是假声也可以是真声，发声时常常在真、假声区不受控制地变换，男性常见，临床检查未见器质性病变，该病也称为青春期后假声（puberphonia）。

（二）分型

Daniel RB 等认为分为两型，Ⅰ型：为患者声音的音质弱、气息声、嘶哑、声调单一，音调正常，或略高；Ⅱ型，仅为男性患者，除了具有第一种音质特点外，还具有音调高的特点，声音听起来像女性。

（三）病因

青春期由于激素水平变化导致喉，尤其是声带快速发育，声带变长、声调降低，由于对这种生理变化不适应,导致青春期过后,仍沿用青春期前的发声方法、试图维持其发声状态,从而导致发声障碍。部分患者合并有心理障碍。

（四）临床表现

男性常见,常主诉音调高,被误认为女性,发声时真声、假声不随意变换,音调忽高忽低;声音不同程度嘶哑、气息声、音量小。体征有喉位高置、声门闭合不严、声带薄等特点,声带活动正常,第二性征正常。频闪喉镜检查患者普遍存在声门闭合不严,如图 2-4 所示。

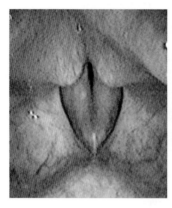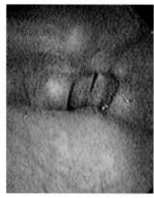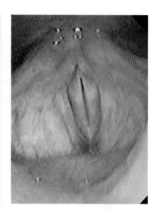

图 2-4 青春期发声障碍患者电子喉镜
左至右顺序显示发/i/音时闭合相声门后部裂隙、轻度 A-P 压缩、声门轻度关闭不严

（五）声学分析

Lim JY（2005）等使用 Lx Speech Studio 程序,对 15 例患者进行检测,最长发声时间 13.3s,较正常略低;平均音量 73.46dB,正常范围内;jitter 2.61%,shimmer 9.88%,谐噪比（harmonic to noise ratio,HNR）23.74dB,提示声音质量很差。

首都医科大学附属北京友谊医院耳鼻咽喉头颈外科对 12 例该病患者使用 Praat 声学分析软件检测,声样采用/a/持续元音,检测结果显示,平均基频治疗前 204.3Hz,治疗后 136.3Hz,基频降至成年男性正常范围;基频标准差 F_0sd:治疗前 7.93Hz,治疗后 1.78Hz,提示音调的不稳定性明显改善。最长发声时间（maximum phonation time,MPT）,治疗前 9.08s,治疗后 9.41s,没有显著改善,提示发声能力治疗时间内没有明显提高。图 2-5、图 2-6 是使用 Praat 软件检测治疗前后持续/a/、/i/音的宽带语图,横坐标为时间,蓝色横线为基频线,可见基频线明显降低,信号的周期性明显改善,声音质量提高。

（六）治疗

嗓音矫治是首选方法,阮宏莹、杨宝琦等（1997）报道了 98 例患者采用直接、间接矫治方法,疗效显著。首都医科大学附属北京友谊医院采用了"丹田气"训练治疗 12 例患者,均取

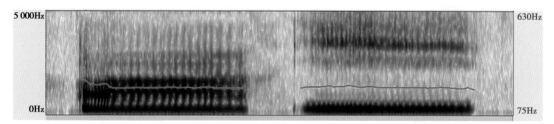

图 2-5 青春期发声障碍患者,治疗前持续/a/、/i/音的宽带语图

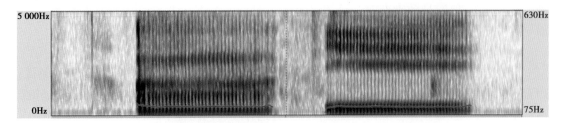

图 2-6　青春期发声障碍患者,治疗后持续/α/、/i/音的宽带语图

得了良好疗效。张毅、魏春生等报道了采用包括心理疏导在内的综合嗓音矫治方案,20 例
患者均取得了良好疗效。国外学者 Prathanee B(1996)报道了使用练耳(ear training)训练法
治疗 7 名患者,疗效明显;Hammarberg B(1987)报道了使用下压喉部法(larynx depressing ex-
ercises)+心理疏导治疗 12 名患者,疗效显著。

嗓音矫治无效时,对于合并声门上异常收缩患者,可采用注射肉毒素的办法,可以使音
调降低,但疗效可能仅维持 3~6 个月;还有学者报道使用甲状软骨成形术(Ⅲ型),疗效
显著。

总之,青春期发声障碍主要的临床特点为音调异常、过高和不稳定,检查可见发声时不
同程度的声门闭合不严,这些特点是我们制定治疗方案的依据。

二、嗓音老化

(一)发病原因

60 岁以上老年人,出现喉的结构老化、功能衰退与内分泌功能减退、性激素减少、喉肌
肉萎缩、弹力纤维减少,声音音量、音色、持续能力变差,如果影响到社会交往能力,就称之为
嗓音老化(presbyphonia),又称为老年喉。不是所有老年人声音改变都是该病的病理表现;
老年喉的诊断要注意除外神经系统疾病,如肌无力等。

(二)临床症状、体征

1. 病史特点　常主诉音量小,发不出大声,气息声明显,有时合并饮食呛咳。

2. 临床检查　喉镜显示声带呈弓形,声带薄是其特点,室带超越、声门区水肿也常见。
如图 2-7 所示老年喉电子喉镜表现,可见双声带弓形,发声时声门梭形裂隙,伴有继发性肌
紧张性发声障碍。

3. 声学评估　客观声学分析显示老年女性基频降低,老年男性基频升高,微扰参数值

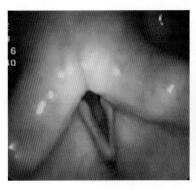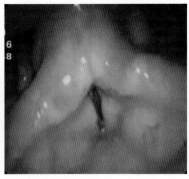

图 2-7　老年喉电子喉镜图

如 jitter、shimmer 升高,谐噪比降低。

4. 空气动力学检测　研究显示老年喉声门最大、最小气流率均增加。

（三）治疗

主要目的是改善声门关闭不全、改善声带肌力、提高发声能力、改善吞咽功能。

1. 嗓音矫治　Oates JM 分析了 2008 年来的 10 篇文献报道,嗓音矫治的方法多样,比如半封闭管腔练习(semi-occluded vocal tract)、嗓音功能练习(vocal function exercises)、发音阻力练习(phonation resistance training exercise)等,虽然证据表明嗓音矫治对于延缓病程发展有帮助,但仍需要强有力的证据来判明疗效。

2. 声带注射　声带注射(injection augmentation)是通过向声带内注射填充物(如自体脂肪、筋膜、胶原、透明质酸等)的方法,使萎缩的声带向中线移位,增加其体积,从而改善发声。国内王静妙等回顾性分析了 42 名平均年龄 67.3 岁的患者声带注射疗效,一年半时声音仍有明显改善。很多国外学者报道了使用各种物质注射治疗声门关闭不全,可暂时性缓解发声困难。

3. 甲状软骨成形术　Sachs AM 通过回顾性分析,对 22 例采用甲状软骨成形术(thyroplasty)及声带注射后 1 年内的对比分析,认为该手术方法疗效优于声带注射,大约 64% 的患者对自己的声音改善满意。

三、室带发声

（一）定义

室带发声(ventricular dysphonia)是指发声由于假声带振动产生,是病理性的发音模式,有时是真声带病因导致发声困难的一种代偿发音模式。

（二）临床症状、体征

以低沉、粗糙嘶哑的嗓音为特点,有时可发出双音,喉镜、频闪喉镜下,可见发声时假声带靠拢,假声带振动,真声带同时存在振动或不存在振动。如图 2-8 所示室带图,发音时患者室带前部中线闭合参与发声过程,吸气相时假声带前端肥厚明显,声带活动良好,无萎缩。

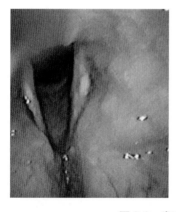
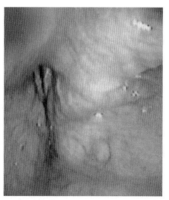

图 2-8　发声时室带图

（三）治疗

治疗方法的选择取决于真声带是否可以发声,如果由于声带病变,真声带不能发声,室带发声作为一种代偿,应该保留,并通过嗓音训练得到改善、增强。如果真声带可以并拢、发声或可能发声,就应该积极消除同时存在的室带发声。根据病因不同,采取的方法也不同。

1. 嗓音矫治　方法有吸气时发音练习、叹息式发音等,目的是消除假声带对发声的影响,适用于早期、精神因素为主的室带发声。

2. 假声带注射　注射剂包括肉毒素、麻醉剂,目的是使室带肌的收缩被抑制,消除发声时的室带并拢、振动,消除室带发声模式。

3. 假声带部分切除术　当上述方法治疗无效时,可采取假室带部分切除术,虽然有学者报道为了查明被遮掩的真声带病变行诊断性假声带切除,但大多数学者认为该手术适应证为假声带不可逆的病理性肥大,同时真声带发声功能良好。

4. 其他　有学者介绍暂时性的双侧假声带外展牵拉术,适用于精神因素为主要原因、假声带功能性收缩引起的室带发声,外展牵拉线术后 4 天去除,配合嗓音矫治,疗效显著。

嗓音矫治在其他治疗中不可被完全取代,即使最后采用手术方法,也应该同时进行嗓音矫治。

四、发声疲劳

(一)定义

发声疲劳(vocal fatigue)目前还没有官方定义,通常指用嗓者用嗓后喉部不适、声音改变等状态,根据美国嗓音学会 1986 年第 14 届关注职业嗓音(Care of the Professional Voice)会议研讨内容,由 Scherer RC、Titze IR 提出发声疲劳的定义为:对长时间的嗓音使用不适应、不舒适的情况。有学者研究认为疲劳的机制为神经肌肉组织的有氧代谢能力不足,无氧代谢产物堆积,影响了神经、肌肉的功能导致。

(二)临床表现

临床症状多样,有声音质量的问题,比如嘶哑、气息声,甚至是失声;也有发声能力的问题,比如音域变窄、音量变小;还有发声时喉部疼痛、发音费力等。专业演员歌手主要是音域变小,发声时喉、颈、下颌等处的不适感等。

声学分析的结果没有确切肯定的结论,有较多文献报道:在长时间、高音量朗读后,最低频率、最小声强明显上升。jitter、shimmer 数值变化报道不一。在长时间高声强发音后,喉镜检查发现有声带水肿、声门关闭不严,空气动力学检测发现发声阈压(phonation threshold pressure,PTP)明显增加。

(三)治疗

1. 发音休息　适当的发音休息是必要的,但发音休息的时间并没有一致的限定。在一项发音负荷试验中,85dB 的强度下,连续朗读范文最长时间 120min,参试的 50 名女性嗓音疲劳 7~20h 内均能恢复至实验前的嗓音情况。

2. 理疗　低剂量激光疗法(low-level laser therapy)被证明能够有效地治疗嗓音疲劳,其主要作用是抗感染、止痛和促进创伤的愈合。

五、声带矛盾运动

(一)定义

声带矛盾运动(paradoxical vocal fold movement disorder,PVFMD)是喉部疾病,指在呼吸过程中,呼气和/或吸气相,声带反常的内收活动,使上呼吸道梗阻,从而导致发作性的呼吸困难、喘鸣等综合征。易和哮喘相混淆,女性常见。

（二）临床症状、体征

最常见的症状是呼吸困难（88%）、吸气性喘鸣（66%）、气噎的感觉，而哮喘合并声带矛盾运动的常见症状是咳嗽（63%）、呼吸困难（55%）、哮鸣音（51%）。相对于正常人群，哮喘患者更容易合并声带矛盾运动。

（三）诊断

发作期喉镜检查的阳性发现至关重要，观察到吸气时声带内收、声门裂缩小的发作状态是诊断金标准。

（四）鉴别诊断

需要和哮喘加以区别，声带矛盾运动憋的感觉在喉部，有时有吸气性喉鸣，β 受体激动剂治疗无效。但如果合并哮喘的患者鉴别诊断存在难度。

（五）治疗

需要多学科的治疗团队，包括呼吸科医师、变态反应科医师、耳鼻喉科医师、胃肠科医师、神经科医师、精神科医师、心理学家和言语语言病理学家。

1. 嗓音矫治　健康宣教很重要，如讲明发病机制、消除患者恐惧心理。有证据表明放松能有效解除症状。呼吸训练是嗓音矫治的主要内容，经鼻呼吸可开大声门裂，有效缓解和预防发作。

2. 药物治疗　氧和氦的混合气体吸入（80:20），镇静剂的应用在急性期可缓解发作。

3. 去除诱发因素　去除呼吸道刺激因素，如胃食管反流、喉咽反流、变应性和非变应性鼻炎和鼻窦炎等。

该疾病是喉的呼吸功能障碍，常被误诊为哮喘，耳鼻喉科及呼吸科临床医师应该有明确认知，多科会诊，制定诊疗方案。

（李革临）

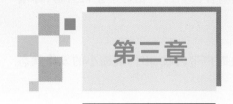

第三章

器质性嗓音障碍

第一节 喉先天性异常

一、喉软化症

喉软化症(laryngomalacia)以吸气时声门上组织脱垂至呼吸道产生吸气性喉喘鸣和上呼吸道梗阻为主要特点,是新生儿及儿童喉喘鸣最常见的原因。10%的患儿需手术治疗。

（一）病因

有关喉软化症的病因目前有几种假说,包括解剖学说、软骨学说、神经学说或三者的结合。此外,近年来研究表明胃食管反流性疾病也与喉软化症高度相关。

（二）临床表现

喉软化症的症状常在出生后出现,最常见的表现为喉喘鸣。患儿多于出生后 2 周内出现症状,症状高峰年龄为 6~8 个月,往往在 12~18 个月后可不经治疗自愈,治愈时间较少超过 2 岁。

1. 症状

（1）间断吸气性喘鸣:是典型临床表现,喂食、活动、激惹、哭闹或仰卧、上呼吸道感染后加重。

（2）喂养困难:长期的喂养困难可导致营养不良,严重的可出现生长发育停滞。

（3）呼吸困难:表现为呼吸暂停、发绀及四凹征。此外,严重者还可以出现肺源性心脏病等并发症。

2. 体征　Olney 等对喉软化症的分型进行了改进,将喉软化症分为三型:Ⅰ型:杓状软骨黏膜脱垂;Ⅱ型:杓会厌襞短缩;Ⅲ型:会厌后移。

（三）诊断及鉴别诊断

喉软化症的诊断依赖典型病史及喉部检查,发现特征性的喉部解剖变异即可诊断。清醒、动态的纤维喉镜检查可以精确观察喉部的变化。依据患儿的症状,喉软化症分为三度。①轻度:轻度吸气性喘鸣,伴或不伴喂养时咳嗽。②中度:吸气性喘鸣,伴有喂养困难,伴或不伴体重下降,无生长停滞;进食时咳嗽或者窒息、咽气、频繁反流、轻度发绀或呼吸暂停。

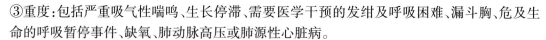

③重度:包括严重吸气性喘鸣、生长停滞、需要医学干预的发绀及呼吸困难、漏斗胸、危及生命的呼吸暂停事件、缺氧、肺动脉高压或肺源性心脏病。

（四）治疗

1. 保守治疗　喉软化症有自愈的倾向,经精心护理及加强喂养,多数患儿的喘鸣可于2岁之前消失。必要时可以给予抗反流治疗。合并有其他疾病的患儿,需同时治疗伴发疾病。

2. 手术治疗　重度喉软化症(约占10%)需要手术治疗。手术以声门上成形术为主,气管切开术多在无法用声门上成形术等手术治疗的重症患儿或再次手术中使用。

二、先天性声门下狭窄

先天性声门下狭窄(congenital subglottic stenosis)是妊娠3个月时胎儿声门下腔发育障碍,致使环状软骨及声门下区发育畸形,可同时伴发其他喉气管异常。

（一）临床表现与诊断

常见症状为出生后出现喉喘鸣伴呼吸困难,但哭声正常,呼吸困难程度因梗阻程度而异,重者可引起新生儿窒息。

内镜检查是最重要的诊断手段,可用硬质内镜或纤维喉镜了解声门下狭窄的部位、长度以及狭窄腔的大小。影像学检查对声门下狭窄部位、程度也有重要的诊断作用。声门下狭窄程度的分度①Ⅰ度:管腔阻塞<70%;②Ⅱ度:管腔阻塞70%~90%;③Ⅲ度:管腔阻塞>90%;④Ⅳ度:管腔完全阻塞。

（二）治疗

轻中度阻塞无明显症状者,可不予治疗,但应注意预防呼吸道感染。对于严重的声门下狭窄者可选择手术治疗。

三、先天性声带麻痹

先天性声带麻痹(congenital vocal fold paralysis)多伴中枢神经系统疾病、先天性心脏病及其他先天性发育异常。可以是单侧或双侧,双侧声带麻痹较单侧麻痹更加危险。在单侧声带麻痹中左侧声带麻痹较右侧常见。

（一）临床表现与诊断

先天性声带麻痹的症状包括喉喘鸣、发音或哭声弱、喂养困难或误吸等。与成人不同,喉喘鸣为最常见的症状。

1. 单侧声带麻痹　主要表现为声音嘶哑伴轻度喉喘鸣、气息式哭声或喂养困难(误吸)。

2. 双侧声带麻痹　患儿喉喘鸣更为严重,常表现为高调喉喘鸣伴呼吸困难,严重者伴发发绀、三凹征及呼吸暂停等,后者更多出现于合并心脏或神经系统异常的患儿。双侧声带麻痹患儿发声功能可正常,出现误吸的概率较小。

根据患儿出生后声音嘶哑和呼吸困难的症状及喉镜检查进一步明确诊断。清醒状态下纤维喉镜检查是确诊的必要手段。

（二）治疗

声带麻痹的治疗应结合儿童喉的成长和变化历程,根据患儿的年龄、病因、症状、呼吸道阻塞程度及麻痹类型进行决策,避免影响喉部发育。

1. 单侧声带麻痹的治疗　可以采取观察等待和发音训练等无创治疗。声音嘶哑严重或误吸症状严重影响喂养及发育或预后不良是外科手术的指征。

2. 双侧声带麻痹的治疗 儿童双侧声带麻痹伴有明显呼吸困难者可以首先选择气管切开。由于部分儿童双侧声带麻痹可以自行恢复,建议对于杓状软骨切除等外科手术的实施应谨慎,气管切开后最好有一段时间的观察期,至少随诊至 2 岁,甚至有建议延至青春期后考虑。

第二节 声带增生性病变

声带增生性病变以声带小结、声带息肉、声带任克水肿、声带囊肿等最为多见,也是声音嘶哑最常见的原因。

一、声带小结

声带小结(vocal nodules)位于声带游离缘前中 1/3 交界处,表现为局限性黏膜肿胀或结节样突出,双侧对称。多见于成年女性及学龄期儿童,特别是男孩。

（一）病因

主要由于用声过度或用声不当引起。患者常常使用硬起音样发声,音调过高或过低,用声时间过长等。声带小结为学龄期儿童最常见的发声障碍,成年女性发病率高于男性,教师、售货(票)员、演员、律师等职业用声人员为高危人群。其他影响因素包括心理因素(患者多具有攻击性人格)、过敏因素、慢性咳嗽、咽喉反流、内分泌失调、上呼吸道感染、声带脱水、听力障碍等。

（二）病理生理机制

主要是由于发音强度增加及发音持续时间增加,双声带在反复、硬性对抗性运动及高速气流的作用下引起损伤。声带小结为上皮性病变,组织学上表现为基底膜带增厚,棘细胞增生,伴或不伴有角化,无血管改变。

（三）临床表现

1. 症状

（1）声音嘶哑:早期多为间断性声音嘶哑,发音休息后可缓解,后期患者甚至会出现周期性嘶哑。

（2）音域改变:表现为不能发高音和/或音域减低。

（3）发音疲劳:早期可为间断性。

（4）咽喉痛及咽喉部不适:患者可同时伴有咽部不适、发音时咽喉部疼痛及清嗓等症状。

2. 体征 喉镜检查可见声带游离缘前中 1/3 交界处局限性黏膜肿胀或结节样突出,双侧对称。发声时声门闭合不完全呈沙漏样,频闪喉镜下可见声带黏膜波正常或轻度减弱。声带小结根据形态又可分为:①软性小结:又称为早期小结,为发音不当引起的局限性炎性改变,表面微红、质软,伴水肿;②硬性小结:又称为慢性小结,多见于用声不当的职业用声者,病变色白、厚,纤维化明显。

（四）治疗

通过嗓音康复治疗,矫正不良的发声方式、加强嗓音保健为首要选择。只有当保守治无效、病变明显增大时,才考虑进行手术治疗。

二、声带息肉

声带息肉(vocal fold polyps)是声带固有层浅层局限性病变,多位于声带游离缘中1/3,单侧多见,带或不带蒂。多见于成人。

(一)病因

常常与用声过度后引起创伤性反应、血管脆性增加、局限性声带出血等有关。患者多有用嗓不当或过度用嗓史,亦可有上呼吸道感染病史。部分患者可能有长期吸烟史。

(二)病理生理机制

声带息肉位于固有层浅层,早期上皮层多正常,但在疾病发展过程中,可变薄或伴不同程度的棘细胞增生及角化。固有层浅层呈假性肿瘤样改变,表现为退行性、渗出性、局限性炎性改变,可伴有炎症细胞浸润,胶原纤维增生,透明样变性,水肿或血栓形成,在陈旧性病变中还可以发现淀粉样蛋白沉积和纤维变性。

(三)临床表现

1. 症状

(1)声音嘶哑:多呈持续性。

(2)音域改变:发音音调单调和/或音域减低。

(3)发音疲劳:发音疲劳程度与声带息肉大小、位置及软硬度有关。

(4)咽喉痛及咽喉部不适:患者可同时伴有咽部不适、发音时咽喉部疼痛及清嗓等症状。

2. 体征 喉镜检查可见苍白、透明、水肿、血管瘤样或凝胶样声带息肉,呈现圆形或分叶状(图3-1)。发声时声门闭合不完全,频闪喉镜下可见声带黏膜波振动不对称。

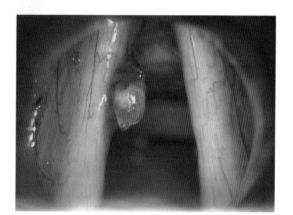

图3-1 声带息肉(左侧)

(四)治疗

多数声带息肉需要手术切除。手术前后嗓音康复治疗可以矫正不良的发声习惯,避免嗓音滥用。

三、声带任克水肿

声带任克水肿(Reinke edema)为一种特殊类型的声带良性增生性病变。为声带固有层浅层(任克间隙)全长高度水肿,多为双侧。既往又被称为声带广基鱼腹状息肉、息肉样声带炎、息肉样退行性变或声带慢性水肿样肥厚等。

(一)病因

水肿是声带对外伤、炎症、用声不当等所产生的自然反应,除过度发音、滥用等因素外,声带任克水肿与长期吸烟关系最大,也与反流、鼻和鼻窦的慢性疾病及代谢异常等有关。

(二)组织病理学特征

声带任克水肿组织病理学上主要的特征为声带任克间隙广泛、慢性水肿膨胀。病变早期声带任克间隙内基质少而清亮。随着时间的推移,基质呈黏液样或凝胶样改变,任克间隙膨胀、上皮过剩,逐步形成典型的、松软的"象耳样"息肉样改变。

（三）临床表现

1. 症状

（1）声音嘶哑:患者均有长期持续声音嘶哑、发音低沉病史,女性更为明显,病程从几年至几十年不等。

（2）发音疲劳。

（3）咽喉部不适:患者可伴咽喉部异物感,引发频繁的清嗓症状,从而进一步刺激病变声带。

（4）呼吸困难:病变严重者水肿的声带可阻塞声门,出现不同程度的呼吸不畅甚至呼吸困难或喉痉挛。

2. 体征　声带任克水肿病变累及整个声带膜部,常常为双侧,可以不对称。病变最初位于声带上表面、喉室,进而累及声带游离缘的上唇、下唇。喉镜检查可见声带全长呈膨胀性水肿(图 3-2)。

（四）治疗

如果在戒烟、消除不良刺激及矫正嗓音滥用后无缓解,需要进行手术治疗。

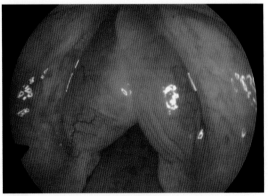

图 3-2　声带任克水肿(双侧)

在切除病变同时,应矫正不良的生活习惯和发音习惯,保证术后嗓音功能的恢复。

四、声带囊肿

声带囊肿(vocal fold cyst)为原发于声带内的囊肿,多见于成人,通常为单侧病变。

（一）病因

常常由于发声创伤导致黏液腺管阻塞引起,患者多有发声滥用的历史。也可以为先天性原因。

（二）组织病理学特征

声带囊肿通常局限于固有层浅层,但少数情况下附着在声韧带上。可以为先天性或后天性,先天性囊肿为皮样囊肿或上皮下囊肿,被覆鳞状上皮或呼吸上皮,内含干酪样物质;后天性囊肿多数为潴留囊肿,由于腺体排泄管阻塞引起,外覆立方或扁平上皮,内为黏液样液体。

（三）临床表现

1. 症状　主要症状为持续性声音嘶哑,不能发高音,发声易疲劳等。当囊肿自行破裂时,症状可暂时缓解。

2. 体征　喉镜下见声带囊肿多位于声带中部,向声带内侧或上表面膨出,光滑,呈现半透明或淡黄色。健侧可合并有声带小结。发音时声门闭合不完全,频闪喉镜下见囊肿区域声带振动不对称,黏膜波明显减弱或缺失(图 3-3)。

（四）诊断及鉴别诊断

频闪喉镜检查有助于对声带囊肿的诊断,并通过声带黏膜振动特性与声带小结和声带

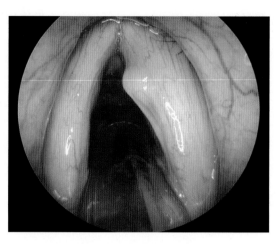

图 3-3　声带囊肿（右侧）

息肉相区别。

（五）治疗

声带囊肿常常需要手术治疗，术中囊壁应完全去除以防止复发。

五、喉部良性肿瘤

（一）喉血管瘤

喉血管瘤（hemangioma of larynx）并不多见。主要分为毛细血管瘤和海绵状血管瘤两种病理类型，前者多见。

1. 病因　喉血管瘤的病因及机制尚未明确，可能与家族遗传因素、外伤、炎症感染、血管畸形等因素有关。

2. 临床表现

（1）症状：喉血管瘤主要症状有声音嘶哑、咽喉异物感、吞咽困难等，还可出现咳嗽、咽喉痛等症状，偶见咯血。肿瘤较大时可引起呼吸困难。

（2）体征：血管瘤多位于声门上、梨状窝等部位，儿童多见于声门下。病变部位可见紫红色肿物，易出血。血管瘤也可呈弥漫状生长，病变广泛者可延及颈部皮下，隐现青紫色。

3. 诊断及鉴别诊断　除症状及局部体征外，影像学检查有助于确定病变范围及特征。一般不主张活检，以免发生大出血。

成人喉血管瘤应注意与血管性恶性肿瘤相鉴别，婴幼儿患者主要与喉部其他先天性疾病鉴别。

4. 治疗　如无症状，喉血管瘤可暂不处理，定期观察。对于局限性毛细血管瘤，可考虑电灼术或 CO_2 激光手术切除。海绵状血管瘤内注射平阳霉素可抑制血管内皮细胞的增生，使血管瘤缩小或消退。

（二）喉乳头状瘤

喉乳头状瘤（papilloma of larynx）是喉部最常见的良性肿瘤，约占喉部良性真性肿瘤的70%。根据发病年龄分为幼年型喉乳头状瘤（juvenile laryngeal papilloma）及成人型喉乳头状瘤（adult-onset laryngeal papilloma）。幼年型喉乳头状瘤表现为多发性，一般在出生后 6 个月至 5 岁发病，极易复发，随年龄增长疾病有自限趋势；成人型喉乳头状瘤多为单发性，一般在20 岁以后发病，平均年龄为 50 岁，有癌变倾向。

1. 病因　喉乳头状瘤与人乳头瘤病毒（human papilloma virus，HPV）感染有关，其中的HPV6 和 HPV11 是儿童的致病因素，而成人型考虑与 HPV16 和 HPV18 感染有关。

2. 组织病理学特征　喉部鳞状上皮或纤毛上皮呈乳头状改变，中心有含丰富血管的结缔组织，不向黏膜下层浸润，有时可见上皮中有凹空细胞，为病毒感染细胞的组织病理学特征。电镜下见细胞核内有大量病毒颗粒。

3. 临床表现与诊断　喉乳头状瘤常见症状为进行性声音嘶哑，肿瘤较大者甚至失声，随着病变的发展，可出现喉鸣及呼吸困难。

喉镜下见肿瘤呈乳头状突起，呈现局限或弥漫生长，颜色灰白、淡红或暗红。

根据症状和喉镜检查所见，诊断多无困难，病理检查可确诊。

4. 治疗 以手术切除为主,采用全身麻醉显微镜下应用 CO_2 激光及切割动力系统切除病变。由于病变易复发,常需反复手术。

第三节 喉炎性病变

一、急、慢性喉炎

(一) 急性喉炎

急性喉炎(acute laryngitis)为喉黏膜急性、弥漫性、卡他性炎性病变,常继发于上呼吸道感染。

1. 病因

(1) 感染:由病毒或细菌感染引起,可先为病毒感染,后继发细菌感染;亦可由细菌直接感染所致。

(2) 用嗓不当或用嗓过度:如发音过多、大声喊叫、剧烈咳嗽等。

(3) 有害因素刺激:吸入粉尘、化学气体、高热蒸气、烟尘或烟酒刺激等均可引起喉部黏膜急性炎症。

(4) 外伤:喉部创伤、异物或器械损伤可继发急性喉炎。

(5) 其他:疲劳、感冒致全身抵抗力下降易诱发本病。

2. 组织病理学特征 喉黏膜弥漫性充血,喉黏膜及黏膜下层多形核粒细胞及淋巴细胞浸润,黏膜下组织渗出形成水肿。黏液腺分泌增加,随炎症发展分泌液由稀薄变为黏稠,严重时转为脓性,亦可形成假膜。喉黏膜如发生损伤或脱落可形成溃疡。

3. 临床表现

(1) 症状

1) 可有发热、畏寒、疲乏等全身症状。

2) 声音嘶哑,重者甚至完全失声。

3) 喉部干燥、异物感、喉痛,发音时疼痛加重。

4) 咳嗽、咳痰。

(2) 体征:喉镜检查可见喉黏膜弥漫性充血、肿胀,声带呈淡红或鲜红色,有时可见声带黏膜下出血。声带边缘圆钝,发声时声门闭合不全。喉腔黏膜表面常有分泌物附着。

4. 诊断及鉴别诊断 根据患者全身、局部症状及喉镜检查即可做出诊断。注意与急性特异性喉部感染疾病、变应性喉炎等相鉴别。

5. 治疗

(1) 发音休息:适当禁声或限声。

(2) 戒除烟酒,避免有害理化因素的刺激等。

(3) 抗感染治疗:可局部应用类固醇激素超声雾化吸入,症状重者可全身应用抗生素和类固醇激素治疗。

(4) 中药治疗:可应用疏风清热、宣肺开音的中草药或中成药。

(5) 物理治疗:应用超短波疗法或红外线照射,可促进喉部炎症消退。

6. 预后 急性单纯性喉炎预后较好,经及时治疗数日后症状改善,无后遗症。部分患者7~10天可自愈。但如反复发作,未及时合理治疗,可转变为慢性喉炎。

(二)慢性喉炎

慢性喉炎(chronic laryngitis)为喉部黏膜慢性非特异性炎症,可累及黏膜下组织,包括慢性单纯性喉炎、肥厚性喉炎和萎缩性喉炎,后者近年较少见。

1. 病因

(1)急性喉炎反复发作或迁延不愈。

(2)发声不当或发声过度:多见于职业用声者,因长时间用声或过高、过强发音所致。

(3)有害刺激:如长期吸入有害气体、粉尘,烟酒过度等。

(4)邻近器官的慢性炎症:鼻、鼻窦、咽、扁桃体及下呼吸道炎性病变蔓延及分泌物刺激,可继发喉部慢性炎症。

(5)咽喉反流因素。

(6)变态反应因素。

2. 组织病理学特征　发病初期喉黏膜血管扩张、充血,上皮及固有层水肿,淋巴细胞浸润,腺体分泌增多;继而出现纤维组织增生及玻璃样变性,黏膜及黏膜下组织增生肥厚,上皮化生、角化,腺体肥大,分泌物变稠厚。长期病变喉黏膜及腺体可发生萎缩,上皮纤毛脱落,与纤维素性渗出物混合成脓痰、脓痂。

3. 临床表现

(1)症状

1)声音嘶哑:轻者间歇性嘶哑改变,发音易疲劳;重者持续性嘶哑甚至失声。

2)咽喉部不适、干燥、刺痛、烧灼感、异物感等。喉部分泌物增加,有黏痰附着于喉部,患者有清嗓习惯。

(2)体征:喉黏膜弥漫性充血,轻者浅红色,重者暗红色;声带肿胀或肥厚,边缘变钝,表面有分泌物附着,可伴有声门闭合不全。室带亦可肥厚,发音时呈代偿性内收。

萎缩性喉炎喉黏膜干燥、变薄,喉腔可有痂皮附着。

4. 诊断及鉴别诊断　根据长期声音嘶哑症状及喉镜检查所见可作出诊断,注意与可引起长期声音嘶哑的喉部其他病变相鉴别。

5. 治疗

(1)去除病因

1)避免长时间或高强度、高音调用声,纠正不正确发音方法。

2)改善工作环境,避免有害气体、粉尘刺激;戒除烟酒。

3)积极治疗鼻、咽及下呼吸道炎症病变;对部分病例可以针对性应用抗反流治疗及抗过敏治疗。

(2)局部治疗:应用类固醇激素雾化吸入或物理治疗有助于消炎、消肿。

(3)中药治疗:应用宣肺开音中成药等。

二、咽喉反流

(一)病因及发病机制

咽喉反流(laryngopharyngeal reflux,LPR)是指胃内容物反流至上食管括约肌以上的咽喉部引起相应的症状。主要为液体和/或气溶胶反流,常发生在白天、立位。在发声障碍患者特别是歌手中非常多见。

LPR 患者食管功能较好、食管炎症少见。咽喉反流引起的直接损伤或继发性损伤可能导致喉部异常，直接损伤是由于胃酸及胃蛋白酶与喉部黏膜的直接接触引起。继发性损伤可能由于胃酸刺激食管远端黏膜引起迷走反射，引起慢性咳嗽和清嗓，继而导致喉部黏膜创伤。

（二）临床表现

LPR 临床表现复杂多样，常见症状的包括声音嘶哑、咽异物感、咽痒、口腔异味、喉部黏液过多、频繁清嗓、慢性咽痛、慢性或反复发作性咳嗽、喉痉挛、难治性哮喘等。

LPR 患者喉镜下最常见的表现为喉部黏膜红斑和水肿，包括杓区黏膜水肿、杓间黏膜增生（结节样或鹅卵石样表现）等；其他体征还包括：室带和声带水肿、喉室的部分或全部消失、假性声带沟、声带任克水肿、声带突肉芽肿或溃疡等。

（三）诊断及鉴别诊断

对怀疑有咽喉反流的患者，首先应进行详细的病史询问，还需要进行体格检查和喉镜检查（反流体征量表评估及咽反流症状量表评估等），必要时进行药物试验性治疗或 24h pH 监测。

（四）治疗

结合生活方式改变，调整饮食及睡眠习惯，例如早餐、午餐多进食，避免烟酒、咖啡因及特殊食物刺激，睡觉前 3~4h 避免进食，睡眠时头部抬高等。药物治疗（包括应用抗酸药物、H_2 受体阻滞药或质子泵抑制剂）以及适时应用抗反流手术。

第四节　声带其他病变

一、声带沟及声带瘢痕

（一）声带沟

声带沟（sulcus vocalis）为平行于声带边缘的纵向沟样凹陷，可延及部分或整个声带膜部，常常可以引起声门闭合不全及声带振动异常，导致不同程度的发声障碍。

1. 病因　对于声带沟的病因及发病机制仍存在争议，目前有先天性及后天性病因两种观点。

2. 病理生理机制　主要表现为声带固有层缺陷、瘢痕化或消失，上皮与其下方的声韧带甚至声带肌粘连。声带沟分为 3 型：Ⅰ型声带沟又称生理性声带沟，声带振动及声门闭合基本不受影响；Ⅱ型及Ⅲ型声带沟属于病理性声带沟，声带固有层障碍导致声带僵硬，声带振动中断或消失，声门闭合不全。

3. 临床表现

（1）症状

1）声音嘶哑：患者多以持续性中、重度声音嘶哑就诊，同时伴有明显的气息声。患者音高异常、音质单一。多数患者症状在变声期后出现。但生理性声带沟患者也可以没有明显的症状。

2）发音易疲劳：患者常感发音无力，不能长时间用嗓。

（2）体征：频闪喉镜下可见沿声带游离缘内侧沟样凹陷，单侧或双侧，可累及声带全长

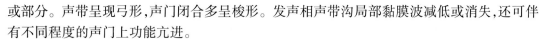

或部分。声带呈现弓形,声门闭合多呈梭形。发声相声带沟局部黏膜波减低或消失,还可伴有不同程度的声门上功能亢进。

4. 诊断及鉴别诊断　对于变声期后出现的病因不明的持续性声音嘶哑,特别当常规检查发现声带弓形及不明原因的声带闭合不全时,应进一步行频闪喉镜检查,除外声带沟的存在。

5. 治疗　声带沟的治疗仍在不断探索中,尚无统一的治疗方案。

(1) 发声训练:适合于生理性声带沟或症状较轻的病理性声带沟患者。发声训练也是需要手术治疗的患者必要的辅助治疗,可以矫正患者多年形成的不良发声习惯。

(2) 外科治疗:对于症状明显且患者要求迫切者可以选择手术治疗。手术方法仍在不断发展。

（二）声带瘢痕

声带瘢痕(vocal fold scar)为创伤后声带纤维化使其具有的特殊层次结构消失,阻碍声带振动,引起发声障碍。一旦出现瘢痕,患者发音功能很少能够恢复正常状态。

声带瘢痕的治疗有赖于以下因素:①瘢痕的大小、位置及严重程度;②患者对发声的需求及期望值;③治疗团队的水平。发声训练是治疗声带瘢痕的必要手段。治疗中,应训练患者充分利用呼吸及共鸣系统,提高发音强度,消除代偿性的肌紧张性发声障碍,减轻发声疲劳。经过发声训练使患者充分应用发声技巧,且声带瘢痕稳定后(一般6~12个月),评估患者对发音质量的最终接受程度,决定下一步治疗方案。如果对发声功能仍不满意,一些患者还可以通过手术在一定程度上减轻声音嘶哑。即使通过手术治疗通常也很难恢复正常的发声功能,因此此前一定要评估患者的期望值是否合理。

二、喉白斑

喉白斑(laryngeal leukoplakia)多发生于声带黏膜,又称声带白斑。喉白斑的发生、发展与多种致病因素的长期作用有关,有一定的恶变倾向,因此临床上又被归为癌前病变。目前病理学家与临床医师认为,喉白斑仅是一个临床诊断名词,其病理学类型差异较大。

（一）病因

喉白斑的病因复杂,与刺激因素长期持续作用于声带上皮有关,包括长期吸烟、酗酒、病毒感染、吸入刺激性物质、发声损伤及反流因素等。

（二）组织病理学特征

喉白斑的组织病理学特征差异较大,包括鳞状细胞(单纯)增生、轻度异型增生、中度异型增生、重度异型增生、原位癌到浸润癌的不同类型。喉白斑的恶变风险随异型增生程度的增加而升高。

（三）临床表现与诊断

1. 症状　喉白斑患者常常以声音嘶哑为首发症状就诊,主要表现为波动性嘶哑、喉部刺激、咽痛和/或慢性咳嗽等。

2. 体征　喉镜下喉白斑病变形态表现各异,病变范围或局限于声带前端,或遍布声带全长;可以是白色斑、片状弥漫生长,也可呈现为边界清晰的白色增厚黏膜,或被覆不规则外生性白色疣状物。一些病变也可表现为溃疡样或合并红斑。近年来频闪喉镜、窄带成像内镜等技术的应用有助于对喉白斑性质进行进一步的辨别。频闪喉镜下黏膜波的异常减低可以作为判断上皮病变严重程度的参考指标之一。

（四）治疗及预后

部分喉白斑属于炎症或单纯的鳞状上皮增生性改变，可选择保守治疗或控制易感因素如严格戒烟，必要时抗反流治疗。对异型增生明显的癌前病变，需进行相应的外科治疗切除病变。

由于喉白斑组织病理学差异较大，恶性转化时间离散度较大，跨度较长，需要长期密切随诊。

（徐　文）

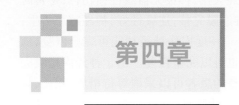

第四章

神经性嗓音障碍

第一节 声 带 麻 痹

一、定义及病因

声带麻痹(vocal cord paralysis)临床上较常见,临床表现多样,常引起声嘶、误咽或呛咳等,临床诊断往往较困难,是由喉上神经、喉返神经、迷走神经、运动神经元或中枢神经系统损伤引起的。

按损伤部位分为中枢性麻痹及周围性麻痹,其中,周围性麻痹临床常见。

（一）中枢性麻痹

主要指迷走神经核及其以上部分的损伤。

1. 大脑皮层病　皮层病变引起的喉神经麻痹者罕见,主要发生在双侧皮层病变或是巨大病变累及两侧皮层运动中枢。

2. 脑干病变　某些中脑运动神经核、纹状体及锥体外系病变可以损伤延髓疑核。

（二）周围性麻痹

主要指迷走神经核以下的损伤。

1. 医源性损伤　常见于甲状腺、颈部、颅底、颈椎、胸部、食管手术等,此外,气管插管损伤、神经挤压等也可发生。

2. 外伤　颈部、胸部外伤,颅底骨折等。

3. 肿瘤压迫损伤　喉部及喉外肿瘤、颅底肿瘤、鼻咽癌、颈部肿瘤,胸部、食管、纵隔肿瘤等可侵犯。

4. 特发性神经麻痹　病因不明的喉返神经麻痹,可能与神经缺血或神经炎有关。

5. 病毒感染。

6. 药物损伤　铅、砷或酒精中毒、长春新碱可引起神经损伤。

7. 其他因素　糖尿病引起的神经病变、甲状腺疾病的放射性碘治疗、静脉血栓等均可引起喉返神经损伤。

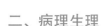

二、病理生理

1943 年 Seddon 将神经损伤的病理表现分为:①神经失用,神经无器质性损伤,只是暂时失去神经传导性;②轴索断裂,病理表现为轴突断裂,神经膜完整,连续性好,神经容易再生;③神经断裂,病理表现为神经干完全断裂,常无法再生。一度损伤神经功能可完全恢复,二度损伤神经纤维出现退行性变性,常发生在挤压伤后,也可以完全恢复。由于神经内鞘膜完整,不会产生联带运动。因此,对于神经完整或可能完整的患者可以采取等待措施,相反,如果喉返神经被切断,可以进行一期吻合,但即使神经被成功修复,轴突与轴突间不可能准确地再生,吻合术后常常会发生联带运动等并发症。

单侧声带麻痹患者的声带振动模式与正常声带差异很大,声门闭合不全,振动期的闭合相变得很短或不存在。由于麻痹侧声带硬度和张力降低,声带厚度降低,甲杓肌萎缩,以及可能的联带运动,对嗓音功能可能产生显著影响。

声带麻痹发病后喉肌会发生萎缩性变化,但肌纤维保持相当长一段时间的原状。从声带麻痹发病到肌肉萎缩的时间取决于喉部肌肉神经再支配的存在和程度。

三、临床表现

（一）症状

1. 单侧声带麻痹　　不同程度的声嘶、气息声,声音低沉,如从轻微的变化到失声和吞咽困难。由于喉黏膜的感觉减弱,会导致气管误吸、呛咳。

（1）神经不完全麻痹:患侧声带内收功能正常,可有短期的声音嘶哑病史,后期症状不明显,多在体检时发现。

（2）神经完全麻痹:患侧声带内收、外展功能均受到影响,损伤早期即出现声音嘶哑,气息声明显。发声方式改变,出现高音调的麻痹性假声,患者不能高声喊叫。咳嗽时有明显漏气,清嗓无力。严重者进食时有误吸。损伤后期一些患者健侧声带出现代偿性过度内收,超越中线靠拢患侧,发音质量稍改善。

2. 双侧喉返神经麻痹　　双侧声带麻痹的症状与单侧声带麻痹不同,主要取决于声带的固定位置和残留运动。

（1）不完全麻痹:双侧声带不能外展,而内收功能相对正常,患者以呼吸困难为主要症状,声音嘶哑不明显。

（2）完全麻痹:患者表现为声嘶,音量小,耳语声,说话费力,不能持久,患者自觉气促,但无明显呼吸困难。一些患者出现误吸、吞咽障碍、排痰困难、喘鸣等症状。

3. 单纯喉上神经麻痹　　表现为音域变窄,音调降低,高音上不去,发声疲劳。咽部感觉功能减退,容易误吸或进食时容易呛咳。

（二）体征

1. 单侧喉返神经麻痹

（1）不完全麻痹:患侧声带多位于旁中位,吸气时声带不能外展,发音时患侧声带稍内收,声门轻度闭合,病程后期,可出现声带联带运动。对于迷走神经颅底部受侵犯时,也常出现软腭抬举、伸舌偏斜等提示后组脑神经受损体征。

（2）完全麻痹:患侧声带固定于旁正中位,吸气时声带不能外展,发音时不能内收。病程早期,健侧声带内收至正中位,声门闭合不良,病程后期,健侧声带代偿内收超越中线靠拢患侧,声门闭合可稍改善。

2. 双侧喉返神经麻痹

（1）不完全麻痹:双侧声带接近中线位置,吸气时不能外展,其间仅有小裂隙,发声时,声门仍可闭合。

（2）完全麻痹:双侧声带位于旁正中位,声带边缘松弛,不能闭合,亦不能外展,喉气管内常积存分泌物。对于迷走神经颅底部受侵犯时,也常出现软腭抬举无力、咽反射减弱等后组脑神经受损体征。

3. 单纯喉上神经麻痹　麻痹侧声带张力减弱,呈弓形或松弛,较健侧缩短,声带振动时黏膜波不对称,严重者出现喉部前联合向健侧偏斜,患侧声带低于健侧。目前认为从低音到高音的滑音对评价喉上神经功能有重要价值。

（三）辅助检查

1. 喉镜检查　单侧声带麻痹为一侧声带固定于旁正中位、中间位或正中位,呼吸时在垂直面上常高于健侧,麻痹晚期可见患侧声带萎缩,健侧声带代偿内收、声门上挤压表现。受影响侧声带的联带运动导致对声带振动产生不良影响,黏膜波的周期可能不规则及不对称。声带麻痹患者除声带固定外,劈裂等也常合并运动障碍。

2. 喉肌电图检查　喉肌电图作为诊断喉神经损伤的金标准,在鉴别喉返神经损伤、喉部关节脱位、肌肉疾病、神经肌接头处疾病中具有重要作用。喉肌电图及神经诱发电位检查通过检测喉内肌肌电活动及神经传导功能,可定性和半定量诊断神经肌肉损伤及程度。

3. 影像学检查　对于神经损伤的可疑平面,应进行针对病因的检查,如颅脑、颅底 CT 或 MRI,胸部 CT 及食管 CT、颈部超声、食管钡餐或胃镜的检查。对于不明原因的单侧声带麻痹,必要时扫描的范围需要从颅底至上纵隔(含甲状腺)。

4. 实验室检查　可以进行相应的实验室检查,如铅含量检测、血糖、肿瘤标志物、甲状腺功能等。

5. 空气动力学评估　最长发声时间（MPT）降低,平均气流率（mean flow rate,MFR）增加,发声效率降低。

6. 嗓音声学分析　基频、jitter、shimmer 及 NHR 均明显高于正常人。

四、诊断

喉返神经麻痹的临床表现因病变部位、程度及损伤原因而异。根据病史、内镜检查、喉肌电图多可明确诊断。值得注意的是,喉返神经麻痹的病因常需根据病史逐步筛查。

五、鉴别诊断

（一）环杓关节脱位

此类患者也表现为声带固定不动,但多有气管插管或喉外伤病史,劈裂有运动推挤征,变调时声带可出现拉伸表现。喉肌电图检查及喉部三维 CT 重建可予鉴别。

（二）肌源性声带固定

声带特异性炎症等影响声带运动,该类患者声带常有新生物可鉴别。重症肌无力患者也表现为声带内收、外展运动障碍,患者常有肌肉无力的临床症状及体征。

六、治疗

治疗原则以病因治疗为主,另外,为恢复或改善喉功能,对于影响呼吸的双侧声带麻痹,需立即改善呼吸通道。

(一)病因治疗

对有明确病因者,给予相应的治疗。可同时局部及全身应用神经营养药物、糖皮质激素及扩血管药物,对神经功能恢复有一定的辅助作用。

(二)嗓音训练治疗

嗓音训练适用于单侧声带麻痹,包含头颈部肌肉的放松练习,增强声带肌收缩能力练习[用力推墙或拉椅时屏气练习、咳嗽清嗓发音练习、硬起音低音调发音练习(/e/音)]。在嗓音训练中,还应避免不良发音习惯的滥用。

(三)外科治疗

1. 单侧声带麻痹治疗　主要是改善发音质量、减少误吸。对于单侧声带麻痹半年至1年以上、神经功能无恢复可能性者,可行手术治疗。手术方式包括声带注射、筋膜植入、透明质酸注射、I型甲状软骨成形术、杓状软骨内收及喉神经移植技术。

2. 双侧声带麻痹治疗　目的是减轻呼吸困难、保留发音功能。

(1) 手术治疗:含气管切开术、喉外或内镜下杓状软骨切除术、喉镜下 CO_2 激光或等离子杓状软骨切除手术、喉神经修复移植技术。

(2) 肉毒素注射:近年来,对于双侧喉返神经不全麻痹的患者,有学者提出可以进行环甲肌和/或甲杓肌肉毒素注射,减少声带内收,声带会出现外展,呼吸困难得以缓解。

(四)其他治疗方式

喉起搏器、喉移植及基因治疗等还处于研究阶段,临床较少见应用。

第二节　痉挛性发声障碍

痉挛性发声障碍(spasmodic dysphonia,SD)是一种散发的、罕见的、发病机制不清的神经障碍类疾病,主要累及喉内肌,是由于喉内局部肌张力障碍引起的发声困难。好发于中年女性,男女比例为1:2.6,发病率德国约为1/100 000,北美约1.1/100 000~4.26/100 000,中国目前没有相关统计数据。

一、病因

目前病因不清楚,认为可能由中枢运动神经系统障碍引起,与神经肌肉接头处乙酰胆碱异常释放有关,也可能和患者脑基底部神经核部位抑制性神经的异常有关。也有研究发现其发病可能和精神因素、心理疾病或遗传因素有关。

二、临床表现

(一)分型

分内收型、外展型和混合型三型。

1. 内收型痉挛性发声障碍（adductor spasmodic dysphonia，ADSD）　占 SD 患者的 80% 以上，表现为嗓音发紧，发音费力，说话时频繁出现声音中断、破音和震颤，言语韵律及流畅性改变。轻者给人以声门破裂声频发的印象，严重者出现间断性失声，影响言语的可懂度。发元音比正常对话轻，发浊辅音（/b/、/d/、/g/）时症状相对较重。

2. 外展型痉挛性发声障碍（abductor spasmodic dysphonia，ABSD）　少见，占 SD 患者的10%，发音响度下降，发声迟缓，漏气性声音嘶哑，可出现瞬间无声，气息声重。发清辅音（/p/、/t/、/k/）后接元音时或者元音之间时症状相对较重。

3. 混合型痉挛性发声障碍（mixed spasmodic dysphonia，MSD）　临床较少见，有内收型和外展型两种发声障碍的嗓音特点，但以不同的比例组合，症状交替出现。

（二）症状

表现为发声时喉部一块或多块肌肉非随意的痉挛，使声带不规则地过度内收或外展，但在耳语声、笑声和咳嗽声时表现正常，且通过大笑后的松弛使痉挛暂时得到缓解，声音得到改善。

（三）体征

一些患者可伴有无意识的面部怪相，如颈部带状肌紧张、颈静脉怒张，甚至面容扭曲；部分病例还伴有声带以外部位的震颤（如舌部、腭部等）；通常不伴有其他神经源性言语障碍，如构音障碍等。

三、辅助检查

（一）频闪喉镜

内收型：声带边缘光滑，声带过度内收震颤；发声时声带黏膜波不规则、下降，声门闭合不全，可有平行状小裂隙。

外展型：前后径缩短，杓状软骨过度向前运动，声带突然打开。发声时声门扩大。

（二）喉肌电图检查

记录环甲肌、甲杓肌的动作电位，发"/i/"或者滑音"/i/"时，一般会出现四种波形：①正常干扰波；②持续放电；③群化呈束状放电；④抑制，其中后两种为 SD 的典型肌电图表现。

（三）声学评估

规律且有节律的声波中断现象；清晰度以及流畅性的下降；谐音成分减少，jitter、shimmer升高；噪声成分增加，标准化噪声能量（NNE）升高、HNR 及信噪比（SNR）降低；基频（F_0）升高，表现不稳定。

（四）空气动力学评估

MPT 缩短，个别高于正常；MFR 低于正常，甚至可能为 0，气流量波动明显。

四、诊断

依据典型的病史、症状、体征和辅助检查结果可做出诊断。

五、鉴别诊断

主要与肌紧张性发声障碍鉴别。两者的鉴别要点如表 4-1 所示。

表 4-1   内收型、外展型痉挛性发声障碍与肌紧张性发声障碍的鉴别要点

	ADSD	ABSD	MTD
病史	病史较长,发病前有急/慢性精神抑郁		误用、滥用嗓音病史
病因	中枢运动神经系统障碍 精神心理疾病 遗传		心理、精神及生理因素 嗓音的误用与滥用 潜在疾病所引起的过度代偿
症状	出现嗓音发紧、中断、震颤、破音,言语韵律及流畅性改变;发浊辅音(/b/、/d/、/g/)时症状相对较重	发音响度不够,出现瞬间无声或气息声;发清辅音(/p/、/t/、/k/)时症状相对较重	一般不出现声音中断
	在耳语声、笑声和咳嗽声时表现正常		与发声状态无关
体征	面部怪相,声带以外的部位震颤		喉位置高于正常
频闪喉镜检查	发声时声带震颤、过度内收,声带黏膜波不规则	发声时喉腔缩小,前后径缩短,杓状软骨过度向前运动,声带出现不随意性外展	喉腔缩小、前后径缩短、声门暴露困难,发声时双侧声带边缘互相挤压、声门闭合过紧、室带代偿性内收
声学评估	规律且有节律的声波中断现象 宽带语图中共振峰清晰,窄带语图中各频率条带呈典型的波浪形		正常和病理声学特征交替出现
空气动力学评估	平均气流率降低甚至为0,气流稳性差,最长发声时间正常或延长		声门下压和声门阻力升高,平均气流率减少,最长发声时间缩短
喉肌电图	喉内肌异常活动		正常
诊断性治疗	ADSD 时利多卡因阻滞喉返神经,可缓解		通过环喉部手法按摩降低喉位置时,嗓音得到改善

六、治疗

(一)肉毒素局部注射治疗

大多数学者认为,肉毒素注射是目前治疗 SD 最肯定和最有效的方法。

1. 原理   通过胆碱能阻断剂——肉毒素,抑制神经肌接头处乙酰胆碱的释放,特异性阻断神经纤维运动终板,使被注射肌肉处于麻痹状态,从而使肌痉挛得到缓解。

2. 注射部位和方法   采用直径 0.42mm(27-guage)同心圆双电极带通道电极针,在喉肌电图引导下注射。通常 ADSD 注射甲杓肌、ABSD 注射环杓后肌,甲杓肌的注射为单侧或双侧注射,环杓后肌的注射必须为单侧注射。

3. 注射剂量及注意事项

(1)药品配制方法:每块肌肉肉毒素注射剂量在 2U 以下时,肉毒素的浓度一般选1.25U/0.1ml;如剂量在 2~4U 时,则肉毒素的浓度一般选 2.5U/0.1ml;如剂量在 4U 以上时,则肉毒素的浓度一般选5U/0.1ml。例如:100U 肉毒素配在 4ml 的生理盐水中,相当于每0.1ml 生理盐水中含 2.5U 的肉毒素。

（2）首次注射可根据医生个人经验及患者焦虑、发声中断及声带震颤情况决定剂量，常用起始剂量为单侧 1.0~2.5U。3 个月后重复注射时，需要根据患者的临床效果及副作用酌情增减剂量。最优剂量的评判标准为：痉挛声消失、气流率正常、副作用（气息声和呛咳等）时间小于 2 周及药物作用时间达到 3~5 个月。

（3）甲杓肌相同剂量双侧注射的作用大于单侧注射的作用（例：双侧各注射 2.5U 的作用大于单侧注射 5U 的作用）。环杓后肌的注射为单侧注射，以严重一侧为主，通常 5U。

4. 肉毒素治疗的缺点 ①作用时间较短；②需要反复注射；③效果和治疗者的经验有关；④需要根据症状的变化进行调整。

（二）嗓音训练

存在争议，早期认为 SD 患者嗓音训练对其无效，但近期的相关研究发现适当的发声练习可延迟其注射肉毒素的周期。一般训练周期为 4~6 周，包括：①起音练习；②稳定发音的气流支持；③调整讲话语速；④适当缓解心理压力。

（三）手术治疗

1. 甲状软骨Ⅱ型成形术

（1）适用于声门闭合过紧的患者。

（2）优点在于可以调控声门的闭合程度，不损伤喉内肌的生理功能，具有可逆转的治疗特点。

（3）缺点是手术操作具有一定的难度，无法从根本上治疗 SD。

2. 神经移植或者神经部分切断术 目前常用选择性喉内收肌去神经再支配移植手术（selective laryngeal adductor denervation-reinnervation surgery，SLAD-R），有学者认为该手术方式优于肉毒素注射术，尤其是在改善声音质量方面，并有效弥补了肉毒素注射的缺点，但两者优缺点的比较还需进一步的研究。

3. 甲杓肌部分切除术 主要针对 ADSD，适用于保守治疗无效，且反复发作的难治性病例。

第三节 帕金森病

一、定义及病因

帕金森病（Parkinson disease，PD）是老年人常见的中枢神经系统退行性疾病，其病理特征主要为黑质内多巴胺能神经元大量消失，且残存的神经细胞变性，导致纹状体内多巴胺的含量明显减少，乙酰胆碱的兴奋性相对增加而出现症状。目前，在 60 岁以上人群中发病率达 1%。

二、临床表现

（一）帕金森病起病隐袭，进展缓慢

首发症状通常是一侧肢体的震颤或活动笨拙，进而累及对侧肢体。临床上主要表现为静止性震颤、运动迟缓、肌强直和姿势步态障碍。也可伴发情绪低落、焦虑、睡眠障碍、认知障碍等非运动症状。

（二）言语障碍也是帕金森病患者常见临床表现之一

其典型症状包括发声不协调、发声疲劳、吃力,控制发声能力下降,音量减弱,声音嘶哑,语言表达的清晰程度下降等,在部分帕金森病患者中,这些症状甚至可以作为首发症状出现。

PD患者的发音障碍主要影响辅音,尤其是塞音(/p/、/t/、/k/、/b/、/d/、/g/)。在发塞音时,声门关闭强度降低,无法达到完全关闭。另一个主要表现就是进行口腔轮替运动困难,如患者快速运动嘴唇、舌头,发/pa/、/ta/、/ka/,反复/pataka/,患者表现出明显的发音困难。

PD对发声的影响主要表现为音量减弱,而且患者提高音量大声讲话和降低音量耳语的能力均明显降低。患者也可出现音调改变,主要表现为音调单一、重音减少,对于生气或疑问的句子,难以表达其含义。PD患者的言语速度也多变,多表现为语速加快。

（三）帕金森病患者言语障碍的评估

1. 主观听感知评估   临床上主要应用嗓音障碍指数10(voice handicap index 10,VHI-10)和听感知评估量表(consensus auditory-perceptual evaluation of voice,CAPE-V)从主观方面对帕金森病患者言语特点进行评估。此外,统一帕金森病综合评价量表(unified Parkinson disease rating scale,UPDRS-Ⅲ)运动部分的言语表达评分也是较常使用的,见表4-2。

2. 客观评估   包括声学、空气动力学、动态喉镜、电声门图、喉肌电图等方法。

（1）声学参数:主要包括声压级(sound pressure level,SPL)、基频(fundermental frequency,F_0)、基频微扰(jitter)、振幅微扰(shimmer)、谐噪比(harmonic to noise ratio,HNR)。其中使用最广泛的是声压级,PD患者发声的声强比正常人低。目前研究认为PD患者的声强比正常人下降2~4dB,相当于感觉上响度下降20%~40%。PD患者在发持续元音时基频比正常人高,而朗读语句时基频较正常人无明显改变。

表4-2   统一帕金森病综合评价量表（UPDRS-Ⅲ）运动部分的言语表达评分

Ⅲ   运动检查
18 言语
0＝正常
1＝表达、理解和/或音量轻度下降
2＝单音调,含糊但可听懂,中度受损
3＝重度障碍,难以听懂
4＝根本不能理解

多数研究表明PD患者嗓音的jitter和shimmer较正常人高,HNR较正常人低。

（2）空气动力学参数:包括声门下压(subglottic pressure,SGP)、平均气流率(mean flow rate,MFR)、最长发声时间(maximum phonation time,MPT)、发声阈压(phonation threshold pressure,PTP)、发声效率(vocal efficiency,VE)。目前研究认为,PD患者MPT下降,喉阻力升高;SGP升高明显,且随着声强的增加而上升;而MFR及VE无显著差异。此现象可能为患者在讲话时试图维持稳定的气流、声强而努力呼吸,代偿性产生高SGP所致。

（3）动态喉镜、电声门图、喉肌电图等手段评估喉功能:动态喉镜表现为声带内收不全、声带震颤、声带两侧不对称;通过电声门图观察,有研究对平均速度商(speed quotient,SQ,声带振动周期中声门开放时间和闭合时间的比值)等进行评估,发现PD患者SQ异常增大,声门关闭相不明显;喉肌电图检查提示甲杓肌运动幅度减小。

三、帕金森病的诊断

帕金森病的诊断主要依靠病史、临床症状及体征。根据隐袭起病、逐渐进展的特点,单侧受累进而发展至对侧,可表现为静止性震颤、行动迟缓和言语障碍等作出临床诊断。常规血、脑脊液检查多无异常。头部CT、MRI也无特征性改变。

四、帕金森病言语障碍的治疗

帕金森病的治疗目前主要有药物治疗、手术治疗和言语康复治疗三个手段。改善帕金森病运动功能障碍的药物，主要是左旋多巴。手术治疗，主要包括苍白球毁损手术和深部脑刺激术。言语康复治疗已成为治疗帕金森病不可或缺的一种手段。

（一）常规言语治疗

常规言语治疗包括舌唇运动、发声、音量、韵律、语速、呼吸控制等方面的训练。舌唇运动的训练可以通过改善唇部肌肉的僵硬程度、活动幅度及舌、唇的运动协调性从而改善患者发音的清晰度。呼吸训练通过延长呼气时间，增加呼吸肌活动度从而增加呼吸容量、声门下气流压和声强。

（二）励-协夫曼言语治疗

励-协夫曼言语治疗（Lee Silverman voice treatment，LSVT）目前被认为是最有效的特异性针对 PD 的言语治疗方法。LSVT 训练的主要目标为改善长期的言语交流，注重增加声强，促进对于发声运动障碍的感受能力，并且重新调整发声的感觉运动系统。

LSVT 具体实施方法为每周 4 次，连续共 4 周。训练内容包括两部分：

1. 每次训练的前半部分有三项任务

（1）训练患者尽可能长时间地发元音，如嘱咐患者深吸气。尽可能长时间维持发/ɑ/音。

（2）训练患者尽可能地扩大发声的频率范围。如嘱患者先发出尽可能高音调的声音，再嘱其以尽可能低的音调发声。

（3）语句训练，嘱患者选择 10 个日常生活用到的短语或句子进行发声训练。

2. 每次训练的后半部分为阶梯式声强训练，第 1 周为单词和短语的声强训练；第 2 周为句子的声强训练；第 3 周为读书时的声强训练；第 4 周为交谈时的声强训练。

在 LSVT 治疗期间，要求患者每天完成一定量的家庭作业，在接受治疗的时间，每天完成一次家庭作业；在治疗间歇日，每天完成两次家庭作业以维持疗效。治疗结束后，患者仍然必须每天坚持自我训练以维持疗效，建议患者在 6 个月后随访。

第四节　特发性震颤

特发性震颤（essential tremor，ET）又称原发性震颤，是以姿势性或动作性震颤为主要临床表现的运动障碍性疾病，也是临床最为常见的神经系统疾病之一。相关文献报道，特发性震颤患病率为 0.35%~4%，在 65 岁以上人群中可达 6.30%。发病多有家族性，为常染色体显性遗传。

一、病因及发病机制

特发性震颤的发病机制目前尚不明确，有生理性（周围性）震颤和病理性（中枢性）震颤等学说，生理性震颤频率变异较大，而病理性震颤的频率相对恒定。目前大多数研究认为 ET 是一种中枢性震颤，是由于中枢神经系统广泛存在的核团或网状结构的震颤活动所致，是一种神经元功能障碍。另外，ET 患者嗓音震颤的产生机制，有人认为是由于声带规则的开大运动、喉的上下活动及膈肌与腹直肌的颤动所致。

二、临床表现

（一）运动症状

主要表现为上肢远端姿势性或动作性震颤，伴头部、口面部或声音震颤。研究显示，95%以上患者可累及上肢，其他部位依次为头部（>30%）、声音（>20%）、舌（20%）、面部和/或下颌（10%）、下肢（10%）和躯干（5%）。随着病程的延长，临床症状逐渐加重，至晚期可出现意向性震颤；部分患者表现为瞬目反射延迟或缺失、步态异常、直线行走不稳。

（二）非运动症状

包括认知功能障碍、情感障碍和听力下降等。

（三）嗓音言语特征

部分 ET 患者可以嗓音震颤为首发症状或单独发病，称为特发性嗓音震颤（essential voice tremor，EVT），通常表现为讲话时嗓音颤抖，严重者说话不连贯，一句话中频繁出现中断，语言交流困难，发声时常伴有颈、肩部肌肉的紧张状态。耳鼻咽喉专科检查：舌、软腭、咽侧壁呈规律性震颤，咽反射亢进。纤维喉镜下可见：整个喉体不自主地规律性颤动，双侧声带、室带及杓状软骨呈规律性开闭样颤抖，持续发元音/α/时的震颤频率为 4.4Hz、持续发元音/i/为 6Hz，改变发声方式如假声发声时，震颤程度无明显变化。声学分析可见 NHR 基本正常，jitter、shimmer、软发声指数（SPI）、嗓音中断度（DVB）和无声度（DUV）高于正常。

三、诊断及鉴别诊断

ET 根据其病史、临床表现及辅助检查结果可诊断，但需与以下疾病鉴别。

（一）帕金森病

帕金森病在临床上以运动迟缓、运动减少、肌僵直、肢体不自主的抖动和姿势障碍为特征，主要病变是在脑部的黑质及纹状体，脑脊液中多巴胺及代谢产物含量降低。帕金森病的嗓音言语特征是为发声不协调、发声疲劳、发声吃力、控制发声能力下降、音量减弱、声音嘶哑、语调单一、语言表达的清晰程度下降等，常伴有面部表情呆板、张口流涎等。

（二）内收型痉挛性发声障碍

ET 患者由于在颤抖的顶点常出现嗓音中断，在临床上，需要与 ADSD 相鉴别。ADSD 是局限性喉肌痉挛，特征是在紧张性发声时声带过度内收，提高声调或用假声发声时症状改善，在哭笑时，嗓音常常是正常的。这可与 ET 相鉴别。

四、治疗

特发性震颤的治疗取决于震颤的严重程度、震颤致持续功能障碍、患者提高生活质量的要求等因素。根据美国神经病学学会（AAN）2011 年公布的特发性震颤治疗指南，特发性震颤的治疗方法主要分为药物治疗和外科手术等。

（一）药物治疗

分为三线：一线药物为普萘洛尔、扑米酮；二线药物为阿普唑仑、阿替洛尔、加巴喷丁、索他洛尔和托吡酯；三线药物为氯氮地平、纳多洛尔和尼莫地平。对于难治性肢体、头部和声音震颤，可肌内注射肉毒素。

（二）外科手术

对于药物反应欠佳的难治性患者,丘脑毁损术和脑深部电刺激术可用于肢体震颤的治疗。

（三）嗓音康复治疗

常用的嗓音训练包括喉部按摩、体位训练(如 Feldenkrais 法和 Alexander 法)、吸气式发音疗法、气息起音、哈欠-叹息法、咳嗽-哼音及咀嚼发音等。

（庄佩耘）

第五节　吉兰-巴雷综合征

吉兰-巴雷综合征(Guillain-Barre syndrome,GBS)是一种由感染所诱发的自身免疫性周围神经炎性疾病,临床表现为对称性双侧肢体弛缓性瘫痪、腱反射减弱或消失,实验室检查以脑脊液蛋白-细胞分离为主要特征。病程多呈单程自限性。全球年发病率为(0.81 ~ 1.89)/10 万人,男女发病比例为 3:2,发病高峰期以夏秋季为主。

一、病因及发病机制

（一）病原体

吉兰-巴雷综合征的病因未明。目前研究较多的致病病原体包括巨细胞病毒(CMV)、非洲淋巴细胞瘤病毒(EBV)、肺炎支原体(MP)、乙型肝炎病毒(HBV)和空肠弯曲杆菌(CJ)。

（二）发病机制

主要有以下学说:

1. 分子模拟机制　国内外研究提示某些空肠弯曲杆菌(CJ),如 O:19 型细胞脂多糖(LPS)成分,在分子结构上与人类周围神经的神经节苷脂(GS)表位之间具有分子模拟现象,从而导致机体对二者的交叉反应,产生抗 GS 抗体,此抗体可能是 GBS 的发病机制。

2. 细胞免疫机制　多数研究者认为某些细胞因子,如巨噬细胞和抗原激活的淋巴细胞所分泌的肿瘤坏死因子(TNF)2α 和白介素(IL)-22,是引起炎症和自身免疫性组织损伤(选择性损害周围神经髓鞘)的递质。这些炎症介质及其激活的炎症细胞可直接对周围神经和施万细胞发挥细胞毒性作用。

二、分型及不同亚型的病理生理

（一）分型

急性炎症性脱髓鞘性多发神经病(acute inflammatory demyelinating polyneuropathy, AIDP)和急性运动轴索性神经病(acute motor axonal neuropathy,AMAN)是 GBS 临床最常见的亚型;Miller-Fisher 综合征(MFS)是较少见的一类亚型。

（二）急性炎症性脱髓鞘性多发神经病的病理生理

目前有许多学者认为,AIDP 的自身靶抗原位于神经髓鞘,免疫系统产生的自身抗体与抗原结合,激活补体,而补体活性产物沉积于施万细胞表面及髓鞘外板层,形成攻膜复合物,引起髓鞘囊泡样变性,继而诱导巨噬细胞撕剥吞噬髓鞘,最终导致髓鞘脱失,表现为神经功能缺失。

（三）急性运动轴索性神经病的病理生理

目前有学者认为 AMAN 的靶抗原（GM1、GD1a 等）位于郎飞结区，抗 GM1、抗 GD1a 特异性单克隆抗体作用于郎飞结区轴膜，激活补体形成攻膜复合物，继而导致电压门控钠离子通道消失。上述过程最终导致神经轴索的损伤以及神经传导阻滞，随后巨噬细胞由神经节区侵入轴索周围间隙，清除损伤的轴索。

（四）Miller-Fisher 综合征的病理生理

MFS 的病理生理与 AIDP 及 AMAN 大致相似，各种原因引起的特异性抗体针对神经节苷脂的自身免疫性攻击，导致神经轴索末端损害。值得注意的是，MFS 患者血清中存在的抗四唾液酸神经节苷脂 1b、抗三唾液酸神经节苷脂 1a 抗体主要作用于动眼神经及后组脑神经（抗四唾液酸神经节苷脂 1b 抗体与眼肌麻痹相关，抗三唾液酸神经节苷脂 1a 抗体与口咽肌无力相关），这可能与上述神经的四唾液酸神经节苷脂 1b、三唾液酸神经节苷脂 1a 神经节苷脂水平较高有关。

三、临床表现

（一）先兆症状

发病前常先有上呼吸道或消化道感染前驱症状，如发热、腹泻等。

（二）感觉障碍

常为首发症状，以主观感觉障碍为主，多从四肢末端的麻木、针刺感开始。检查时牵拉神经根常可使疼痛加剧（如 Kernig 征阳性），肌肉可有明显压痛（双侧腓肠肌尤著）。感觉障碍远较运动障碍为轻。

（三）运动障碍

1. 肢体及躯干肌瘫痪　是本病主要的临床表现。呈急性或亚急性起病，四肢尤其下肢弛缓性瘫痪是本病的基本特征。两侧基本对称，肢体远端为主，或近远同时受累。瘫痪可在数天或者数周内自下肢向上发展，但绝大多数进行性加重不超过 3～4 周。进展迅速者可在起病 24h 或者稍长时间内出现严重肢体瘫痪和/或呼吸肌麻痹，后者可出现呼吸急促，声音低微和发绀。

2. 脑神经麻痹　部分患者伴有对称或不对称的脑神经麻痹，以核下性面瘫多见，其次是展神经。当波及两侧第Ⅸ、Ⅹ、Ⅻ对脑神经时，患者呛咳、声音嘶哑、吞咽困难、口腔唾液蓄积，很容易引起吸入性肺炎并加重呼吸困难，危及生命。

3. 自主神经功能障碍　症状较轻微，主要表现为多汗、便秘、不超过 12～24h 的一过性尿潴留、血压轻度增高或心律失常等。

4. Miller-Fisher 综合征　为 GBS 的特殊亚型。此型起病呈急性进展，主要为眼外肌瘫痪、共济失调和腱反射消失三联症，偶可伴四肢轻瘫及脑脊液蛋白-细胞分离现象。

5. 嗓音症状　少数患者可以双侧声带麻痹为首发症状，表现为声音嘶哑、发声费力、易疲劳、音色单调、呛咳、呼吸困难等。

四、辅助检查

（一）实验室检查

脑脊液在发病后 1～2 周出现蛋白-细胞分离现象，并在第 2～8 周最为显著，以后渐渐恢复。

（二）电生理检查

运动神经传导速度明显减慢，F 波潜伏期延长或消失见于脱髓鞘性 GBS。若为 AMAN 则运动神经传导速度正常或轻度减慢，感觉纤维的 F 波潜伏期正常或轻度延长。

五、诊断及鉴别诊断

（一）诊断

根据特征性的运动障碍表现、感觉及自主神经功能障碍、脑脊液蛋白-细胞分离现象及电生理检查特点可作出诊断，诊断具体标准参考 2010 年中华医学会神经病学分会制定的《中国吉兰-巴雷综合征诊治指南》。

（二）鉴别诊断

1. 脊髓灰质炎　起病时多有发热，肌肉瘫痪多呈节段性，且不对称，无感觉障碍，脑脊液白细胞计数常增多。

2. 急性脊髓炎　虽然急性期也呈弛缓性瘫痪，但常有锥体束征及横贯性感觉障碍，且括约肌功能障碍较明显。脑脊液蛋白和细胞均有轻度增高或正常。

3. 周期性瘫痪（周期性麻痹）　发病急，可呈四肢对称性弛缓性瘫痪，少数病例也可有呼吸肌麻痹，但常有血清钾含量降低及低钾心电图改变，病程短，补钾后可迅速恢复，多在数小时至 3~4 天自愈。

六、治疗

（一）免疫治疗

包括静脉注射免疫球蛋白（IVIg）、血浆置换治疗及糖皮质激素治疗。

（二）康复治疗

1. 嗓音言语康复治疗　包含全身放松练习、腹式呼吸练习及增强声带肌收缩能力练习，如用力推墙或拉椅时屏气练习、咳嗽清嗓发音练习、硬起音低音调发音练习（e 音）等。

2. 吞咽康复　包括吞咽言语治疗仪训练和冰刺激训练。

吞咽言语治疗仪训练是利用低频脉冲电流刺激，使神经肌肉接头或运动终板处产生外周运动神经的去极化、肌肉群受刺激后产生收缩。咽缩肌群收缩与扩张可使食物进入食管，以重建吞咽反射的大脑皮层控制功能。同时，可改善组织血液循环，提高咽部肌肉的灵活性和协调性，从而明显改善和恢复吞咽功能。

冰刺激训练吞咽功能：以方糖大小的冰块在舌尖、舌边缘、口腔颊部、软腭、硬腭等处进行按摩，每次 20min，每天 1 次，共治疗 4 周。

第六节　重症肌无力

重症肌无力（myasthenia gravis，MG）是一种神经肌肉接头传递障碍的自身免疫性疾病，其病变部位在突触后膜，主要表现为骨骼肌易疲劳。任何年龄均可发病，其中以女性多见，男女比例为 1 : 3。不同性别患者发病年龄有不同峰值，女性通常在 20~30 岁，男性在 50~60 岁。

一、病因及发病机制

发病机制与自身抗体介导的乙酰胆碱受体（AChR）的损害有关。主要由 AChR 抗体介导，在细胞免疫和补体参与下突触后膜的 AChR 被大量破坏，不能产生足够的终板电位，导致突触后膜传递功能障碍而发生肌无力。患者神经肌肉接头处突触后膜上乙酰胆碱受体数量显著减少；运动终板超微结构改变。

二、临床表现

（一）一般临床表现

MG 患者肌无力的显著特点呈每日波动性，肌无力于下午或傍晚劳累后加重，晨起或休息后减轻，此种波动现象称之为"晨轻暮重"。全身骨骼肌均可受累，以眼外肌受累最为常见，首发症状常为一侧或双侧眼外肌麻痹，如上睑下垂、斜视和复视，重者眼球运动明显受限，甚至眼球固定，但瞳孔括约肌不受累。面部及咽喉肌受累时出现表情淡漠、苦笑面容；连续咀嚼无力、饮水呛咳、吞咽困难；说话带鼻音、发音障碍等。累及胸锁乳突肌和斜方肌及四肢肌肉时出现相应的运动障碍，腱反射通常不受影响，感觉正常。呼吸肌受累往往会导致不良后果，出现严重的呼吸困难时称之为"危象"。

（二）嗓音症状

部分患者以发声困难作为首发症状。MG 患者的嗓音症状多变，主要表现包括鼻音重、发声易疲劳、间歇性失声、喘息或漏气声、不能发高音或音调维持困难。

三、辅助检查

（一）肌电图检查

提示重复刺激下肌肉活动衰退。

（二）新斯的明实验

新斯的明 1~1.5mg 肌内注射，可提前数分钟或同时肌内注射硫酸阿托品（atropine sulfate）0.8mg（平均 0.5~1.0mg），对抗毒蕈碱样副作用及心律失常。结果判定：通常注射后 10~15min 症状改善，20min 达高峰，持续 2~3h。

（三）纤维喉镜检查

可见一侧或双侧声带内收、外展受限，声带松弛，声门闭合不全，患者持续发声一段时间后喉镜表现可加重，但充分休息后可恢复正常。

（四）声门电图检查

闭合斜坡与开放斜坡的比率及闭合时间明显长于正常。

（五）声学分析检查

F_0 及 NNE 值均升高，jitter 和 shimmer 值基本正常。

四、诊断

主要根据以下几个方面进行诊断。

（一）典型临床表现

"晨轻暮重"的波动性肌无力。

（二）新斯的明实验

注射新斯的明后 10~15min 症状改善,20min 达高峰,持续 2~3h。

（三）重复神经刺激试验

2~3Hz 低频重复电刺激周围神经引起支配肌肉动作电位迅速降低。

（四）乙酰胆碱受体抗体检测

MG 患者 AChR-Ab 滴度明显增加,国外报道阳性率 70%~95%,是一项具有敏感、特异的诊断试验。

（五）肌疲劳试验

使受累随意肌快速重复收缩,若出现暂时性瘫痪或肌无力明显加重,休息后恢复者为阳性。

（六）发声疲劳试验

让患者从数字 100 开始,大声倒数数字,观察患者有否发声疲劳或声嘶症状出现。此实验适用于发病间歇期就诊的无临床表现者及有发声困难但纤维喉镜检查未见异常者。

五、治疗

（一）对症治疗

主要是胆碱酯酶抑制剂,通过减少乙酰胆碱的降解发挥作用,可以暂时缓解症状,但疗效欠佳。

（二）免疫抑制药物治疗

当胆碱酯酶抑制剂治疗不能达到满意疗效时,采用免疫抑制剂治疗,如激素、硫唑嘌呤等。

（三）血浆置换或静脉注射人免疫球蛋白

主要用于患者急性加重、胸腺切除术前使肌肉的力量最优或用于短期快速的免疫治疗。

（四）胸腺切除

主要适用于合并胸腺瘤的 MG 患者。

（五）嗓音康复治疗

包括腹式呼吸训练(在吸气过程中腹壁膨起、横膈下降,呼气过程中腹壁下陷、横膈上升,这样以便增强发声器官的动力)、硬起音反复发"1、2"和共鸣训练(体会发音时通过扩大鼻腔及口腔共鸣腔,增强发音音量,通过反复练习发鼻音/-n/、/ng/来达到扩大鼻腔共鸣腔,同时口腔要尽量张大使下颌下移以便增大口腔共鸣腔)。

第七节　其　　他

一、共济失调性嗓音障碍

（一）概述

协调(coordination)是指人体产生平滑、准确、有控制的运动能力,它要求有适当的速度、距离、方向、节奏和肌力。应包括按照一定的方向和节奏,采用适当的力量和速度,达到准确的目标等几个方面。协调与平滑密切相关。中枢神经系统中参与协调控制的部位主要有小脑、基底节、脊髓后索。协调功能障碍称为共济失调（ataxia）。

（二）共济失调的分类

根据病变部位不同，共济失调可分为四类：

1. 深感觉障碍性共济失调。

2. 小脑性共济失调。

3. 前庭迷路性共济失调。

4. 大脑性共济失调。

（三）常见的共济失调性嗓音障碍

1. Friedreich 共济失调　Friedreich 共济失调（Friedreich ataxia，FRDA）是由 Friedreich（1863 年）首先报道，在国外是一种最常见的常染色体隐性遗传性共济失调，患病率为（0.13～4.7)/10 万人，携带者频率为 1/70～1/110。国内似以小脑性共济失调为最多。主要以青春期起病，呈进行性共济失调伴腱反射消失、深感觉障碍等为特征，并可累及多个系统，临床表现复杂，早期表现不典型，极易与遗传性运动感觉神经病混淆。

除进展性的步态不稳和四肢共济失调外，构音障碍也是 Friedreich 共济失调重要的临床表现。多数患者在出现肢体症状的 2～5 年后开始出现构音障碍。大部分患者的构音障碍表现轻微，包括发音的稳定性和流畅性下降、呼吸减弱等。患者发音时音调变异增大，讲话时词汇间的衔接不顺畅，速度变慢，讲话过程中会出现突然的音调、音量和音节长度变化。也有患者表现为发音紧张。第四脑室扩大显示患者构音障碍与小脑变性相关。

2. 脊髓小脑性共济失调　脊髓小脑性共济失调（spinocerebellar ataxia，SCA）是一大类常染色体显性遗传的单基因神经系统变性病。临床主要表现为小脑性共济失调，伴构音障碍、意向性震颤、眼肌麻痹、锥体系和/或锥体外系征等。不同的国家、地区或种族的发病率、不同亚型的分布有极大的差异。目前，国外已经报道 20 余种亚型。脊髓小脑性共济失调患者的构音障碍表现为语速缓慢、音调低平、言语中停顿时间延长、音节长度变化不定、发音稳定性下降、发音紧张、音质粗糙。

3. 累及小脑的损伤或中毒　小脑的功能主要是维持躯体平衡，控制姿势和步态，调节肌张力和协调随意运动的准确性，其病变最主要的症状是共济失调。小脑损伤者常有工作记忆、计划、词语流畅性、抽象思维问题，视空间组织缺陷，逻辑程序出错等。小脑损伤的构音变化表现为讲话时语速变慢，词语之间的连接和停顿不协调，由于小脑有许多神经纤维与脑干联系，损伤后呼吸调控受到影响，讲话过程中的呼吸协调性下降。

二、多发性硬化

（一）概述

多发性硬化（multiple sclerosis，MS）是发生在中枢神经系统的脱髓鞘疾病，临床表现以病变部位多、具有反复的复发缓解过程为特点，即具有时间和空间的多发性，病理改变以髓鞘脱失、神经胶质细胞增生、轴索病变为主要特点。发病年龄以 20～40 岁多见，发病高峰在 30 岁左右，10 岁以下及 60 岁以上少见。女性发病率较高，性别差异在低年龄患者中较明显。

（二）多发性硬化的临床分型

美国多发性硬化学会根据多发性硬化患者的自然史，按病程将多发性硬化分为复发-缓解型、原发进展型、继发进展型和进展复发型（表 4-3）。

表 4-3　多发性硬化的临床分型

分　型	临床特点
复发-缓解型 （relapsing-remitting，RR）	最常见，疾病早期有多次复发和缓解，两次复发间期病情稳定，对治疗反应佳，约 50% 患者转变为继发进展型
原发进展型 （primary-progressive，PP）	发病后病情缓慢进展加重，无缓解，呈连续渐进性恶化，无急性发作，对治疗的反应较差
继发进展型 （secondary-progressive，SP）	RR 型患者出现渐进性症状恶化，伴或不伴有急性复发
进展复发型 （progressive-relapsing，PR）	少见，发病后病情逐渐进展，并间有复发

（三）多发性硬化的嗓音障碍

23%～51% 的多发性硬化患者存在构音或发音方面的问题，采用仪器分析比症状自评量表更易发现嗓音问题。多发性硬化患者的构音障碍表现为多种形式，既有共济失调型也有痉挛型。在言语产生阶段也存在问题，如音量、音调控制障碍，音质粗糙，过度鼻音化，呼吸配合不协调等。仪器分析显示多发性硬化患者发音时基频（fundamental frequency，F_0）轻度降低，基频微扰（jitter）升高。嗓音障碍与患者的力弱、协调功能下降和痉挛相关，这些功能障碍影响患者呼吸和发音相关肌肉。

三、肌萎缩侧索硬化

（一）概述

肌萎缩侧索硬化（amyotrophic lateral sclerosis，ALS）累及脊髓前角细胞、脑干运动神经核和锥体束，表现为上、下运动神经元损害并存的特点。多在 30～60 岁发病，男性多于女性。起病时多出现单个肢体局部无力，远端肢体受累比近端重。首发症状常为上肢无力，尤其是手部肌肉无力、不灵活，以后出现手部肌肉萎缩，渐向近端上臂、肩胛带发展，多数患者疾病早期都有肌肉痛性痉挛或肌束颤动，对侧肢体可同时或先后出现类似症状。少数患者发病时先出现下肢无力、走路易跌倒、行走困难。大多数患者感觉系统不受影响，少数有麻木和感觉异常。

（二）肌萎缩侧索硬化的嗓音障碍

约 30% 的肌萎缩侧索硬化患者以延髓麻痹症状起病，影响构音相关肌肉。肌萎缩侧索硬化从症状开始到确诊一般需要 14 个月左右，以延髓麻痹为首发症状起病的患者平均确诊时间更长，预后比肢体症状起病患者更差。患者的构音障碍表现为弛缓性和痉挛性兼有的特征。患者腭咽、唇舌、下颌等部位肌力下降和运动不灵活，影响讲话速度。语速变慢可能是舌部运动神经元退变的早期表现，也是评估肌萎缩侧索硬化患者言语障碍的重要特征。随着病情发展，构音障碍兼有肌肉无力和痉挛的特点，患者言语逐渐变得模糊，难以理解。交流困难逐渐增大，患者不得不需要采用替代性沟通的方式进行交流。

四、颅脑损伤

（一）概述

颅脑损伤（traumatic brain injury，TBI）是世界范围内导致残疾的主要原因。颅脑损伤分为开放性和闭合性。绝大多数颅脑损伤属于闭合性。交通事故和坠落是常见的致伤原因。颅脑损伤常引起多处损伤和弥漫性脑损伤，根据损伤部位不同，每个患者有独特的一系列躯体、认知和行为残损。颅脑损伤影响所有年龄组，对不同年龄段患者的研究表明，老年颅脑损伤患者比年轻患者恢复慢，并因为伤前即存在的疾病及脑的可塑性降低，使临床表现更为复杂。

（二）颅脑损伤的嗓音障碍

颅脑损伤患者常表现出不同形式的交流障碍，言语内容受到影响称为失语症，发音方面的影响称为构音障碍。颅脑损伤患者在受伤后 6 个月内言语功能会有一定程度恢复，但在言语接收、合成分析和表达方面仍有可能存在障碍。颅脑损伤患者的构音障碍表现为语速变慢、言语模糊、流畅度降低。

（庄佩耘　陈亚平　徐新林　马艳利　焦彦超）

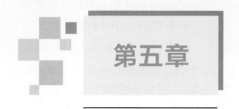

第五章

嗓音障碍评估

第一节 嗓音障碍的筛查

当遇到嗓音障碍的患者,言语治疗师就需要系统地开展相关的评估(assessment)、评价(evaluation)和诊断(diagnosis)工作。评估是为做临床诊断采集相关数据的过程;评价是对评估的意义和重要性做出估计;诊断则是医生判断患者是否存在问题,如果存在的话,还需要与其他类似问题进行鉴别诊断。

嗓音评价结果是制定完美治疗方案的基础。因此,嗓音评价必须谨慎,由专业的言语治疗师科学地操控整个过程。最理想的是,在喉科医生的诊断之后再进行嗓音评估。喉科医生的职责是诊断喉部疾病、建立并监控医疗处理方案,而言语治疗师的职责是诊断嗓音情况、建立并实施嗓音矫治方案。

尽管我们现在把嗓音障碍评估作为一个独立的章节来介绍,但相关从业人员一定要注意:有效的嗓音治疗是需要进行持续评估和评价的,而且在本章谈及的许多评估用仪器和过程同样也适用于嗓音治疗。

言语治疗师研究出了适用于不同情境的筛查表,筛查表上的项目通常能反映嗓音的某些特质,而这些项目对筛查出可能存在嗓音问题的孩子来说是很重要的。筛查表可以帮助言语治疗师聚焦、组织和报告听觉评判的结果。临床上,有两种常用嗓音筛查表,分别是:嗓音快速筛查量表(Lee、Stemple 和 Glaze,2005)和布恩儿童嗓音筛查量表(Boone,1993)。

一、嗓音快速筛查量表

嗓音快速筛查量表(the quick screen for voice)主要针对呼吸、发声和共鸣等三大功能进行筛查,测试时间大约 10min,适用于学龄前到学龄儿童。言语治疗师观察并记录学生在以下情境中的嗓音表现:自然交谈、看图说话、模仿句子、背诵课文、数数和其他形式的嗓音及言语。如果学生在上述任何环节上出现了一个乃至更多的障碍,则不能通过筛查。Lee 和他的同事指出利用这一筛查工具筛查,大约 10% 的学龄前儿童不能通过,这一比率和其他相关的报道是吻合的(Boyle,2000)。

二、布恩儿童嗓音筛查量表

布恩儿童嗓音筛查量表(the Boone voice program for children voice screening form)也是针对于呼吸、发声和共鸣等三大功能进行筛查,操作便捷,且适合各个年级的学生(表 5-1)。言语治疗师聆听学生自然状态下的嗓音和言语表现,并据此评价学生的音调、响度、音质、鼻腔共鸣和口腔共鸣情况,从而判定该学生的嗓音与同年龄、同性别、同种族的孩子是否相同。为了简化计算,该筛查量表采用了三级评分制。具体说来,如果一名学生的嗓音音调低于同龄伙伴,在(-)处画圈;如果嗓音音调正常,在中性标志(N)处画圈;如果嗓音音调水平高于同龄的孩子,在(+)处画圈。响度不足时在(-)处画圈;响度正常标为(N);响度过大标为(+)。气息式、嘶哑嗓音标为(-);正常嗓音音质标为(N),紧张、粗糙嗓音标为(+)。如果提示鼻音过少(鼻腔共鸣不足)在表上标为(-);正常鼻腔共鸣标为(N)和鼻音过多(鼻腔共鸣太多)为(+)。口腔共鸣偏差现象的出现频率不如上述其他问题的高;但是舌位的过度后移导致的口腔共鸣不足要标为(-),正常的口腔共鸣标为(N),以孩子般单薄嗓音为标志的前位聚焦则标为(+)。如果一个学生符合五项中的任何一项(-)或(+),这个孩子必须在几周后接受复查。对于复查依旧没有通过的学生,必须接受全面的医学和嗓音评价(Boone,1993)。

表 5-1 布恩儿童嗓音筛查表

名字	性别	女	男	年级
学校	教师			
检查人	日期			

嗓音等级
为合适的符号打圈

			描述:
音调	– N +		描述:
响度	– N +		描述:
音质	– N +		描述:
鼻腔共鸣	– N +		描述:
口腔共鸣	– N +		描述:

S/Z 比率
分别记录两次〔S〕和〔Z〕的时长
S =   s
S =   s
S 的最长时长除以 Z 的最长时长 = S/Z 比值
Z =   s
Z =   s

结果
□需要全面的嗓音评估(一项或以上"+"或"-"或 S/Z 比值大于 1.2)
□不需要进一步的评估
□需要再次筛查
日期:

第二节　嗓音障碍的主观评估

一、躯体行为观察

观察患者经常会得到比病史和评估数据更多的信息。言语治疗师必须成为批判性的观察者,尝试着去分析患者的行为而不是仅仅给患者贴上标签而已。书面观察记录是言语治疗师常用的少数几种记录方法中的一种(录音和视频是其他的两种方法)。记录过程中,言语治疗师只需切实记录自己的所听和所见,而无需解释,以减少主观因素的影响。

因为嗓音困难是不能形成良好人际关系的常见表现,言语治疗师有必要考虑患者作为一个社会人的社交能力状况。说话时,手心极爱出汗、回避眼神交流、牙关紧咬、肢体动作过大或者面部痉挛、面无表情地僵坐或者呼吸短促等,这些都被认为是焦虑的临床表现。患者努力维持会话的同时可能会给发声运动带来过多的负担。如果言语治疗师观察到了上述行为的话,对于为患者设计治疗方案将有重大意义。言语治疗师对患者进行行为观察后,有助于确定究竟是对患者进行嗓音治疗,还是通过精神疗法进行人际适应潜能的提高训练。

二、口面部行为观察

仔细观察口面部行为是嗓音评估的一部分。虽然我们常把评估的关注点放在喉部和呼吸系统上,但面部、口腔、鼻腔和咽部也不可忽视。

颈部的紧张状况是需要关注的。有些患者在说话时,其附属的颈部肌群和喉上区的肩带肌会明显地突起(这点可以在未经过训练的歌手身上观察到)。通常,下颌运动受限与颈部紧张有着密切的关系,患者说话时牙关紧闭,下颌运动范围很小或者不动。这种受限的下颌运动将大部分构音的负担放在了舌部,没有下颌帮助形成不同元音所需的不同腔体,所以舌的工作负担非常重。此外,还有一种可从外部监测到的发声功能亢进的表现——形成不同音调时喉部异常的向上或向下运动。发高音调时喉部异常的向上运动或者发低音调时异常的向下运动,都应该引起注意。当患者唱不同的音调时,其甲状软骨的切迹应该是很容易用手指摸到的,通常患者音调上下变动时指尖可以感觉到甲状软骨切迹的轻微运动。有时,在形成高音调时,可以感觉到甲状软骨轻微地向前运动,同时向上猛拉靠近舌骨的位置。有一个方法很有用,就是用手轻轻地左右推动喉部来了解喉上区颈部肩带肌的紧张度。我们亦可以请患者用自己的手左右移动自己的喉部,并体会自己喉部紧张程度与言语治疗师的差异。

三、听感知评估

嗓音的听感知评估是由专业嗓音治疗师等相关专业技术人员组成的听评委依靠听觉感知系统对嗓音质量或嗓音障碍进行分析的一种方法,是由他人对患者嗓音质量做出的主观评价。在临床上主要用于嗓音疾病诊断以及对嗓音疾病的治疗效果进行评价。目前,临床上嗓音主观听感知评估方法主要有日本言语语音学会制定的嗓音嘶哑 GRBAS(GRBAS scale)分级法、美国言语语言听力协会提出的听感知评估量表(consensus auditory perceptual evaluation of voice,CAPE-V)分级法等。

（一）GRBAS 分级法

GABAS 分级法是为对嗓音质量进行听主观评估,由日本言语语音学会(Japanese Society for Logopedics and Phoniatrics)提出,该方法在临床上最为常用,能够间接反映发音时声带的基本特征——声带振动程度、声门闭合程度及声带肌的张力(表 5-2)。在 GRBAS 分级(GRBAS scale)方法中,G(grade)代表总嘶哑度:对异常嗓音的整体主观感知分级;R(roughness)代表粗糙度:发音不规则程度,即声带振动不规律时的表现;B(breathiness)代表气息:气息声程度,即声门闭合不良时,气流经声门漏出时产生涡流的听觉感知;A(asthenia)代表无力度:发音弱或无力程度,即声音缺乏力量(声强弱)和/或嗓音中缺乏高频谐音;S(strain)代表紧张度:发音过度紧张或亢进程度,即由于过强发声使得基频异常升高,从而在高频中掺杂噪声的成分或高频谐音丰富。GRBAS 的五个参数各分为 4 个等级:0 级正常,1 级轻度异常,2 级中度异常,3 级重度异常。其评估所选用的嗓音样本为连续的谈话声,为了统一评估标准和控制不同听评委评估结果的稳定性,针对 GRBAS 分级法开发可培训磁带,在评估参数和评估尺度方面为听评委提供相同的参考。然而,值得注意的是,研究表明 G、R、B 三个参数的评委间一致性较高,而 A 和 S 的评委间一致性较低。以上这种分级方法可以使听评委间判断的差异缩小,但相对于人的听觉敏锐度来说,这种分级方法又显得过于简单。有研究者综合了等量分级尺度与模拟视觉尺度的优点,提出了改良视觉尺度法。该方法是将由视觉尺度获得的数据,按非线性方法合并为四级,在 10cm 的水平轴线上分为 0~0.9cm、1.0~5.0cm、5.1~9.0cm 和 9.1~10cm 共四个部分,分别代表正常、轻、中、重度嗓音障碍,使得听评委的主观听觉分析得到的结果更加可靠和准确。

表 5-2　日本言语语音学会嗓音嘶哑 GRBAS 分级标准

请在符合情况的数字上划圈			
评估等级:0=正常　　1=轻度异常　　2=中度异常　　3 ＝重度异常			
G(grade)总嘶哑度: 对异常嗓音的整体主观感知分级	□0	□1	□2 　□3
R(roughness)粗糙度: 发音不规则程度	□0	□1	□2 　□3
B(breathiness)气息度: 气息声程度	□0	□1	□2 　□3
A(asthenia)无力度: 发音弱或无力程度	□0	□1	□2 　□3
S(strain)紧张度: 发音过度紧张或亢进程度	□0	□1	□2 　□3

GRBAS 分级法使用方法:受试者均以同样的内容和方式进行病史询问,令其以最自然的音调和音量回答,在环境噪声<45dB(A)的检查室里,由 4~5 名从事嗓音医疗专业人员分别评分后,最终平均进行分级(或对患者的声音样本录音后,由专业人员进行听感知的评估。录音要求及注意事项:所有患者的声音样本均于专用的检查室内通过一只高质量的单向电容式话筒于距被检查者口前下方约 10cm 处采集,受试者以最舒适的语调、语速和音强朗读一段内容相同的文字,长约 15s,再将声音样本全部转录到计算机上)。对五个参数的评估各

分为 4 个等级：0 级为正常，1 级为轻度异常，2 级为中度异常，3 级为重度异常。

（二）CAPE-V 分级法

CAPE-V 分级法是由美国言语语言听力协会（ASHA）在日本言语语音学会的 GRBAS 分级法基础上提出来的，CAPE-V 分级法将嗓音异常的严重程度（overall severity）代替总嘶哑度 G，取消无力度 A，增添音调（pitch）及响度（loudness）两个参量（表 5-3）。因此，该嗓音的主观评估指标为声音嘶哑总的严重程度、粗糙度、气息声、紧张度、音调和响度。在评估方法上 CAPE-V 将 GRBAS 的 4 级分级方法转变为视觉模拟评分法，即在一条 100mm 长的直线上，从左至右标记嗓音异常的严重程度，0mm 为正常，100mm 为极度异常。国外的研究表明 CAPE-V 与 GRBAS 两者的一致性为 0.88~0.95。

表 5-3　美国言语语言听力协会 CAPE-V 分级法

1. 嗓音异常的严重程度（overall severity）　嗓音异常的整体综合印象
2. 嗓音不规则、粗糙（roughness）　在嗓音声源中觉察到的不规则性
3. 气息声（breathiness）　在嗓音中听到的气流逸出的程度
4. 发音亢进或紧张（strain）　发音过度的感知
5. 音调（pitch）　声带振动基频的知觉体现。这一标尺是用来评定一个人的音高是否偏离他（她）的性别、年龄以及有关文化水平的正常值
6. 响度（loudness）　声强的知觉体现。这一标尺指示一个人的响度是否偏离他（她）的性别、年龄以及有关文化的正常值

备注：每一属性均标以 100mm 长的直线，作为可视的模拟标尺，以指示异常的程度每一属性均标以 100mm 长的直线，作为可视的模拟标尺，以指示异常的程度。1~4 级分别为 1~25mm、26~50mm、51~75mm、76~100mm，1 级声嘶程度最轻，4 级声嘶程度最严重

主观评估方法：听评委由 4~5 名组成，声音样本为医师与患者在安静环境下的自然交流语言和患者朗诵一段指定文章（时间约 1min）并录音，所采取的评估指标为声音嘶哑总的严重程度（overall severity）。听评委独立听取患者声音样本后标记于专门制作的听觉评估表，在表中 100mm 长的直线上，用标记点至直线左侧起点的距离来反映严重程度，距离越长，声嘶程度越重，3 天后重复评估一次。每位患者的最终结果为 3 位听评委两次评分的平均值。根据 CAPE-V 与 GRBAS 相似的特点，将 CAPE-V 结果分为 4 个等级，1~4 级分别为 1~25mm、26~50mm、51~75mm、76~100mm，1 级声嘶程度最轻，4 级声嘶程度最严重。

（三）反流症状指数

反流症状指数（reflux symptoms index，RSI）量表由 Belafsky 等人通过多年的临床研究为咽喉反流性疾病（laryngopharyngeal reflux disease，LPRD）的初筛而提出的并将量表进行了英文的信度和效度的检验，得到了耳鼻咽喉科医生的认可，之后郑杰元等人又通过对其简化汉字翻译稿的信度、效度分析，为国内 LPRD 临床诊断提供了一种快捷、可靠、安全的简易方法（表 5-4）。

RSI 量表使用方法：患者在医生指导下填写 RSI 量表，对每项症状有无及严重程度自我评分，每项 0~5 分，最后计算各项总分，分数越高症状越重，共 45 分。

诊断标准及依据：RSI 得分>13 分为阳性，此时应建议患者接受 pH 检测；若 pH 检测结果为阳性，则确诊为 LPRD。

表 5-4　RSI 量表简化汉字中文版

在过去几个月哪些症状困扰你?	0＝无症状		5＝非常严重			
1. 声嘶或发音障碍	0	1	2	3	4	5
2. 持续清嗓	0	1	2	3	4	5
3. 痰过多或鼻涕倒流	0	1	2	3	4	5
4. 吞咽食物、水或药片困难	0	1	2	3	4	5
5. 饭后或躺下后咳嗽	0	1	2	3	4	5
6. 呼吸困难或窒息发作	0	1	2	3	4	5
7. 烦人的咳嗽	0	1	2	3	4	5
8. 咽喉异物感	0	1	2	3	4	5
9. 烧心、胸痛、胃痛	0	1	2	3	4	5

总分
(备注:RSI 量表原文及评分标准:患者对每项症状有无及严重程度自我评分,每项 0~5 分,分数越高症状越重,共 45 分)

四、嗓音障碍患者生活质量评价

嗓音疾病导致的发声障碍会引发不同程度的心理及社会问题,影响患者的生活质量。对发声障碍传统的主、客观评价手段并不能完全反映患者生活质量受到的影响。目前已有多种嗓音相关的自我评估量表应用于临床,通过直接询问或特殊设计的问卷进行分级,为嗓音疾病生活质量评估增加了重要内容。嗓音相关生活质量评估量表目前主要有:嗓音障碍指数量表、嗓音症状分级量表、嗓音相关生活质量量表、表演嗓音用声问卷量表、嗓音结果调查量表、儿童嗓音结果调查量表、嗓音活动和参与量表等。最常应用的为嗓音障碍指数(voice handicap index,VHI)量表。

(一)嗓音障碍指数量表

嗓音障碍指数(VHI)量表是 1997 年由 Jacobson 等提出的,是了解嗓音疾病对患者生理功能、社会及心理功能影响的一个简便、经济、有效的量表。大量文献证实,VHI 适用范围广泛、可靠、实用性强、重复性好,是目前国际上应用最广的嗓音相关生活质量评估量表。VHI 量表将嗓音异常对患者造成的影响分成 3 个部分:功能(functional,F)、生理(physical,P)和情感(emotional,E),以及总体评价(total,T)。每一部分都有 10 个条目,共 30 个条目。患者需要对每个条目进行打分,相应选项分别代表该条目事件发生的频度:"无"为 0 分;"很少"为 1 分;"有时"为 2 分;"经常"为 3 分;"总是"为 4 分。总分为 0~120 分。某一方面分值越高,说明嗓音障碍对患者此方面影响越大。总分值越高,说明发声障碍对患者的总体影响越严重。

VHI 量表已被翻译为多种语言,在我国香港及台湾地区也曾有中文方言翻译版应用报道。2008 年笔者首先发表了 VHI 量表中文普通话版及其相关信度、效度的研究文章,VHI 量表中文普通话版在中国传统的文化背景下应用时,也具有很好的信度和效度,可以作为发声障碍自我评估工具(图 5-1)。VHI 量表在治疗效果评价方面也有很好的临床应用价值,还对治疗方案的制订具有一定指导作用。

嗓音障碍指数量表
VOICE HANDICAP INDEX (VHI)

为评估发声问题对您生活的影响程度,请在认为符合自己情况的数字上划圈:
0=无　　　　1=很少　　　　2=有时　　　　3=经常　　　　4=总是

第一部分　功能方面(FUNCTIONAL):

F1	由于我的嗓音问题别人难以听见我说话的声音	0	1	2	3	4
F2	在嘈杂环境中别人难以听明白我说的话	0	1	2	3	4
F3	当我在房间另一头叫家人时,他们难以听见	0	1	2	3	4
F7	面对面交谈时,别人会要我重复我说过的话	0	1	2	3	4

由于嗓音问题:

F4	我打电话的次数较以往减少	0	1	2	3	4
F5	我会刻意避免在人多的地方与人交谈	0	1	2	3	4
F6	我减少与朋友、邻居或亲人说话	0	1	2	3	4
F8	限制了我的个人及社交生活	0	1	2	3	4
F9	我感到在交谈中话跟不上	0	1	2	3	4
F10	我的收入受到影响	0	1	2	3	4

第二部分　生理方面(PHYSICAL):

P1	说话时我会感觉气短	0	1	2	3	4
P2	一天之中我的嗓音不稳定,会有变化	0	1	2	3	4
P3	人们会问我:"你的声音出了什么问题?"	0	1	2	3	4
P4	我的声音听上去嘶哑、干涩	0	1	2	3	4
P5	我感到好像需要努力才能发出声音	0	1	2	3	4
P6	我声音的清晰度变化无常	0	1	2	3	4
P7	我会尝试改变我的声音以便听起来有所不同	0	1	2	3	4
P8	我说话时感到很吃力	0	1	2	3	4
P9	我的声音晚上会更差	0	1	2	3	4
P10	我说话时会出现失声的情况	0	1	2	3	4

第三部分　情感方面(EMOTIONAL):

E1	我的声音使我在与他人交谈时感到紧张	0	1	2	3	4
E2	别人听到我的声音会觉得难受	0	1	2	3	4
E3	我发现别人并不能理解我的声音问题	0	1	2	3	4

由于嗓音问题:

E4	我感到苦恼	0	1	2	3	4
E5	我变得不如以前外向	0	1	2	3	4
E6	我觉得自己身体有缺陷	0	1	2	3	4
E7	别人让我重复刚说过的话时,我感到烦恼	0	1	2	3	4
E8	别人让我重复刚说过的话时,我感到尴尬	0	1	2	3	4
E9	觉得自己能力不够(没有用)	0	1	2	3	4
E10	我感到羞愧	0	1	2	3	4

图 5-1　嗓音障碍指数量表普通话版

　　VHI 量表条目较多,且有些条目之间存在重复。为了进一步精简,Rosen 等提出了 10 个条目的 VHI-10 量表简化版。

　　(二)嗓音相关生活质量量表评估的影响因素

　　由于嗓音相关生活质量量表评估由患者打分,因此评估结果必然受到患者主观反应的影响。为保证问卷调查的准确性,在患者回答问题前,进行相应的解释是十分必要的。Maertens 等对嗓音患者 VHI 量表评估结果分析显示,年龄、职业对 VHI 总分没有显著的影响,但在功能部分评估中男性评分高于女性,嗓音异常主诉较多的患者的评分高于病变程度相似但主诉却较少的患者。笔者的研究发现,年龄、受教育程度对 VHI 评分有一定的影响,青年组评分最高,少年组最低,受教育程度高的患者评分相对较高。患者对疾病的耐受性、要求、理解和认识的差异,生活中嗓音使用频度、交流广度的差异,以及自我关注度及言语理解程度的不同,都有可能会影响评估结果,这也恰恰是嗓音相关生活质量评估的一个重要意义所在。量表在个性化治疗结果评价方面也具有很好的指导意义。

总之,嗓音相关生活质量量表评估作为嗓音疾病诊断的有益补充,有很高的临床应用价值,但还需要不断修正。

第三节　嗓音障碍的客观评估

一、动态喉镜检查

动态喉镜又称为频闪喉镜(strobolaryngoscope),通过频闪光源的处理,可以对快速振动的声带进行静相和慢相的观察,从而获得声带振动特征多种信息的喉科检查设备。对喉科的疾病包括早期喉癌提供了科学依据和鉴别诊断,以及对声带的术前、术后的观察和指导手术提供客观指标,并对发音障碍的治疗及发声训练提供依据,是嗓音功能检查的重要手段之一,在喉科学、病理嗓音学、艺术嗓音学、语言病理学等领域占有重要地位。电子动态喉镜是继动态喉镜的又一发展,电子动态喉镜是使用电子硬性喉镜配以动态镜系统,同时使用电子影像技术替代频闪光源,通过图像处理系统,从而使对声带运动的观察更加清晰和准确。

(一)动态喉镜的发展史

动态喉镜的发明已有近百年的历史。最早为1829年Platean发明了工业上用于观察物体有规律的快速、周期性活动的闪光测速仪。1833年Stampfer在物理界发明了频闪观测器即动态喉镜,1852年动态喉镜首次用于离体喉的观察。1878年Oertel首次应用动态喉镜检查患者的声带,1932年Kaller发明了闪光电子管原理观察声带并沿用至今。1961年Leden介绍了具有拾音器、光源、电控制组合和脚踏开关四部分的Timcke式动态喉镜。我国在1976年由张乃华和宋牧报道自制快方向盘动态喉镜。1970年钟子良报道了在我国首次应用第一代动态喉镜,为我国嗓音事业做出了贡献。1976年Barth将动态喉镜应用于喉显微外科手术使喉显微外科得到进一步的发展。1990年杨宝琦和黄永望将动态喉镜进行图像处理得到动态声门图(slow motion glottograph,SMGG),将动态喉镜检查技术又向前推进了一步。

(二)动态喉镜的基本原理

声带在发音时振动速度是非常快的,一般为80~1 000次/s,以致人眼无法辨别,看到的只是一个模糊的影像。因此对于详细的观察声带的振动,需要借助于某种方法,使快速的振动相对减慢下来是必要的,这种方法就是频闪喉镜现象。一个有规律地振动的物体,被一个相同频率的闪光所照射,如果闪光频率与振动体振动的频率一致时,将产生一个静止的图像;如果闪光的频率与振动体振动的频率略有差别时,也就是每次闪光在振动体上的相位后移或前移时就产生了运动图像。这是一个光学上的错觉,只要物体间断和有规律地呈现,就可以出现这种错觉,这种现象的产生是由于人眼视觉的残留,因人眼每秒仅能感知5个图像(影像),所以每一影像在视网膜上停留0.2s,即为视觉残留定律(Talbot定律)。将此原理应用于振动的声带,快速振动的声带就好像静止或大大减慢了速度(图5-2)。

动态喉镜根据以上原理,发音的基频通过麦克风、放大器、差频产生器最后传至氙灯。氙灯根据脚踏开关的控制发射出同样频率或有一定频率差值的间断光束。当频闪的频率与声带振动频率同步时,声带形象静止于任何需要的位置以得到正在发音的声带的清晰结构;

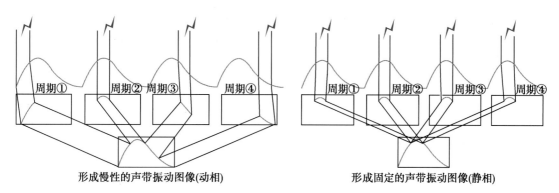

形成慢性的声带振动图像(动相)　　　　　形成固定的声带振动图像(静相)

图 5-2　动态喉镜原理图

改变频闪光的频率,使它与声带振动的频率有些微差异时,可提供慢动的现象,使迅速周期性运动的物体产生静止或缓慢运动的光学错觉,便于检查者仔细观察。动态镜喉检查虽然并不像高速摄像那样能够提供声带真实的慢动作影像,但这种近似的慢动作大多都可为临床提供足够的信息。

（三）动态喉镜的临床应用

1. 操作方法　动态喉镜系统由频闪光源、硬性喉镜(70°或90°)或纤维喉镜、麦克风、脚踏开关、摄像系统及显示系统组成。检查时应在安静、光线较暗的环境中进行。患者取坐位,嘱患者放松。可通过吹气、加热及涂固体防雾剂等方法防止镜头起雾。麦克风固定于受检者的甲状软骨处或直接连接在喉镜上。将喉镜深入患者口咽部,患者平静呼吸,旋转使镜头对准喉,并防止唾液附着于镜头上。使用70°镜时,镜头接近咽后壁;使用90°镜时,镜头应位于硬、软腭交界处并平行于声带。嘱患者发"—"音,检查者可通过脚踏开关启动并控制声脉冲与闪光光源间的相位角,从0°到360°连续可调,从而观察声带振动过程中任何瞬间的动相及静止相。

2. 动态喉镜观察项目

（1）基频:一般动态喉镜仪器上均能显示基频的数值。在正常情况下基频与年龄、性别有关,年龄小基频高,女性基频比男性高。但在病理情况下,音哑或失声时基频下降,有些疾病可升高。除基频外,也可进行发真声和假声观察,当发真声时振幅大、频率低;假声时振幅小、频率高。但因存在多种因素影响,仅通过动态喉镜来判断真声和假声仍有很大难度。

（2）对称性:在正常声带振动过程中,两侧声带的振动应完全一致,即呈镜影现象。开放与关闭时,双侧声带的运动速度和侧位移的范围相同,即两侧对称。当发音时声带由外展位向中线移位,至发音状态即发音位时,此过程中双侧声带的运动也应对称。如果双侧声带的运动速度及外展位不一致,即为不对称。非对称性振动即为病理现象,此点在区别一侧声带轻微病变时非常重要。在临床中往往有些患者虽然存在发音困难,但用一般检查时声带几乎看不出病变,用动态喉镜检查后即发现两侧声带振动不对称,特别于游离缘处。声带振动时,游离缘上下唇之间有相位差,即声带黏膜有移动性。声带边缘突起增厚、结节、息肉均可使声带振动的相位发生变化,造成两侧的不对称性,严重时甚至出现双音。双音表现为两个不同频率的音波,出现这种情况多表现为声带一侧正常,另一侧病变较严重。

（3）周期性:周期性是指连续的声带振动周期的规律性。检查时由同步的动态喉镜的闪光频率与声带振动的关系所决定。正常发音时声带呈现周期性振动。当声带体表层有病变,如水肿、癌变、角化、白斑时,声带组织结构的力学特征的改变使声门的空气动力学和声带的机械振动特性之间的平衡被破坏。动态喉镜下显示为一侧或两侧声带振动不规则或声带某一部位停止振动,其他部位仍有振动或出现黏膜波绕行或只有黏膜波而缺乏移行波(横向运动波)。声带的非周期性振动是产生噪声的因素之一。

(4) 振幅及其变化:为声带振动时水平方向的位移。正常状态下与声带的长短、质量等大小有关。声带振动部位越短、声带组织越僵硬、声带质量越大、声门下压越小及声门关闭过紧时声带振动幅度越小。声带振动时的振幅有一个平均的正常范围,在基频一定的条件下,振幅增大说明声音强度的增加;在病理情况下,振幅增大提示声带肌张力的低下,且声音的音质软、音强低;在声带麻痹的患者中根据麻痹的时间振幅可进一步增大,呈波浪式振幅;而发音功能过强的患者发音紧,振幅减低。

(5) 黏膜波:在动态喉镜下,可看到声带向侧方移位,移位大小即为幅度。在移位的同时,还有黏膜上皮的移动,在声带黏膜表面形成纵向的皱褶,称为声带黏膜波。发音时声带黏膜波动自下而上跨越声带垂直断面,是声带振动的重要特征。当声门打开时,黏膜波向外侧运动;声带关闭时,黏膜波走向中线。通常黏膜波的大小、形状与振幅的大小、形状有关,这是动态喉镜检查的主要内容。在胸声区发音时能得到清晰的黏膜的流动性运动,并且黏膜的流动(波动)进行传播,在声带的水平面中部可观察到,我们称之为正常的黏膜。黏膜波可由以下四种方式描述:

1) 黏膜波缺乏,未发现黏膜波。

2) 黏膜波减小,黏膜的波动仅于声带的边缘出现,而且声带的上表面很难发现且声带内侧缘波动受限,并可根据其减弱程度分为轻、中、重三级。

3) 黏膜波正常,在习惯的基频及响度下发音时黏膜波的程度及大小正常。

4) 黏膜波增大,从声门的边缘的接触点到声带的最外侧都再现可传播的波动。

对于黏膜波的描述还应同时比较两侧黏膜波间的相对位移:左<右、左>右、左=右。声带浅表黏膜损害多影响黏膜波动,深部组织损害可引起声带振动异常,故波动消失到声带振动减低或消失说明病变从黏膜层向深层组织浸润的征象。在一侧声带癌变的患者,由于粘连和浸润在声带肌上的表层黏膜变硬,黏膜的波动性移位被阻止,黏膜波将消失。这样的患者甚至振幅也可以消失,出现完全的振动停止,这是肿瘤损害的一种病理特征。但当患者发音音调过高或不稳定时,也可能无法引出可观测的黏膜波,因此在临床中要结合其他检查综合分析,以免出现误诊。

(6) 声门闭合:观察在声带振动周期中最大关闭时声带接近的程度。一个良好的声带振动过程,在关闭相时是可以关闭的。声门不完全闭合时就会引起音质的变化,出现漏气或呼吸音等(图5-3)。

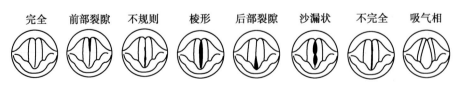

| 完全 | 前部裂隙 | 不规则 | 棱形 | 后部裂隙 | 沙漏状 | 不完全 | 吸气相 |

图 5-3　声门闭合特征

(7) 声门上活动情况:正常状态下,发音时声门上结构保持相对固定的状态,并不涉及振动。在病理状态下部分声门上结构可出现振动,包括:室带振动、杓状软骨区域振动、会厌根部振动、整个声门上结构震颤或声门上结构同时产生"挤压"动作等。

二、声学分析

（一）基频

由声带振动产生的声音是形成声音的基本声源，声带每开启和闭合一次的时间即振动周期为音调周期，其倒数称为基频（fundamental frequency，F_0）。物理中频率的单位是赫兹（Hz），简称赫，也常用千赫（kHz）、兆赫（MHz）或吉赫（GHz）做单位（图5-4）。

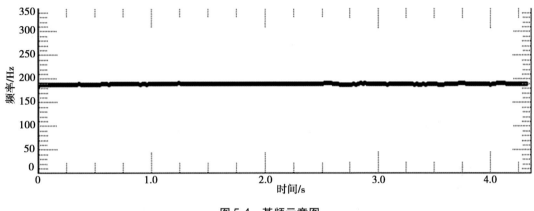

图5-4 基频示意图

基频（F_0）是声带振动的基本频率，是声带作周期性振动的最低频率，其在语音上的表现为声音的高低，在生理上的表现为声带振动的快慢。除与声带本身的基本特征（长度、质量、张力等）有关外，还受环甲肌、甲杓肌及声门下压的调节。国内外学者对F_0研究较多，可反映出声带的发音成熟以及老化的生理过程。F_0正常值在不同的发音方式中其频率不一样，对判定男女声调或假声发音有一定意义，但不能鉴别正常或病理嗓音。基频异常可以是功能性的（如变声期紊乱），也可以是器质性的（如声带息肉等），可以导致基频降低；当声带质量减轻（如声带沟）时基频升高。研究显示，基频具有性别特征，女性声带短而薄，紧张度大，因此振动频率高；而男性的声带长而厚，振动频率相对就低。

（二）强度

声音的强度（intensity）是指声音的声压级（sound pressure level，SPL）。声压（pressure）是声音在媒质中引起的附加压强，符号P，单位帕（Pa）或微巴（μbar），1Pa = 10μbar。声压级为将待测声压有效值P（e）与参考声压P（ref）的比值取常用对数，再乘以20，即SPL = 20log（10）［P（e）/P（ref）］，其单位是分贝。分贝是声压级的大小单位（符号:dB），声音压力每增加一倍，声压量级增加6 dB。声压级是反映声音大小、强弱的最基本参量。

SPL取决于声带振动的振幅，振幅越大，声音越响，否则相反。振幅的强弱与声门下压和通过声门的气流量及速度有关。通过声门的气流量增加，或声门下压升高，均可使声带的振幅增强，SPL升高。研究显示气道内压力每增加一倍，SPL提高8～12dB。但是不同的声音强度下，声门下压对于SPL的影响也不相同，例如，在低强度发音的情况下，声门下压每提高1cmH₂O，SPL增加约3dB，但是高强度发音情况下，仅增加0.5dB。环杓侧肌、杓间肌的收缩能够有效提高声门阻力，从而提高声门下压。

（三）音域

音域（vocal range）是指人发声时，其音调由低到高的发声范围，即能支配之音的数量和能力,属于声音的生理范围,人的音域高低宽窄会因年龄、性别、个人差异以及歌唱的训练而有些不同。音域随年龄变化而异。成人的音域宽,童声音域要比成年人的窄得多,而男孩与女孩的音域相差无几。老人则由于性激素变化以及与歌唱有关的肌肉萎缩等原因,音域出现不同程度变窄;男性还表现出音高下降,音量减弱,音色粗糙等改变;女性的变化相对较少。

正常的音域图(voice range profile,VRP)倾斜的类椭圆形,可以明确显示基频和发音强度之间的关联性,随着发音频率的升高,发音强度也会有轻微的上升趋势。这是由于在低频率发音时声带松弛,不可能通过提高声带紧张度提高发音强度,只能通过提高声门下压提高发音强度。在高频率发音时声带紧张,对于声门下气流的阻力增加,需要更高的声门下压来维持通过声门的气流,使声带保持振动的状态,因此声音的强度也就更高。VRP 范围越大,提示受试者对于嗓音强度、频率的调节性越好。虽然针对男、女受试者,VRP 具有一定的平均范围,但是针对 VRP 还是具有显著的个人差异性及时间差异性,相同的受试者在不同时间接受 VRP 评估,结果也会不同。目前 VRP 主要用于测定受试者的嗓音能力范围,以及接受嗓音治疗患者治疗前后的嗓音评估。

1. 生理性音域(physiological range)   即一个人能够发出的声音宽度,不管声音发出的好坏,都包括在内。生理性音域随年龄变化而有所不同。日本板田武雄测得的生理性音域为:成人男性音域平均为 30~39(平均 35)个半音,女性为 24~31(平均 28)个半音。男声变音前后其音域变化大于女声,变声后男性的高音一般要低八度,女声低三四度。

2. 言语音域(speaking range)   也称话声音域,是指讲话时使用的音域,通常为 5~6 个音。男声大约在 A~d(110~145Hz)之间,女性高八度,约在 a~d2(220~295Hz)之间。

3. 歌唱音域(musical range)   歌唱音域小于生理音域。一般歌唱者的音域为 2 个半八度,个别人可达 3 个八度或更宽。根据歌唱者音域范围的不同,与确定其不同声部有关,这样才能使歌唱者得到合理的充分发挥。

4. 自然音域(natural range)   是指未经过训练的一般人在唱歌时的频率范围。未经过训练的人自然音域有 24~26 个半音,而经过训练的音乐家有 38~40 个半音或更多。

5. 总音域(collective human range)   是指将各声部的声音集合在一起,从男低音的最低音开始,到花腔女高音的最高音为止的频率范围,一般为 5 个八度,即为 C~c4(64~2048Hz)。

(四)共振峰

共振峰(formant)是指在声音的频谱中能量相对集中的一些区域,共振峰不但是音质的决定因素,而且反映了声道(共振腔)的物理特征。声音在经过共振腔时,受到腔体的滤波作用,使得频域中不同频率的能量重新分配,一部分因为共振腔的共振作用得到强化,另一部分则受到衰减,得到强化的那些频率在语图上表现为浓重的黑色条纹。由于能量分布不均匀,强的部分犹如山峰一般,故而称之为共振峰(图 5-5)。

带有基频的声音产生后,声音通过喉腔、咽腔、口腔、鼻腔在软腭、舌、牙齿及窦腔的参与下,产生共鸣形成数个共振峰。共振峰可确定为声道共振的特性,为按频率比例的能量集中,由许多显著的谐波确定。当基频增高时,共振峰可由单一的谐波确定。元音共振峰在三维语图上呈现为粗黑的横杠。最低的三个共振峰最有特点,称为“第一共振峰(F_1)、第二共振峰(F_2)、第三共振峰(F_3)”。共振峰包络所在的频率位置及共振峰包络中的泛音决定嗓音的音质和音色,因此共振峰对于艺术嗓音的研究具有较大的意义。

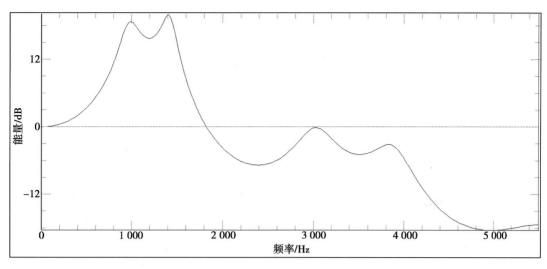

图 5-5　共振峰示意图

在元音和响辅音产生中,以 $-12dB/oct$ 为特征的声源谱,经过声腔的调制,改变了原来的谐波振幅关系,它们不再随频率的升高而依次递减,而是有的加强了,有的减弱了,形成有起有伏的新的包络曲线。曲线的峰巅位置被定义为共振峰,也即声道共鸣频率。就元音来说,头三个共振峰对元音音色有质的规定性,其中头两个共振峰,F_1 和 F_2,对舌位、唇形的改变特别敏感,因而在语音学上常常以 F_1 和 F_2 的数值作为描写元音音色的依据。

成年男子基频较低时,共振峰峰值的位置在窄带段较为明显。共振峰频率及带宽可用线性预测分析,经计算机计算获得。目前常用的方法为线性预测法,它是基于言语的多极模式和确定言语信号的部分相关系数的法则而制定的。

声道越短,共振峰频率越高,声道越长,共振峰频率越低,因此共振峰频率男性最高,儿童最低。共振峰测量中的影响因素有以下几个:

1. 基频　基频越高,确定共振峰的谐波成分越少、最显著的谐波距共振峰的中心频率远。

2. 共振峰的带宽　带宽越宽,辨别波峰越难,确定共振峰的中心频率越难。

3. 共振峰间的接近性　共振峰越接近($<300Hz$),其重叠部分越多,确定共振峰波峰越困难。

4. 共振峰频率的确定　在基频附近或低于基频的较低的共振峰两侧无谐波,共振峰波峰仅能部分确定。

"歌唱共振峰"(singer's formant)作为一个专门研究美声专业歌手嗓音音质的声学特征术语,包括高的歌手共振峰和低的歌手共振峰两个不同的概念。但国际上有关歌手共振峰的研究通常指的都是高的歌手共振峰。然而,训练有素的歌手的嗓音中实际上存在着高的和低的两个歌手共振峰,因而他们的嗓音具有既明亮、富于金属感与穿透力,又浑厚有力且丰满流畅的特点。

（五）倒频谱

倒频谱(cepstrum)是在频谱的基础上再次进行傅里叶转换得到的,具有高尖峰值的图形,称为倒频谱峰值图(cepstral peak prominence,CPP)。CPP 能够反映信号的周期性,信号的周期性强、峰值高,如声带小结、声带麻痹等嗓音障碍情况下,声学信号周期性弱、峰值低。

倒频谱不仅能够对持续的元音进行分析,对于言语状态下的元音成分也可以进行计算。相对于传统的、仅针对元音的声学分析方法,基于倒频谱的声学分析在这方面更具有优势。因为言语状态下更能反映患者真实嗓音状态,往往嗓音障碍要比声学分析结果更为严重,与嗓音主观感知评估具有更高的一致性。

发音与言语嗓音障碍分析(analysis of dysphonia in speech and voice,ADSV)便是基于倒频谱理论,针对持续元音及标准言语检测语句的声学分析方法,CPP 是其主要参数之一。除 CPP 外,此分析方法中还涉及倒频谱峰值标准差(CPP Standard Deviation,CPP SD)、低/高频谱比(L/H spectral ratio,L/H ratio)以及低/高频谱比标准差(L/H ratio standard deviation,L/H ratio SD)等重要参数。

L/Hratio 源自频谱,泛指频谱中低频区与高频区间能量的比值,在 ADSV 程序中,低频、高频的界限划分为 4 000Hz。目前已有研究显示,气息声的频谱能量分布中,2 000~3 000Hz 以上频率范围噪声内能量偏高,因此 L/H ratio 对于嗓音气息程度的检测十分敏感。

在 ADSV 软件中,通过 CPP、CPP SD、L/Hratio 及 L/H ratio SD 四个参数,可以计算得出嗓音障碍倒频谱/频谱指数(cepstral/spectral index of dysphonia,CSID)。研究显示,CSID 指数与嗓音主观评估具有良好的相关性,能够较为准确地评估嗓音障碍程度。区分正常嗓音与嗓音障碍的 CSID 数值目前尚无统一标准,最近的通过 ROC 曲线的研究显示当 CSID≈24 时具有良好的敏感性及特异性,当 CSID≈19 时敏感性更高,还能保证一定的特异性,可以用于嗓音障碍的筛查。由于 ADSV 应用于临床实践有限,仍需就其影响因素、临床意义等方面进行探索。鉴于 ADSV 涵盖言语嗓音障碍检查范畴,不同语种导致的检查结果差异性也是未来的研究方向之一。

(六)基频微扰及振幅微扰

基频微扰(jitter)是反映连续的振动周期中频率的微小差异(图 5-6)。振幅微扰(shimmer)是反映连续的振动周期中振幅的变化(图 5-6)。基频微扰、振幅微扰均用于反映声学信号的规律性,需要采集持续元音的声学信号进行检测。当声带病理改变等因素影响其周期性运动时,其声学性质将发生紊乱并掺入噪声成分,基频微扰、振幅微扰值均增加,因此能够反映声带病理损伤或神经肌肉病变影响声带导致的嗓音改变等。

基频微扰有许多测量方法,最常用的就是基频微扰比(jitter ratio)或基频微扰百分比(jitter percent),是指声波内相邻周期间周期差异的均数,与整体声学信号的平均周期的比值。另一个常用的参数为基频微扰因数(jitter factor),与基频微扰比类似,是其倒数,为声波内相邻周期间频率差异的均数与平均频率的比值。相对平均扰动商(relative average perturbation,RAP)又称为频率扰动商(frequency perturbation quotient,FPQ),相邻 3 个周期间周期差异的均数与平均周期的比值。如果相邻 5 个周期间周期差异的均数除以平均周期,则为音高周期扰动商(pitch perturbation quotient,PPQ)。

与基频微扰类似,振幅微扰的测量方法也有很多。最常用的是振幅微扰百分比(shimmer percent,shim),为相邻周期间振幅差异的均数与平均振幅间的比值。振幅扰动商(amplitude perturbation quotient,APQ)为相邻 11 个周期间振幅差异的均数与平均振幅的比值。

由于嗓音本身具有多变性,加之基频微扰、振幅微扰易受声学分析过程中检查设备、元音类型、性别、发音强度以及音调影响,不同声学分析软件具有不同的正常值标准,因此声学分析的可靠性饱受争议。采用统一元音进行反复检测的方法能够有效提高其特异性及可靠性。Brockmann 等人通过横断面队列研究,发现发音强度及声压级能够明显影响 shimmer 及

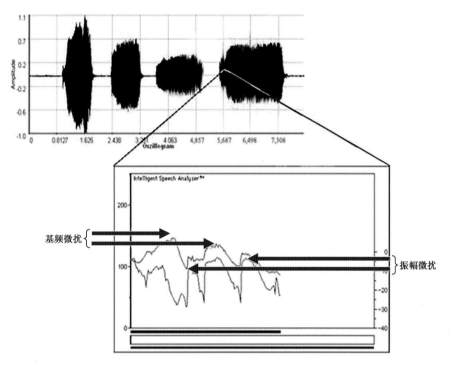

图 5-6　振幅微扰及基频微扰示意图

jitter 的数值,建议通过采用元音/α/,以及最低 80dB 的发音强度进行基频微扰及振幅微扰的检测,能够有效提高检查的可信性。

三、空气动力学检查

声音的产生是一个复杂的生理过程。在中枢神经系统的控制下,喉部发音器官的各组肌肉运动,产生一系列的协调运动,出现了气流、气压的变化,声门的动作和声腔共鸣系统的调节,最终出现了声音和语言。空气的动力作用在整个过程中起着发音源动力的作用,人们说话和唱歌时的呼吸方式与安静时有所不同。从呼吸相位来看,安静时呼气和吸气相位相同,而说话和唱歌时,呼气相长,吸气相短。与此同时,呼吸节律也有变化,安静呼吸 16~20 次/min,说话和唱歌时可为 8~10 次/min。另外,参与的肌群也不同。因此,提出了关于发声空气动力学实验研究。气流通过作用于声带上的压力变化来改变声带振动形式、声门的状态,进而影响发声。与发声相关的空气动力学特性包括:声门下压、平均气流率、声门阻力、最长发声时间等。

(一)声门下压

声门下压(subglottic pressure,SGP)是指发声过程中,声带下方区域内的压力,是促使声带振动以及维持的重要作用力。声门下压是衡量声带振动时气流势能大小的重要参数之一。发声过程中,两种机制能够影响声门下压的大小:一是肺能够供给的气流量,二是声门周期中声带靠拢的持续时间。其中,气体流量的变化会对声音强度产生较大的影响,而声带靠拢时间的变化则更多地与声音强度的细微变化有关。

通过对各种研究成果的总结可以发现,声门下压的变化对声音的音调和响度产生了显著影响。在声带其他各项参数一定的情况下,声门下压越高,基频就越高。例如,对于/α/、

/e/及/u/而言,一般变化基频范围在 $120\sim180Hz$ 时,声门下压的变化范围在 $2\sim10cmH_2O$。许多文献也提到声门下压增加$1cmH_2O$,基频增加$3\sim6Hz$,平均增加$4Hz$。此外,Titze 等人的研究显示,为了达到同样的响度,不同的人会产生不同的声门下压。对于同一个体,各项参数一定的情况下,声门下压翻一倍,响度会增加$9dB$。

（二）平均气流率

平均气流率(mean flow rate,MFR)是指发声时单位时间内通过声门的气流量,与声门面积、声带振动形式密切相关。通过对平均气流率的测量,能够间接反映声门开闭及声带振动状态。平均气流率的数值随声门面积、声带组织黏滞度、黏膜波速度、发声前内收角度以及声道阻力的降低而降低,随声门通道垂直长度、发声前外展角度以及声带表面脱水程度的增加而增加。其中对于声门面积的变化更为敏感。

（三）声门阻力

通过声门的气流会受到声门阻力的影响产生声门上下的压力差,这个阻碍气流通过声门的阻力就是声门阻力(glottic resistance,GR)。声门阻力源自声带内收以及声带硬度的增加。声门阻力等于声门下压与声门上压的差值除以平均气流率。声门阻力平均为 $35.7cmH_2O/(L/s)$,能够反映声门下压和声门面积的综合情况。声门闭合程度、声带的硬度与弹性以及声门上结构的挤压等均可以影响声门阻力,见图5-7。

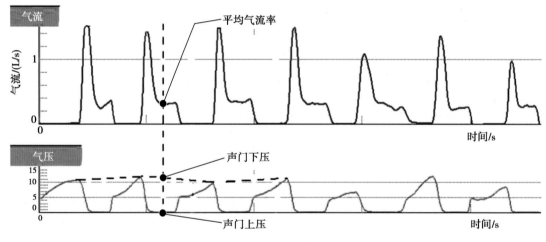

图 5-7 声门阻力及相关参数示意图

（四）最长发声时间

最长发声时间(maximum phonation time,MPT)是指在深呼吸后舒适发/α/音或/i/音的最长持续时间,两者都是喉功能空气动力学的重要指标。发音时间的长短与年龄、性别、职业、肺活量、声门闭合程度明显相关,与声带质量、张力也有关。MPT 是评价患者发音时有效控制气压能力的一种简单方法,它可以反映声带功能以及呼吸对发声的支持。测得的 MPT 值小于正常值下限,表示有以下可能:①呼吸方式异常,如:胸式呼吸;②呼吸功能减弱,不能为嗓音提供足够的动力支持;③呼气和吸气运动不协调;④嗓音功能异常,如:声门闭合能力减弱、气息声;⑤起音方式异常,如:硬起音或软起音。Solomon 等通过研究认为最长发声时间与喉及气道阻力呈负相关。有研究表明,一般情况下,肺活量、呼吸方法和气息控制能力等因素对发声时间变化有影响。

四、鼻流计

使用鼻流计（nasal flow meter）对发音过程中鼻音程度进行研究，始于 20 世纪末。国外有许多关于鼻音度（nasalanee ratio）的研究，多用于临床医学研究，用于语言学方面的较少。相关的研究有：Seaver 等（1991），测试了北美四个地区 148 名正常北美人的鼻音度；Leeper 等（1992）报道了加拿大讲英语和法语双语的鼻音度；鼻音度具有区分正常人鼻腔共鸣和鼻音功能的特异性，以及男女鼻音度受生理结构不同，表现出的差异。普遍认为，女性在阅读句子时表现出更多的鼻音。国内实验语音学起步较晚以及受限于昂贵的实验设备，目前鼻流计多用于医学研究方面，例如研究腭裂的临床评估和训练，在语音研究方面主要有：香港大学言语听觉专业教授 Whitehill TL 对讲广东话的 14 个正常女性的鼻流量作了测量，台湾地区的江荣山等几位学者用 11 个普通话字句作为言语测试句，对 106 名患者鼻腔共鸣作了相关测试。国内还有一些其他学者应用鼻流计进行了相关研究。

鼻流计由美国阿拉巴马州伯明翰大学开发研制，1986 年由美国 Kay 公司开始推出，此后就成为评估和治疗患者鼻音问题的国际标准临床工具，广泛地应用于记录和显示有关鼻音的声学参数、定量分析，矫正腭裂患者、运动言语混乱、听觉损伤、功能性鼻音问题。鼻流计是标准鼻音均衡的检测和分析工具，用作对鼻音与嗓音均衡和有效性的评估。这种设备的成功在于它的简单、无侵入性、数据易于解释与有效性。

鼻流计是一种提取语音鼻音度的仪器，主要使用挡板顶部和底部装有麦克风来采集声音能量（图 5-8），并用鼻音和口音能量的比例，分析鼻音在不同发音部位的能量变化和语流音变之间的关系，这个比例被称作鼻音度，以百分比形式显示，高百分比代表着鼻音度的增加。

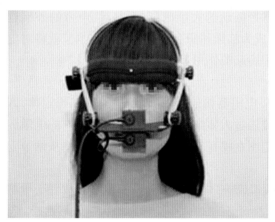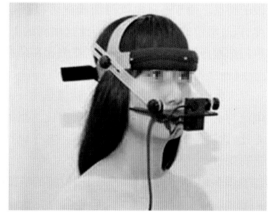

图 5-8 鼻流计佩戴正侧位示意图

进行鼻流信号研究的参数主要包括口音能量、鼻音能量、时长、鼻音度等参数。首先对口音和鼻音信号进行分帧，然后按帧进行短时能量和短时平均幅度计算，计算公式如下（式 5-1、式 5-2）：

短时能量
$$En = \sum_{n=0}^{N-1} x_n^2(m)$$
（式 5-1）

短时平均幅度
$$Mn = \sum_{n=0}^{N-1} |x_n(m)|$$
（式 5-2）

鼻音度值的大小代表发音时鼻音程度的高低。同样是按帧进行计算,公式如下(式5-3):

$$NR = \frac{NP}{NP+OP} \times 100\%$$

（式5-3）

NR 为鼻音度(nasalanee ratio),NP 为鼻音能量(nasalanee power),OP 为口音能量(oral power),鼻音度主要提取平均值、最大值、最小值等参数,用来量化鼻音程度类型,见图5-9。

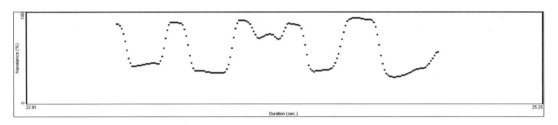

图 5-9　鼻音度测试示意图

五、电声门图检测

在检测声带振动时,无损伤性的测试仪器并不多,但电声门图(electroglottography,EGG)正是其中一项。EGG 是测试声门组织的阻抗变化的仪器,能够检测声带接触面积的变化。当声门张开时阻抗高,闭合时阻抗低,阻抗的不断变化引起微弱的电流改变,在体表描记出声门开闭的曲线。因而能够监测声门的开启和关闭,反映声带振动每一周期中声门闭合阶段的特点。由于通过电声门图检测可以获得声带振动的大量信息,如基频、声带的外展程度,以及喉位的高低变化等,因此这项测试正在成为临床和研究的常用手段。本节就将对电声门图做详细的描述,并探讨它在临床和研究中所起的作用。

（一）电声门图的原理

人体组织的导电性能良好,就像是由一只只电阻器构成,其物理特性符合欧姆定律,即电流与电压成正比,与本身电阻成反比。当电流通过人体组织时,形成的电压与它的电阻成正比,这就是电声门图的使用原理。基于电声门图在嗓音重建中的重要性,这里将从细节上进行探讨。

图 5-10 是将正在做电声门图检测的喉部模拟成一只"电阻器",两只电极被放置于甲状

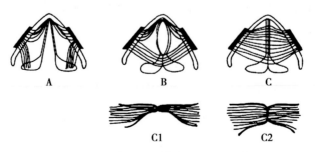

图 5-10　两只电极之间的电流(用实线表示)
A. 声带的吸气位置;B. 振动周期的开放相;C. 振动周期的闭合相;C1、C2. 冠状视图,表示在闭合相声带接触的不同程度

软骨的两侧翼板上,线条代表电流。图 5-10A 是声带外展不发声的位置,由于空气是极佳的绝缘体,因此电流不能直接横向穿过声门区,而只能绕过更长的路径来通过声门。图 5-10B 是杓状软骨内收刚开始接触的位置,此时电流的传导性能一般。而声带振动的闭合相是电流传导最佳的阶段,在每个周期的闭合阶段(起码是自然音区),声带接触的程度都是从最小(图 5-10C1)变化到最大(图 5-10C2)。电流通过的路径越长,电阻越大;传导体的截面积越小,电阻也越小。在此基础上我们可以认为,跨声门的阻抗总是随着声带位置的变化(从图 5-10A 到图 5-10C2)而不断下降(但非线性),这已经在实践中得到证明。

实验已经表明,电声门图所感受到的电阻并不是来自声门打开的区域,而是来自声带(黏膜和软骨)接触的表面。

（二）电声门图波形的特点

图 5-11 是一个正常男性在稳定发声时获得的电声门图波,呈现有规律的类正弦曲线。在电声门图波的 25% 处作一横线,可将一个振动周期(t)分为闭合相(closing phase,CP)和开放相(opening phase,OP),其中闭合相又分为渐闭相(closed closing phase,CCP)和渐开相(closed opening phase,COP)。VFCA 代表声带接触面积。其特点是渐闭相曲线陡直上升(A-B);渐开相曲线呈弧度状缓慢下降(C-D-E);有完整的开放相(E-F)。

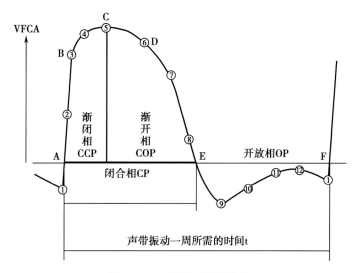

图 5-11 正常的 EGG 波形

在图 5-11 中,电阻越大,曲线的走向越往下,因此,曲线的向上移动说明声带接触(闭合)程度的增加。有的文献将电声门图波的下降描述为声带接触的过程,对此还没有达成共识。所以,目前当务之急是证实各种文献对电声门图波解释的正确性,并且通过电声门图波来预示声门打开和关闭的趋势。

图 5-12 是一个正常人的电声门图和动态喉镜的同步测试结果。声门开放大小和跨声门阻抗的对应关系一目了然。

图 5-13 是声带的冠状视图以及电声门图波,显示了声带的各个接触段(主要是闭合相)在电声门图波形上的对应点。请注意:闭合相是在跨声门阻抗的快速下降中开始的,首先为两侧声带下缘的黏膜层相互接触,黏膜波迅速向水平方向扩展,使声门阻抗急速下降,造成了电声门图波的上升时间(Ⅰ~Ⅱ)很短。紧接着,声带的接触面积增加了(Ⅱ~Ⅲ),形成了

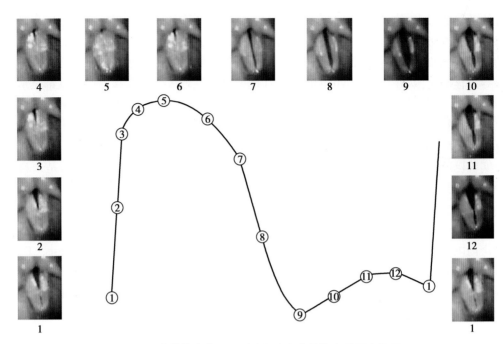

图 5-12　声带的电声门图测试和动态喉镜检查的同步视图

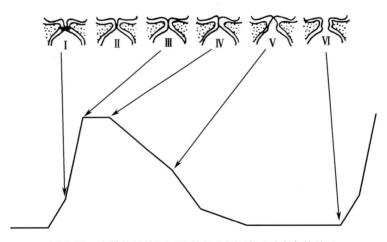

图 5-13　声带接触的不同阶段和 EGG 波形对应点的关系

波峰。然后,接触面积逐渐减少(Ⅲ ~ Ⅴ),阻抗增加,直到声带完全分开(Ⅵ)。

　　图 5-12、图 5-13 很少反映声带开放相的信息,一般认为电声门图主要反映声带整个闭合相的活动情况。电声门图波的重要性在于它代表了声带的运动。对波形的主要特点以及它们所说明的问题,已经有了大量研究。正如上所述,曲线不是反映声门的大小,而是反映声带的接触面积。在发声时,声带游离缘做的是一种复合运动,接触过程是相当复杂的,难以一言概之。所以就不奇怪,为什么有关电声门图波的解释至今仍是重要的讨论课题。

　　(三)电声门图的使用

　　电声门图的硬件如图 5-14 所示。电声门图的测试方法虽然很简单,但在使用中还是有一些讲究。放置电极有一定要求,一般置于甲状软骨的两侧(靠近声带位置)。在发声过程中可以不断地调节电极位置,当显示的波形最大时,信号最佳,电极位置也是最佳。图 5-15

所示为临床采用电声门图进行测试的实例。获得的波形应该是振幅最大,没有外来噪声的干扰,而且基线比较稳定。尽管所有电声门图的电路设计都对非发声信号有过滤作用并对基线的飘动有补偿作用,但它对人为的移动仍然非常敏感。因此,患者在测试时应该较好地配合,以减少头部的晃动。

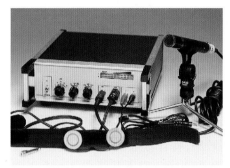
EGG-3

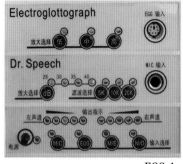

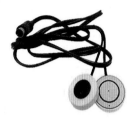
EGG-4

图 5-14　电声门图仪

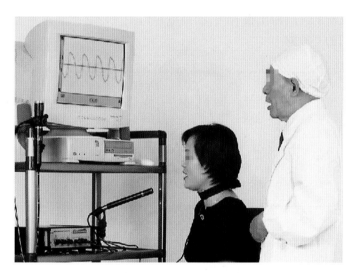

图 5-15　临床测试实例

由于电声门图是通过声门阻抗的变化来进行测试,所以下面这些因素是必须要考虑和加以控制的。

1. 电极位置和皮肤电极间的阻抗　将电极放置于声带位置时,电声门图的信噪比最佳。皮肤表面和电极之间也存在阻抗,如电极的阻抗保持稳定,影响还不大,因为电声门图的高通滤波特性会滤掉一些小的干扰,但如果电极的阻抗有瞬时的变化,电声门图信号就会部分失真。所以在测试时,电极必须保持清洁,而且必须牢固安放在恰当的位置上。

2. 脂肪组织　脂肪的传导性很差,皮肤下面厚厚的脂肪层会使电声门图信号严重衰减。

3. 喉部的垂直位移和头位的移动　喉部的位置会随着发音方法(尤其是基频)的改变而上下移动,影响电极准确获得声门区域的电声门图波。如果在比较不同音调的发声时,对波形的解释应该谨慎。头位的移动会改变颈部结构,直接影响测试结果。虽然电声门图具有高通滤波的特性,但一些人为的因素仍不能避免。所以将测试者的头位相对固定(如枕在头靠上)是很重要的。录取波形:嗓音疾病评估仪能在电脑上对电声门图波形进行编辑、贮存、分析和比较。

关于电声门图检测,有以下经过证明的结论:

（1）在声带的振动周期,电声门图提供的闭合相的信息远远多于开放相的信息,尤其是提供了声带垂直方向上的接触信息。

（2）电声门图不可能准确揭示声带开放或闭合的瞬间,但能肯定的是:当波峰出现(阻抗最小)时,说明声带的闭合最紧密。

（3）电声门图的波形异常可能与嗓音疾病有关。

（4）当电声门图与其他的测试手段相结合时,能对喉部进行定量描述。

（四）不同音质的电声门图

根据声带振动的不同方式,人的音域可主要分为三种:气泡音区、自然音区和假声区。一般来说,音域是由发声的基本频率决定的,按从低到高顺序,将音域依次分为气泡音区、自然音区和假声区,自然音区还可再分为:胸声区、中声区和头声区。以下几张图是一个正常男性的不同音质的电声门图波(都是发持续的元音/ɑe/)。图 5-16 是正常的自然音区,声门关闭时,渐闭相曲线陡峭上升,渐开相曲线呈弧度状缓慢下降。经研究发现,渐开相这个明显的弧度与声门气流的突然冲出很有关,因而电声门图波形必须在这点上分界。图中比较平坦的部分是声门的开放期。

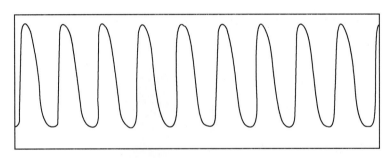

图 5-16   自然音区

气息声的电声门图如图 5-17 所示,有一个很长的开放相,波形底部的平坦部分相对较长。如果气息声特别严重,甚至有可能使得声带没有相互的接触,但这种情况不是图 5-17 所表现的。气泡音区(发声时,声带振动缺乏规律性)的电声门图波如图 5-18 所示,开放相比闭合相长得多。假声区的电声门图波如图 5-19 所示,波形非常狭小,外形接近正弦曲线。假声的特征是声带被拉薄,甚至没有完全的闭合。因为电声门图检测完全是无损伤性的,所

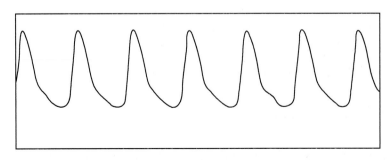

图 5-17   自然音区的气息声

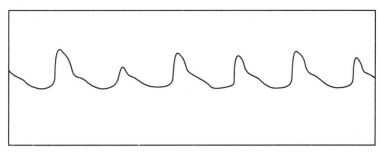

图 5-18　气泡音区

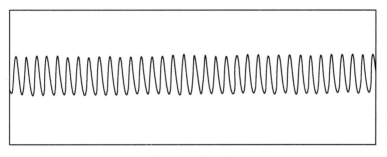

图 5-19　假声区

以现在已越来越引起医生们的兴趣,不仅用它来研究喉的正常功能,还更多地将它用在病理诊断和嗓音治疗上。

（五）电声门图的定量分析

可以通过"读图"来分析电声门图波,进行如下评估:

1. 电声门图波幅的高低不一与微小干扰有关(比如声带分泌物)。

2. 渐闭相曲线的快速陡峭上升,说明有良好的声激励和较高的发声效率。

3. 渐闭相的时间应该比渐开相短得多。

4. 闭合时间的长短与无阻尼的谱峰有关。以下是 10 个电声门图参数,经常被用来描述正常与病理嗓音。

（1）电声门图信号的基频（EGG-F_0）:EGG-F_0 是指声带作周期性振动的速度测量值。单位是赫兹（Hz）,指 1s 内声带振动的次数。

（2）电声门图信号的基频统计值:基频标准差（standard deviation of EGG-F_0）是对 EGG-F_0 标准偏差值的测量。

最大基频（max EGG-F_0）是对 EGG-F_0 最大值的测量。

最小基频（min EGG-F_0）是对 EGG-F_0 最小值的测量。

习惯基频（mode EGG-F_0）是对 EGG-F_0 最频值的测量。

（3）电声门图信号的基频微扰（EGG-jitter）:EGG-jitter 测量电声门图信号的相邻周期间的基频变化。

（4）电声门图信号的振幅微扰（EGG-shimmer）:EGG-shimmer 测量电声门图信号的相邻周期间的振幅变化。

（5）接触率（contact quotient,CQ）:CQ 测量声带振动时声门的闭合程度。CQ 的计算公式（式 5-4）为:

$$CQ = \frac{CP}{t} \qquad\qquad (式5\text{-}4)$$

CP 代表闭合相,t 代表声带振动的一个周期。

（6）接触幂（contact index, CI）:CI 是测量声带振动时渐闭相与渐开相的对称度。CI 的计算公式（式5-5）为:

$$CI = \frac{CCP-COP}{CP} \qquad\qquad (式5\text{-}5)$$

CCP 代表渐闭相,COP 代表渐开相,CP 代表闭合相。

（7）接触率微扰（contact quotient perturbation, CQP）:CQP 是测量相邻振动周期间 CQ 的扰动度。

（8）接触幂微扰（contact index perturbation, CIP）:CIP 是测量相邻振动周期间 CI 的扰动度。

（9）基频震颤和振幅震颤:从电声门图信号中可获得 1～15Hz 调制的周期性参数,如基频震颤和振幅震颤,它们可能是声带神经源或者神经病学和生物力学相互作用的结果。

（10）电声门图信号的标准噪声能量（EGG-NNE）:EGG-NNE 的计算公式（式5-6）为:

$$EGG\text{-}NNE = 10\times\log \frac{\sum\limits_{n} w(n)^2}{\sum\limits_{n} x(n)^2} + BL\,(dB) \qquad\qquad (式5\text{-}6)$$

w(n)代表"肌肉"的噪声成分,而 x(n)代表电声门图信号,BL 为一常数,用于补偿滤波器中去除的噪声能量。该公式与声学信号的计算方法相似,只是分析对象换成了电声门图信号。

电声门图主要是测试声带接触时的喉部运动情况,从电声门图信号中可以获知声带是否振动。CQ 反映了声带的闭合程度,CP 反映了声带振动的对称性,CQP 和 CIP 反映了声带振动的规律性以及声带接触段的周期性变化。

（六）电声门图检测的临床意义

1. 临床含义　经上海医科大学眼耳鼻喉科医院泰亿格嗓音言语疾病测试中心 3 年多来的大量实践,测试了近 8 000 例患者（图 5-20）,获得了以下初步经验。

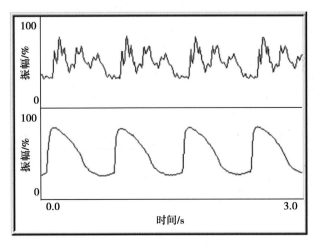
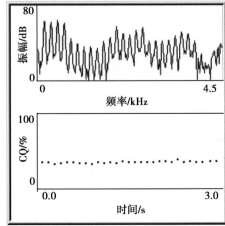

图 5-20　电声门图测试

（1）电声门图主要反映声带闭合相的运动状况,弥补了内镜检查的不足。

（2）CQ 主要是反映声带水平方向上的开闭,无论男女,随着发声频率的提高,声带被拉长,双侧声带接触面积减小,闭合度降低,CQ 值下降。

（3）CI 在一定程度上体现了声带开闭运动在垂直面上的相位差,该参数对声带麻痹非常敏感。

（4）如果声带的关闭和开放有规律,微扰量就低,即 CQP 和 CIP 的值较小。

（5）测试声带黏膜波的接触性,反映黏膜波运动是否规则。

（6）测试方便无创,不受上声道干扰,更符合声带振动测量的要求,适合儿童等各种不宜做喉镜检查的患者。

（7）电声门图波形异常的类型与声带病变的位置和大小有关联,通过与正常波形比较之后,能客观地获得患者声带的信息。特别能够捕捉间接喉镜检查时易遗漏的声带下缘或前联合的病变,尤其能够提供声带麻痹的证据。

2. 临床实例　如图 5-21～图 5-25(电声门图波均不正常)所示的为几种临床上常见的电声门图检测情况:第一,电声门图波形可直观地观察声带振动的闭合情况;第二,定量分析数据可客观地描绘声带振动的频率、闭合程度等情况。

电声门图检测在国内的应用还很有限,尚有许多未知的地方。但由于它能完整记录声带振动时每个周期的运动轨迹,察觉声带上细微的变化,因而目前已能较好地为临床诊断服

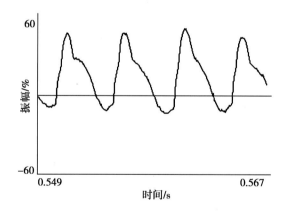

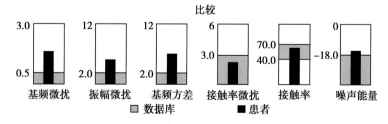

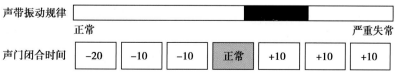

图 5-21　喉癌,男,66 岁
$F_0 = 211.3$；$CQ = 63.3$；$CI = -0.40$；$CIP = 2.17$

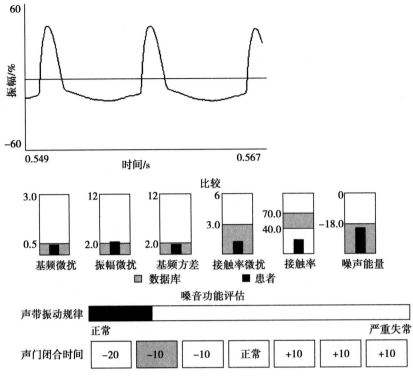

图 5-22   左声带麻痹,男,21 岁

$F_0 = 142.7$; $CQ = 21.2$; $CI = -0.29$; $CIP = 1.15$

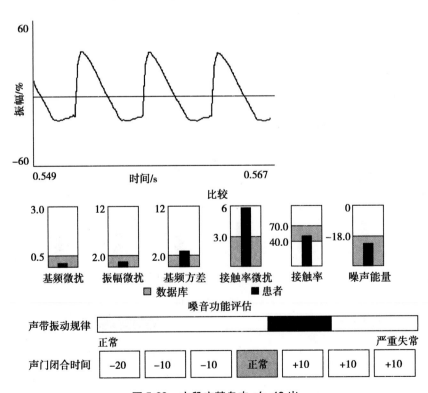

图 5-23   中段广基息肉,女,40 岁

$F_0 = 256.2$; $CQ = 51.6$; $CI = -0.38$; $CIP = 24.1$

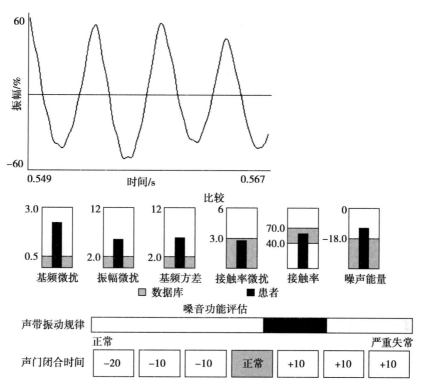

图 5-24 发食管音,男,21 岁
$F_0 = 89.9$；$CQ = 57.4$；$CI = -0.06$；$CIP = 2.71$

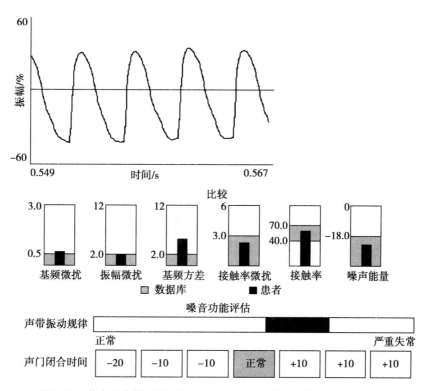

图 5-25 前中段声带小结,女,40 岁,电声门图波不正常,其 EGG 参数
$F_0 = 268.8$；$CQ = 60.6$；$CI = -0.46$；$CIP = 2.1$

务,能对嗓音疾病作出定量评价,也能在各种发声障碍患者的治疗中发挥作用。虽然它在检测时有易受干扰等缺陷,但它的优点也是其他医疗仪器所不能替代的。相信在不久的将来,电声门图检测必将能在中国的耳鼻喉科领域发挥越来越大的作用。

六、喉肌电图检查

肌电图是一种神经肌肉检查技术,用于诊断各种神经损伤及神经肌肉障碍,喉肌电图(laryngeal electromyography, LEMG)通过测试喉肌及其支配神经肌电活动,对喉神经肌肉病变的诊断具有决定性作用,其作用包括确定声带运动障碍的性质(如神经麻痹或环杓关节脱位)、辨别喉神经损伤的部位(喉上神经或喉返神经的单独或联合性损伤)、评估声带麻痹患者的预后、选择治疗方法等。随着甲状腺及其他颈部手术的广泛开展,为防止喉返神经损伤,可在手术同时进行喉神经功能监测。

喉肌电图仪主要包括电极(针状电极、表面电极、钩状电极)、放大器、记录装置等。喉肌电图可应用单极或同心圆针状电极,一般将电极经皮插入喉肌(图 5-26)。

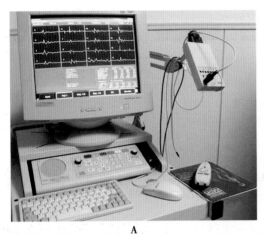
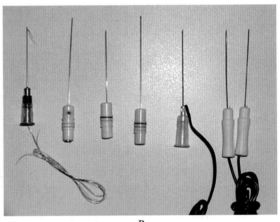

A   B

图 5-26   肌电图仪及不同类型电极
A. 肌电图仪;B. 不同类型电极
引自韩德民,Sataloff RT,徐文. 嗓音医学. 2 版. 北京:人民卫生出版社,2017

喉肌电图基本的评估应包括环甲肌、甲杓肌及环杓后肌。甲杓肌及环杓后肌的肌电特征反映喉返神经的功能状态,环甲肌肌电特征反映喉上神经的功能状态。喉肌电图的分析包括评估静止状态下自发性活动,单个运动单位电位特征,喉肌收缩的力量增加时募集电位特征。此外,还可以通过喉神经传导功能检测评价神经的损伤情况,喉部神经传导测试需根据喉肌神经诱发电位特征来评估喉神经的功能状况。喉各支配神经诱发电位的潜伏期、时程、波幅与波形是重要的评估参数。(图 5-27~图 5-29)

正常喉肌运动单位肌电波形多为双相或三相,随喉肌活动增强,募集运动单位增多,呈干扰相电位;喉神经传导功能正常。喉神经完全损伤者患侧相应喉肌肌电呈近静息状态,募集电位不明显;神经诱发电位消失。喉神经不完全损伤者患侧相应喉肌正常运动单位电位中夹杂失神经电位纤颤波或/和正锐波或再生电位(多相位电位);喉肌收缩时募集电位稀少,呈现为单纯相或混合相;喉神经诱发电位的潜伏期明显延长,波幅减小,时程明显延长或缩短。声带机械性运动障碍大部分患者有正常的喉肌电图特征,部分患者可出现神经损伤

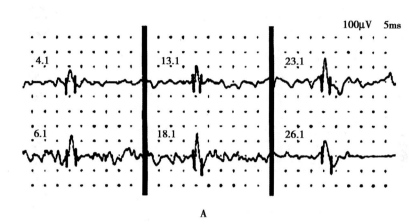

A

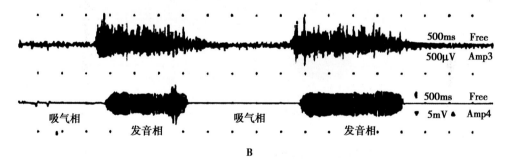

B

图 5-27 甲杓肌肌电波形

A. MUP 波形；B. 募集电位波形（干扰相）。上线为喉肌电图信号，下线为发声信号

引自韩德民，Sataloff RT，徐文.嗓音医学.2 版.北京：人民卫生出版社，2017

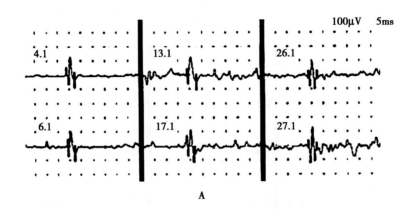

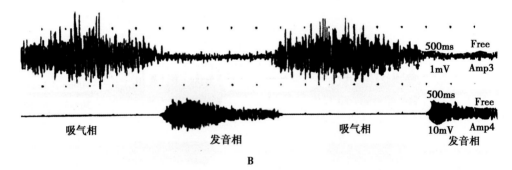

图 5-28   环杓后肌肌电波形

A. MUP 波形；B. 募集电位波形（干扰相）。上线为喉肌电图信号，下线为发声信号

引自韩德民，Sataloff RT，徐文. 嗓音医学. 2 版. 北京：人民卫生出版社，2017

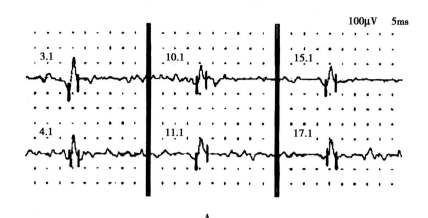

A

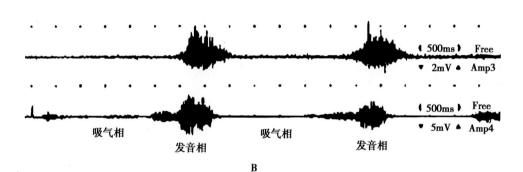

吸气相　　　　　发音相　　　　　吸气相　　　　　发音相

B

图 5-29 环甲肌肌电波形

A. MUP 波形；B. 募集电位波形（干扰相）。上线为喉肌电图信号，下线为发声信号

引自韩德民,Sataloff RT,徐文.嗓音医学.2 版.北京:人民卫生出版社,2017

的肌电图表现。此外,喉肌电图还有利于神经肌肉接头病变的诊断。

总之,喉肌电图有助于区别外周性神经病变或神经肌接头病变引起的声带异常,以确定声带运动障碍的及声门闭合不全性质,喉运动神经的损伤部位、程度及其预后,指导治疗,评价疗效。

（万勤　黄永望　徐文　王珊珊　傅德慧）

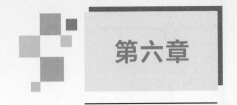

第六章

症状类技术疗法

嗓音障碍的症状类技术疗法主要依据嗓音的音调、音长、响度、音质、共鸣障碍的具体症状进行治疗,包括嗓音的基础性训练和针对性训练两大部分。

第一节　基础性训练方法

嗓音的基础性训练方法包括呼吸放松训练、发声放松训练、共鸣放松训练、生理腹式呼吸训练、"嗯哼"法、拟声法和数数法。

一、呼吸放松训练

(一)定义

呼吸放松训练是将有节律的呼吸与放松运动相结合,通过手臂和肩部的运动带动肋间肌群和肩部肌群运动,使这些肌群乃至全身都得到放松,从而促进呼吸系统整体功能的提高。呼吸放松训练主要适用于呼吸功能异常。

(二)训练步骤

1. 双臂交替上举运动　治疗师与患者一起练习双臂交替上举运动。运动时,患者保持直立位,双脚微开,与肩同宽,双臂自然下垂。吸气时,身体重心缓慢移向左侧,同时左手臂尽力伸直向上举;呼气时,左手臂回到原位。同样方法,吸气时,身体重心移向右侧,同时右手臂尽力上举;呼气时,右手臂回到原位(图 6-1)。如此左右交替进行,重复5次。

2. 单臂划圈运动　治疗师与患者一起

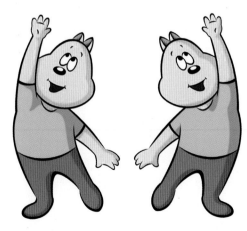

图 6-1　双臂交替上举运动

练习单臂划圈运动。运动时,患者保持直立位,双脚微开,与肩同宽,双臂自然下垂。吸气时,左臂向前、向上做划圈运动;呼气时,左臂向后、向下做划圈运动并回到准备动作。同样方法,吸气时,右臂向前、向上做划圈运动;呼气时,右臂向后、向下做划圈运动并回到准备动作(图6-2)。如此左右交替进行,重复5次。

3. 双臂划圈运动　治疗师与患者一起练习双臂划圈运动。运动时,患者保持直立位,双脚微开,与肩同宽,双臂自然下垂。吸气时,双侧手臂同时向前、向上做划圈运动;呼气时,双侧手臂同时向后、向下做划圈运动并回到准备动作。同样方法,换个方向,吸气时,双侧手臂同时向后、向上做划圈运动;呼气时,双侧手臂同时向前、向下做划圈运动并回到准备动作(图6-3)。前后交替进行,如此重复5次。

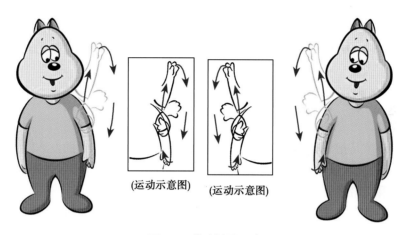

(运动示意图)　(运动示意图)

图6-2　单臂划圈运动

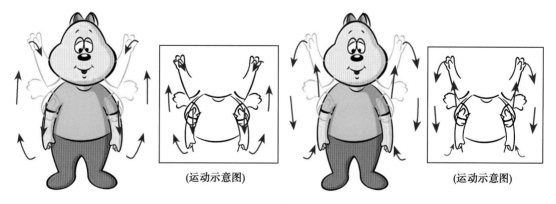

(运动示意图)　(运动示意图)

图6-3　双臂划圈运动

4. 双肩耸立运动　治疗师与患者一起练习双肩耸立运动。运动时,患者保持直立位,双脚微开,与肩同宽,双臂自然下垂。吸气时,耸立双肩,维持数秒;呼气时,迅速放松下并回到准备动作(图6-4)。如此重复5次。

5. 双臂晃动运动　治疗师与患者一起练习双肩耸立运动。运动时,患者保持直立位,双脚微开,与肩同宽,双臂自然下垂,轻松晃动双侧手臂(图6-5)。如此重复5次。

(三)操作要领

在进行呼吸放松训练时,患者与治疗师动作应自然、放松,并与呼吸相结合。

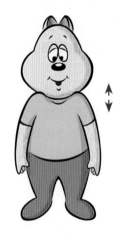

图 6-4 双肩耸立运动

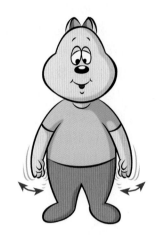

图 6-5 双肩晃动运动

二、发声放松训练

(一)定义

发声放松训练是指是通过颈部运动或者声带打嘟的方法使患者的发声器官及相关肌群得到放松,为获得自然舒适的嗓音奠定基础。发声放松训练主要适用于发声功能异常,包括颈部放松训练和声带放松训练。

颈部放松训练即通过颈部向不同方向紧张和松弛的交替运动,使患者的颈部肌群(喉外肌群)得到放松。

声带放松训练即通过打嘟,让患者体会发声时声带的放松,并放松整个发声器官甚至颈部肌群。

(二)训练步骤

1. 颈部放松训练

(1)保持上身稳定,头部直立,颈部放松,头随重力缓慢向下低头,下颌尽量触及胸部,保持数秒,然后缓慢上抬,回到原位,重复此运动 5 次(图 6-6)。

(2)保持上身稳定,头部直立,颈部放松,头随重力缓慢向后倾,保持数秒,然后缓慢上抬,回到原位,重复此运动 5 次(图 6-7)。

(3)保持上身稳定,头部直立,颈部放松,头随重力缓慢向左倾,保持数秒,然后缓慢上抬,回到原位,重复此运动 5 次(图 6-8)。

(4)保持上身稳定,头部直立,颈部放松,头随重力缓慢向右倾,保持数秒,然后缓慢上抬,回到原位,重复此运动 5 次(图 6-9)。

(5)保持上身稳定,头部直立,颈部放松,头部逆时针慢慢旋转 5 周,然后顺时针慢慢旋转 5 周;回到原位,重复此运动 5 次(图 6-10)。

2. 声带放松训练

(1)自然闭合双唇,保持上身稳定,深吸气,气流由肺部发出;呼气时,双唇振动并带动声带振动向正前方发"嘟---"的音,重复 10 次。

(2)自然闭合双唇,保持上身稳定,深吸气,气流由肺部发出,双唇振动并带动声带振

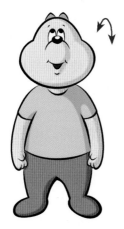

图 6-6　向前运动

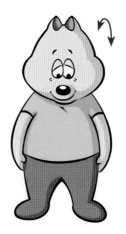

图 6-7　向后运动

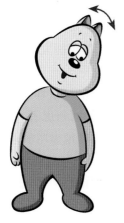

图 6-8　颈部向左运动

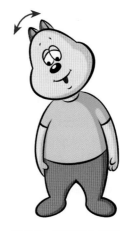

图 6-9　颈部向右运动

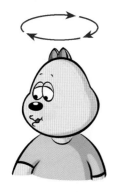

图 6-10　颈部旋转
运动

动,持续快速发旋转的"嘟---"音。与此同时,头部向左或右做快速旋转运动。重复 10 次。

（3）自然闭合双唇,保持上身稳定,深吸气,气流由肺部发出,双唇振动并带动声带振动,持续慢速发旋转的"嘟---"音。与此同时,头部向左或右做慢速旋转运动。重复 10 次。

（4）自然闭合双唇,保持上身稳定,深吸气,气流由肺部发出,双唇振动并带动声带振动,持续发旋转的"嘟---"音。发"嘟---"音时快慢结合,与此同时,头部向左或右随之做相应的快速或慢速旋转运动。重复 10 次。

（三）操作要领

"颈部放松训练":头颈部必须放松,动作应放松自然,快速和缓慢交替进行。

"声带放松训练":打嘟前深吸气,打嘟时双唇自然闭合,既不能过紧也不能过松。

三、共鸣放松训练

（一）定义

共鸣放松训练通过完成一些夸张的动作或发一些特定的音，使共鸣肌群进行紧张与松弛的交替运动，从而促进共鸣肌群之间的协调与平衡，为形成良好的共鸣奠定基础，主要包括口腔放松训练和鼻腔放松训练两个部分。

口腔放松训练主要通过颌部、唇部、舌部的运动，放松口面部肌群，为建立有效的口腔共鸣奠定基础。

鼻腔放松训练主要通过交替发鼻音与非鼻音，使软腭进行松弛与紧张的交替运动，为建立有效的鼻腔共鸣奠定基础。

（二）训练步骤

1. "口腔放松训练"步骤

（1）下颌部放松运动：治疗师向患者介绍下颌部放松运动的动作要领，即嘴巴应尽可能张大，尽可能大幅度地进行咀嚼（图6-11A）。利用图片，与患者一起练习下颌部放松运动。咀嚼时，治疗师可以提示患者通过想象口中有一大块口香糖，而尽可能大幅度地做咀嚼运动（也可真的使用口香糖、果汁软糖等物进行）。

（2）唇部放松运动：治疗师向患者介绍唇部放松运动的动作要领，即双唇必须闭住，同时应尽可能大幅度地进行咀嚼（图6-11B）。治疗师可以利用图片，与患者一起练习唇部放松运动。闭上双唇，想象口中有一大块口香糖，然后尽可能大幅度地做咀嚼运动（也可真的使用口香糖、果汁软糖等物进行）。

（3）舌部放松运动：治疗师向患者介绍舌部放松运动的动作要领，即双唇必须闭住，先顺时针后逆时针方向用舌尖"洗刷"牙齿外表面。治疗师可以利用图片，与患者一起练习舌部放松运动。闭上双唇，用舌尖"洗刷"牙齿外表面，注意舌尖须从上牙列外表面向下牙列外表面做顺时针旋转运动，约持续30s。然后沿下牙外表面向上牙外表面做逆时针旋转运动，约持续30s，如图6-11C所示。

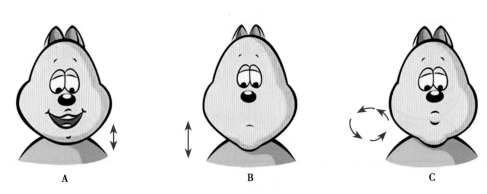

图6-11　"口腔放松训练"步骤
A.下颌部放松运动；B.唇部放松运动；C.舌部放松运动

2. 鼻腔放松训练步骤

（1）软腭哼鸣训练：治疗师可以通过图片提示，与患者一起练习软腭哼鸣/m---/（图

6-12）。

（2）软腭运动训练：治疗师可以通过图片（图 6-13）提示，与患者一起练习软腭运动训练。注意在鼻音和塞音交替时应该区分气流分别从鼻腔和口腔呼出时的差异。

（3）软腭重读训练：软腭重读训练中，治疗师可以采用塞音加闭元音（使软腭上抬）与鼻音（使软腭降低）交替以重读的形式发出，应尽可能产生最佳的鼻腔共鸣，例如/bi-M-BI-M/、/di-N-DI-N/ˇ、/du-N-DU-N/ˇ、/gu-(NG)-GU-(NG)/等，重读部分用蓝色表示。

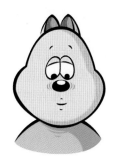

图 6-12　软腭哼鸣训练

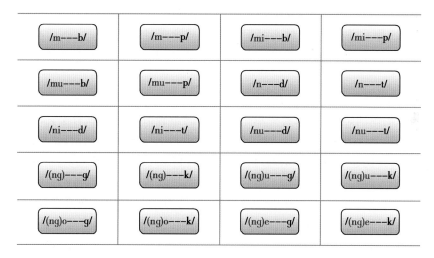

图 6-13　软腭运动训练

第二节　针对性训练方法

针对性训练方法包括对音调障碍、音长障碍、响度障碍、音质障碍、共鸣障碍的针对性训练方法。

一、音调障碍的针对性训练方法

音调障碍主要包括音调过高、音调过低、音调单一以及音调变化范围过大。以下三种方法都可以治疗音调过高、过低、单一以及变化范围过大的问题。具体如下：

（一）手指按压法

1. 定义　指治疗师将手指按压于患者喉部，改变喉软骨的位置，以提高或降低患者音调，主要适用于音调障碍的患者。不同类型的音调异常，采取不同的按压手法。

2. 训练步骤

（1）对音调过高者的手指按压

1）下压甲状软骨时发元音：患者面对治疗师坐于凳子上，要求患者发一个拉长的元音/ɑ/或/i/，同时治疗师以右手示指放于患者甲状软骨切迹上，拇指和中指分别固定于两侧的甲状软骨板,示指用力,将甲状软骨向后向下推,同时让患者发/ɑ/或/i/,此时患者的音调会立刻降低。

2) 保持低音调后过渡到发其他音:治疗师移开手指,让患者自己把拇指和示指轻轻地按压在甲状软骨上进行发声,体会并记住低音调发声时喉的位置。然后移开手指,仍然维持这种喉的位置和音调进行发声,逐步过渡到发其他音并在平常说话时使用此音调。

(2) 对音调过低者的手指按压

1) 上推甲状软骨时发元音:患者面对治疗师坐于凳子上,要求患者发一个拉长的元音/ɑ/或/i/,治疗师以右手示指放于患者甲状软骨切迹上,拇指和中指分别固定于两侧的甲状软骨板,拇指和中指用力,将甲状软骨向上推,同时让患者发/ɑ/或/i/,此时患者的音调会立刻升高。

2) 保持高音调后过渡到发其他音:治疗师移开手指,让患者自己把拇指和示指轻轻地按压在甲状软骨上进行发声,体会并记住高音调发声时喉的位置。然后移开手指,仍然维持这种喉的位置和音调进行发声。逐步过渡到发其他音并在平常说话中以此音调说话。

(3) 对音调变化过大者的手指按压

1) 体会喉的纵向运动:让患者将示指和中指的指腹放在甲状软骨上,发一个中等音调的音,依次降低一个音级,直到最低,通过指腹感觉并体会喉的下降运动;然后再依次上升一个音级,直到最高(防止出现假声),通过指腹感觉并体会喉的上升运动。

2) 指导患者发声:要求患者用示指和中指将甲状软骨固定在适当的位置上(这时的发声音调是患者的自然音调),并限制喉的移动幅度,通过大量朗读或交流来强化这种发声方式,直至不需要手指的辅助力量也可以保持发声时喉的纵向移动幅度很小。这时声带的振动耗能较少,嗓音是放松、自然的。

3. 操作要领 在按压的同时,患者应体会并记住发音时的音调水平或喉的运动情况,然后以相同的方式发音。

(二) 乐调匹配法

1. 定义 指根据患者现有的音调水平,选择乐器的不同音阶,对其进行音调的模仿匹配训练,以逐步建立正常的音调,提高其音调控制能力。主要适用于音调异常。

2. 训练步骤

(1) 哼唱乐调:根据患者对应的基频参考标准确定训练的目标音调,以及本次训练使用的音阶,音阶数目的多少根据患者的能力决定。跟随治疗师弹奏乐器(如电子琴)的声音哼唱乐调,哼唱的音调尽量与琴声相匹配。如图 6-14 所示。

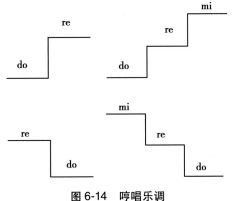

图 6-14 哼唱乐调

(2) 哼唱后发单元音:跟随治疗师弹琴的声音哼唱,并稳定在最末一个音符对应的音调上,然后以该音调发单元音/ɑ/、/o/、/e/、/i/、/u/、/ü/。如图 6-15 所示。

(3) 哼唱后数数:跟随治疗师弹琴的声音哼唱,并稳定在最末一个音符对应的音调上,然后以该音调数数。如图 6-16 所示。

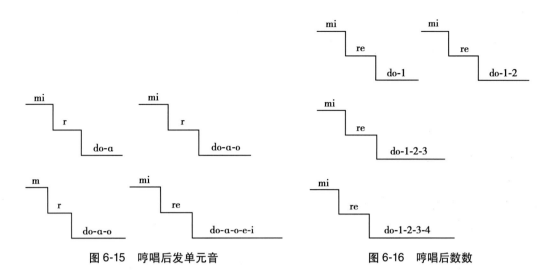

图 6-15 哼唱后发单元音   图 6-16 哼唱后数数

（4）哼唱后说词语：跟随治疗师弹琴的声音哼唱，并稳定在最末一个音符对应的音调上，然后以该音调说词语。

3. 操作要领　应根据患者的音调水平选择合适的阶段性目标音阶，逐步接近正常音调。

（三）音调梯度训练法

1. 定义　指通过阶梯式音调上升或/和下降的训练，使患者建立正常音调，或者增加言语时音调控制的能力。主要适用于音调异常。

2. 训练步骤

（1）提高音调

1）向患者介绍音调升高的意义，即从低音慢慢上升至高音。治疗师用梯度上升法帮助患者练习升调。如图 6-17 所示。

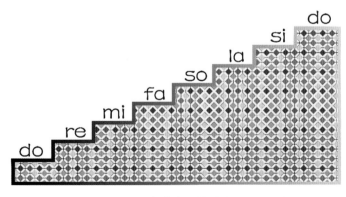

图 6-17 提高音调的训练（1）

2）利用图片（图 6-18），用升调来哼音调，但在某个音调处停顿。在停顿的音调处，使用对应音调从 1 数到 5，要求数数时音调尽可能地稳定在同一音调上。

3）利用图片（图 6-19），用唱歌形式将韵母/ɑ/、/o/、/e/、/i/、/u/、/ü/配上某种音调以升调的形式唱出。然后，在停顿的音调处，使用对应音符的音调分别唱出 6 个韵母，并维持最后的那个音调说出韵母。

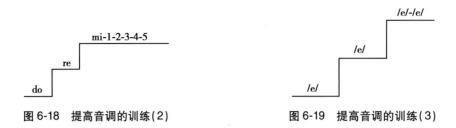

图 6-18　提高音调的训练（2）　　　　图 6-19　提高音调的训练（3）

4）利用图片（图 6-20），分别用韵母/ɑ/、/e/、/u/发音，在每个韵母前加/h/音，从低音调开始，逐渐上升到高音调。发声应该舒适、松弛、柔和。以较快的速度重复上述训练，听起来像在大笑一样，分别用不同的韵母加上/h/进行练习。

5）利用图片（图 6-21），用单、双、三音节词进行升调练习。分别在 do、re、mi 或低、中、高不同的音调上发单、双、三音节词。当患者能够自如地在三个不同音调上发单、双、三音节词时，增加难度，将梯度变为五级，从而更为细化地进行音调上升的梯度练习。

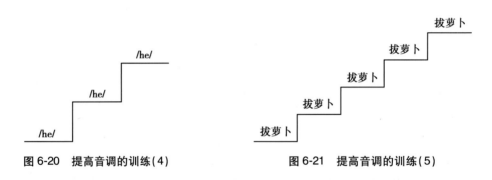

图 6-20　提高音调的训练（4）　　　　图 6-21　提高音调的训练（5）

6）利用图片（图 6-22），通过每说一个字增加一个音调的方式，将说话的音调由低逐渐抬高。注意两个字之间言语基频的上升幅度不宜过大，逐渐提高音调说完整个句子。

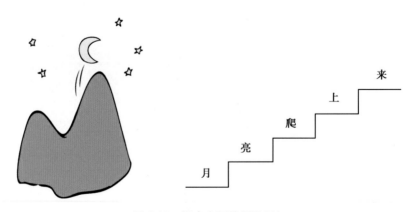

图 6-22　提高音调的训练（6）

（2）降低音调

1）利用图片（图 6-23），向患者介绍音调降低的意义，即从高音慢慢下降至低音。与患者用梯度下降法练习降调。

2）利用图片（图 6-24），用降调哼音调，但在某个音调处停顿。在停顿的音调处，使用对应音调从 1 数到 5,要求数数时音调尽可能地稳定在同一音调上。

3)利用图片(图 6-25),用唱歌形式将韵母/ɑ/、/o/、/e/、/i/、/u/、/ü/配上某种音调以降调的形式唱出。然后,在停顿的音调处,用对应音符的音调分别唱出 6 个韵母,并用最后的那个音调说出韵母。

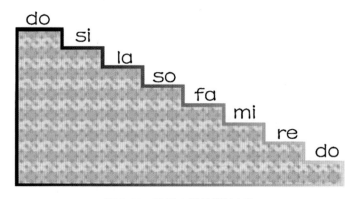

图 6-23 降低音调的训练(1)

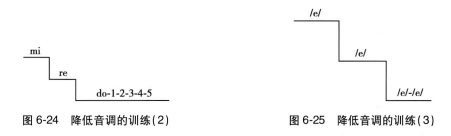

图 6-24 降低音调的训练(2)

图 6-25 降低音调的训练(3)

4)利用图片(图 6-26),分别用韵母/ɑ/、/e/、/u/发音,在每个韵母前加/h/音,从高音调开始,逐渐下降到低音调。发声应该舒适、松弛、柔和。以较快的速度重复上述训练,听起来像在大笑一样,分别用不同的韵母加上/h/进行练习。

5)利用图片(图 6-27),用单、双、三音节词进行降调练习。分别在 do、re、mi 或低、中、高不同的音调上发单、双、三音节词。在患者能够自如地在三个不同音调上发单、双、三音节词时,增加难度,将梯度变为五级,从而更加细化地进行音调下降梯度练习。

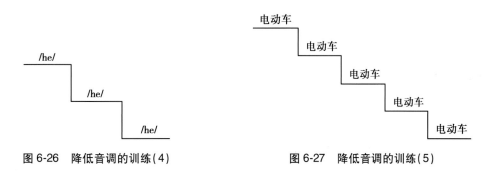

图 6-26 降低音调的训练(4)

图 6-27 降低音调的训练(5)

6)利用图片(图 6-28),通过每说一个字降低一个音调的方式,将说话的音调由高逐渐降低。注意两个字之间言语基频的下降幅度不宜过大,逐渐地降低音调说完整个句子。

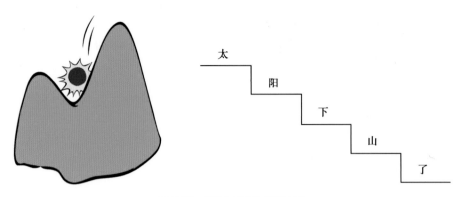

图 6-28   降低音调的训练(6)

（3）建立目标音调

1）对于音调过高的患者,使音调降低到最低音调之后,将音调抬高 2~3 个音级,便是患者合适的目标音调。对于音调过低的患者,使音调升高到最高音调之后,将音调降低 2~3 个音级,便是患者合适的目标音调。

2）用目标音调进行无意义音节的发音。要求能够比较自然地运用目标音调,从连续发较短的音直到发较长的音。如:/ya-ya-ya-ya-ya-ya···/等。

3）用目标音调进行有意义的词语发音。要求能够比较自然地运用目标音调,发较多较长的音。如:"鸭妈妈和鸭妹妹"等。

（4）增加音调变化

1）利用图片(图 6-29),以目标音调为基准,进行升降调或降升调训练。理解升降调或降升调的意义。

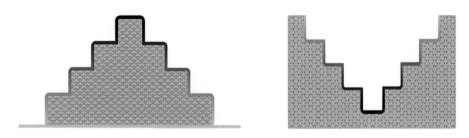

图 6-29   增加音调变化的训练(1)

2）利用图片(图 6-30),以目标音调为基准,用/mi/、/bi/进行逐步升调、逐步降调、逐步升降调或降升调训练。在训练的过程中,逐渐增加音节个数。

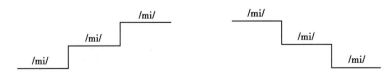

图 6-30   增加音调变化的训练(2)

3）利用图片（图 6-31、图 6-32），以目标音调为基准，根据患者能力，用/mo/、/bo/、/la/、/mola/、/bola/进行音节个数较多、较长的升降调或降升调训练（图片以/mo/为例，可用/bo/、/la/、/mola/、/bola/进行替换练习）。

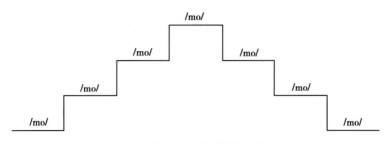

图 6-31　增加音调变化的训练（升降调）

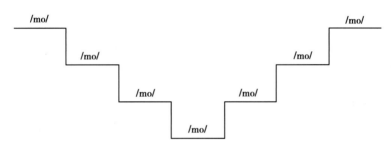

图 6-32　增加音调变化的训练（降升调）

（5）提高音调连续变化能力：音调的连续变化是语言的重要组成部分，它使得一种语言不同于其他语言。汉语是一种声调语言，音调之间变化很大。同样的词语加上不同的声调后，就能表达不同的含义。缺少音调的变换或者音调变换错误，都会造成信息传达错误。以下是加强音调变化能力的训练。

1）利用图片（图 6-33），进行语调抬高变化的感知和体会。并用韵母辅以上扬手势进行。

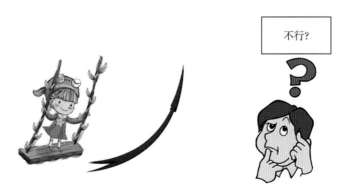

图 6-33　提高音调连续变化能力（1）

2）利用图片（图 6-34），进行语调降低变化的感知和体会。并用韵母辅以下降手势进行。

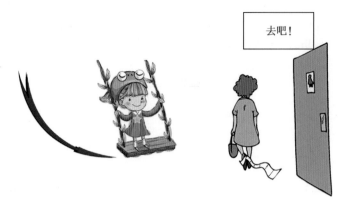

图 6-34　提高音调连续变化能力（2）

3）利用图片（图 6-35），进行双重转换语调的训练，一个上升的语调紧跟着一个降调。并且用韵母辅以先上后下的手势进行。

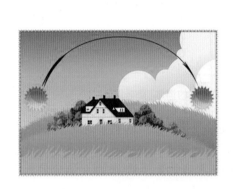
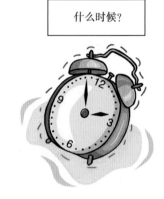

图 6-35　提高音调连续变化能力（3）

3. 操作要领　音调的变化呈阶梯式，并与动作辅助相结合。

二、音长障碍的针对性训练方法

音长障碍主要包括发声时间过短、发声中断两大类。快速用力呼气法、缓慢平稳呼气法、逐字增加句长法主要用于治疗发声时间过短；唱音法、啭音法主要用于治疗发声中断。具体如下：

（一）快速用力呼气法

1. 定义　指首先尽量用鼻子深吸气，然后用力将气流快速地从口中呼出，从而增加肺活量，提高言语呼吸支持能力，主要适用于呼吸支持不足。该方法的动作要领是：深吸气，再快速用力呼出。

2. 训练步骤

（1）"快速用力呼气法"的动作要领：利用图片，让患者体会深吸气后快速呼出的感觉（可通过吹羽毛、吹蜡烛、吹纸青蛙等活动让患者感知）。

（2）无意义音节的快速用力呼气训练：利用图片，教患者深吸一口气，然后快速呼气的同时发无意义音(/p/√、/t/√、/k/√、/c/√、/ch/√、/q/√)。训练时先采用耳语式的发音方法诱导出送气音,再用正常嗓音发送气音,进行快速用力呼气训练。进一步提高难度:利用图片,教患者深吸一口气,然后在快速呼气的同时用力发连续的两个音,如/p-p/√、/t-t/√、/k-k/√等。

(3) 单音节词的快速用力呼气训练:利用图片,教患者深吸一口气,然后在快速用力呼气的同时发以/p/√、/t/√、/k/√、/c/√、/ch/√、/q/√等6个送气音开头的单音节词语,如铺、爬、劈、塔、兔、踏、哭、渴、筷等。训练时先采用耳语式的发音方法诱导出送气音,再用正常嗓音发送气音,进行快速用力呼气训练。

(4) 双音节词的快速用力呼气训练:治疗师可以利用图片,让患者深吸一口气,然后快速用力呼气的同时发以/p/√、/t/√、/k/√、/c/√、/ch/√、/q/√等6个送气音开头的双音节词语,如皮球、泡泡、土坡、踢球、哭泣、可乐等。训练时先采用耳语式的发音方法诱导出送气音,再用正常嗓音发送气音,进行快速用力呼气训练。

(二)缓慢平稳呼气法

1. 定义 让患者深吸气后,缓慢平稳持续地发音,以提高患者对呼气的控制能力,从而为患者的言语提供稳定持久的呼吸支持。主要适用于呼吸支持不足。

2. 训练步骤

(1) 缓慢平稳呼气法的动作要领:深吸一口气,然后平稳、缓慢地将气流呼出。将几根蜡烛固定在桌上,一字形排开并点燃。患者站在桌子的旁边,与桌上的蜡烛保持一段距离,深吸气,然后缓慢平稳地吹气,使蜡烛的火苗不断闪动但不灭。训练中,治疗师也可将游戏换成吹肥皂泡、吹哨子等。

(2) 无意义音的缓慢平稳呼气训练:深吸气后发无意义音,选择擦音或元音进行练习。

发元音/a/√、/o/√、/e/√、/i/√、/u/√、/ü/√,发声时注意对发声时间的控制,做到缓慢平稳。发音时注意深吸一口气,然后平稳缓慢地将气流呼出,同时发元音。发音保持连贯,发音时间越长越好。

(3) 发擦音/f/√、/h/√、/x/√、/s/√、/sh/的本音,延长发音的时间,让气流平缓均匀而持续地呼出。发音时注意深吸一口气,然后平稳缓慢地将气流呼出,同时发擦音。发音保持连贯,发音时间越长越好。

(4) 单音节词的缓慢平稳呼气训练:在以上发擦音本音的基础上,配合某些韵母,练习发单音节词。要求患者深吸气后缓慢平稳地呼气,同时发音,并适当延长单音节词的声母部分,即擦音部分。练习发以擦音/f/√、/h/√、/x/√、/s/√、/sh/开头的单音节词,如孵、喝、吸、酥、狮等。

3. 动作要领 深吸气后呼气,呼气时气流必须平缓、均匀,并注意控制发声时间。

(三)逐字增加句长法

1. 定义 逐字增加句长法指通过让患者一口气连贯地朗读词句,并循序渐进地增加句长,来增强患者的言语呼吸支持能力,提高其呼吸与发声的协调性。主要适用于呼吸支持不足,也适用于呼吸与发声不协调。

2. 训练步骤

(1) 跟读句子:治疗师朗读,患者跟读,朗读时要一口气朗读一个句子,可根据患者情况选择句子及增加句子长度,例如:

宝宝。

大宝宝。

大宝宝笑。

大宝宝爱笑。

大宝宝爱大笑。

大宝宝很爱大笑。

（2）快速跟读句子：当患者能够顺利地跟读上述句子后,治疗师加快朗读速度,让患者快速跟读。同样,要求患者快速地一口气读一个句子。句子的难度也可适当增加,例如：

瓜。

西瓜。

大西瓜。

一个大西瓜。

吃了一个大西瓜。

大家都是笑哈哈。

（3）朗读句子：当患者能够顺利地跟读上述句子后,让患者自己朗读句子。注意一个句子要一口气读完,换气和朗读要协调自然,例如：

包。

书包。

红书包。

背着红书包。

早早出门去学校。

三、响度障碍的针对性训练方法

响度障碍主要包括响度过大、响度过低以及响度变化范围减小或过大。响度梯度训练法可以解决以上问题。张嘴法、用力搬椅法、掩蔽法、碰撞法可以解决响度过低的问题。

（一）响度梯度训练法

1. 定义　指通过阶梯式的响度训练提高或降低患者响度,增强患者控制响度的能力。主要适用于响度异常。

2. 训练步骤

（1）增加响度

1）用通俗的语言讲解或者示范五级不同响度的声音。使患者能够识别五级响度水平,并且明确这五级响度由弱到强的变化关系。

2）利用图片（图 6-36）,向患者示范响度的增加过程,即从较小的响度变化到较大的响度。根据患者的能力,逐渐增加响度。

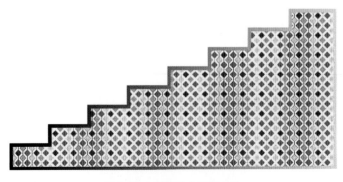

图 6-36　增加响度训练（1）

3）利用图片（图 6-37），选用数字由小到大的递增概念进行增加响度的练习。根据患者能力，确定选取数字的量。

4）利用图片（图 6-38），选用不包括塞音的词语或短句进行发音，避免硬起音现象的出现。每发一个多音节词时，逐渐增加响度。可以利用动物数量的增多来练习，响度随着数量的增多而增加。

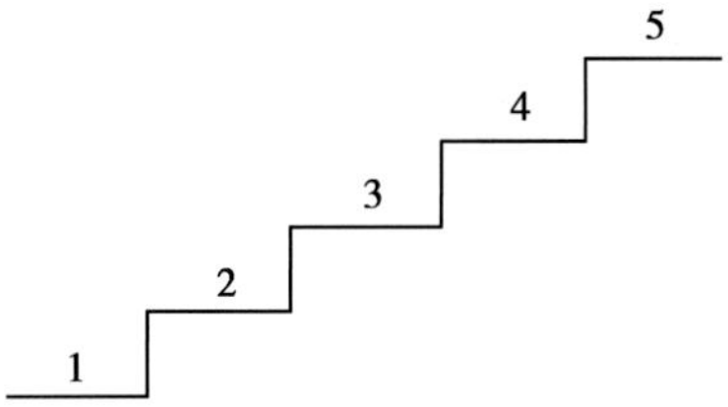

（2）降低响度

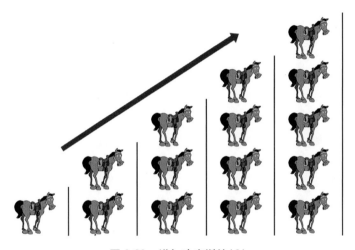

图 6-37　增加响度训练（2）

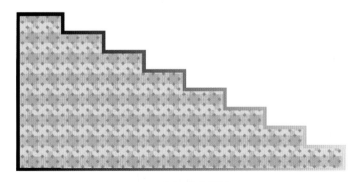

图 6-38　增加响度训练（3）

1）用通俗的语言讲解或者示范五级不同响度的声音。使患者能够识别五级响度水平，并且分清这五级响度由强到弱的变化关系。

2）利用图片（图 6-39），向患者示范响度的降低，即从较大的响度变化到较小的响度。根据患者的能力，逐渐降低响度。

图 6-39　降低响度训练（1）

3）利用图片（图 6-40），选用数字由大到小的递减概念进行降低响度的练习。根据患者能力，确定选取数字的量。

4）利用图片（图 6-41），选用不包括塞音的词语或短句进行发音，避免硬起音现象的

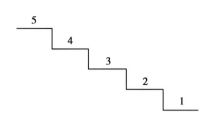

图 6-40   降低响度训练（2）

出现。每发一个多音节词时,逐渐降低响度。可以利用动物数量的减少来练习,响度随着数量的减少而降低。

（3）控制响度的变化

1）利用图片（图 6-42）,向患者解释响度变化的意义,即能够自如地改变响度。根据情境的需要,增加或降低响度。

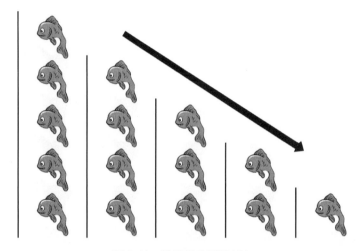

图 6-41   降低响度训练（3）

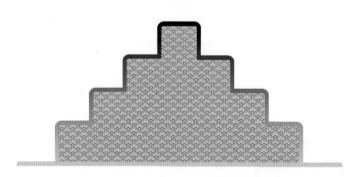

图 6-42   控制响度的变化（1）

2）利用图片（图 6-43）,一口气依次发以下音,伴随"开心地大笑",并逐行增加或降低响度,使呼吸动力稳固持久;同时,有效地利用呼出的气流,从而使发音轻松、自然。

3. 操作要领   尽可能让患者能够识别和理解五级响度水平,响度的变化呈阶梯式,患者能够根据要求自我控制响度逐渐提高、降低或者变化。

（二）张嘴法

1. 定义   指通过视觉提示等方式,帮助患者培养张嘴发音的习惯,增加发音时嘴的张开度,从而协调发声器官和构音器官之间的运动,为获得更好的音质奠定基础。主要适用于响度过低。

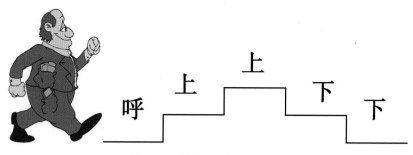

图 6-43　控制响度的变化（2）

2. 训练步骤

（1）在张嘴时发无意义音，如/ɑ---/、/ɑ---o---/，发音时用夸张的嘴型并延长发音时间，维持张嘴的动作一段时间。

（2）张大嘴并说单音节词，如啊---、拉---，发音时用夸张的口型，并在发音时延长韵母部分的发音时间，维持张嘴的动作。

（3）张大嘴并说双音节词，如妈---妈---、喇---叭---，发音时用夸张的口型，并在发音时延长韵母部分的发音时间，维持张嘴的动作。

（4）张大嘴并说句子，如胖---呼呼，发音时用夸张的口型，并在发音时延长韵母部分的发音时间，维持张嘴的动作。

3. 操作要领　张嘴时应夸张，并同时发音。

（三）用力搬椅法

1. 定义　指让患者坐在椅子上，在用力上拉椅子的同时发音，来增加其言语的响度。主要适用于响度过小，也适用于软起音。

2. 训练步骤

（1）用力搬椅动作练习：患者坐在一张椅子上，双手抓住椅子，向上用力搬椅子，然后突然加大力气，把自己"搬"起来。

（2）用力搬椅时发单元音：患者边用力搬椅，边发单元音，注意在加大力气时加大声音。

（3）用力搬椅时发双元音：患者边用力搬椅，边发双元音，注意在加大力气时加大声音。

（4）用力搬椅时从元音过渡到词语：患者向上搬椅的过程中说元音，然后在突然用力的同时提高响度说带有该元音的词语。如：/ɑ---爸/、/ɑo---豹子/。

（5）用力搬椅时说词语：患者向上搬椅的同时说词语，但注意避免硬起音。

（6）自然发音：让患者不用用力搬椅的动作辅助，自然响亮地发音。

3. 操作要领　在做搬椅动作的过程中突然或逐渐用力，同时增加响度。

（四）掩蔽法

1. 定义　让患者在有背景声的条件下发音，并通过调节背景声的大小，使患者不自觉地提高声门下压及声带闭合能力，从而增加响度。主要适用于响度过低。

2. 训练步骤

（1）持续掩蔽时发音：戴上耳机，治疗师随机选择一种声音或根据患者喜好选择一种声音，调节背景声响度，使其在患者原有的响度水平上增加 6dB 或其倍数。持续给背景声，并让患者发音。

（2）间断掩蔽时发音：治疗师采用间断给声的方式，使背景声时有时无，同时让患者发音，要求患者不管是否有背景声，其发音响度都保持不变。给发声时间逐渐增加无背景声的时间，有背景声的时间长短和时间间隔随机，背景声的响度和种类也随机。发音材料选择无意义音。

（3）无掩蔽时发音：撤去掩蔽声，让患者在无背景声的环境下发音。可去静音室或选择隔音效果较好的耳机创造较稳定的静音环境。给发声时间逐渐增加无背景声的时间，有背景声的时间长短和时间间隔随机，背景声的响度和种类也随机。发音材料选择单音节词。

3. 操作要领　逐步调节背景声的大小，患者能在掩蔽状态下听到自己的声音。

（五）碰撞法

1. 定义　指通过滚球撞物，提示患者在球撞物的瞬间突然增加响度发音，以提高患者的响度及其控制能力。主要适用于响度过低。

2. 训练步骤

（1）碰撞时发音：让患者滚球撞瓶的同时发音，在球滚动的过程中持续发/m---/音，球撞到瓶时突然增加响度发目标音。

（2）想象碰撞并发音：让患者边想象滚球撞瓶的过程边发音，在想象滚球的过程中持续发/m---/音，球撞瓶的瞬间突然增加响度发目标音。

（3）迁移训练：利用其他类似的碰撞动作或场景进行训练。

3. 操作要领　患者在球撞到物体时注意突然增加响度发目标音。

四、音质障碍的针对性训练方法

音质障碍主要表现为气息声、粗糙声、紧张性发声以及起音异常。气泡发音法、半吞咽法主要用于气息声的治疗；哼鸣法、吟唱法主要用于粗糙声的治疗；哈欠-叹息法、喉部按摩法主要用于紧张性发声的治疗；气息式发音法、甩臂后推法主要用于起音异常的治疗。具体如下：

（一）气泡发音法

1. 定义　通过柔和的气泡式发音，使患者的声带得到放松，声带振动更为均匀而且富有规律性，同时使声带内收能力增强，从而改善患者嗓音音质。适用于音质障碍，尤其适用于声带闭合不全导致的音质障碍。

2. 训练步骤

（1）微微张开嘴，尽量放松喉咽腔，在呼气时，从喉咙中发出一系列低沉的、缓慢的噼啪声，如气泡冒出一样。

（2）微微张开嘴，尽量放松喉咽腔，在吸气时，从喉咙中发出一系列低沉的、缓慢的噼啪声，如气泡冒出一样。

（3）微微张开嘴，尽量放松喉咽腔，呼气时，从喉咙中发出一系列低沉的、缓慢的噼啪声，如气泡冒出一样。然后在用嘴吸气时从喉咙中发出一系列低沉的、共鸣的缓慢的噼啪声。呼气和吸气时交替发气泡音。

（4）微微张开嘴,尽量放松喉咽腔,在呼气发气泡音进行到一半时,以气泡音缓慢发/i/,并尽量延长。

（5）微微张开嘴,尽量放松喉咽腔,在吸气发气泡音进行到一半时,以气泡音缓慢发/i/,并尽量延长。

（6）微微张开嘴,尽量放松喉咽腔,在吸气或呼气时发气泡音,然后自然发音,如/i/等,并尽量延长。

3. 操作要领　嘴巴适度张开,发低沉缓慢的气泡音。

（二）半吞咽法

1. 定义　通过在吞咽进行到一半时用较低的音调大声地发/bo---m/音,使产生的气流在声道内反作用于声带,以提高声带闭合的能力。适用于声带闭合不全导致的音质障碍。

2. 训练步骤

（1）在吞咽进行到一半,喉的位置处于最高时进行发/bo---m/音。

（2）在吞咽进行到一半,喉的位置处于最高时进行发/bo---m/+/i/音。

（3）在吞咽进行到一半,喉的位置处于最高时进行发/bo---m/+/i/+/bo---m/音。

（4）在吞咽进行到一半,喉的位置处于最高时进行发/bo---m/+以/y/开头的词语(如椅子、衣服等)。

（5）在吞咽进行到一半,喉的位置处于最高时进行发/bo---m/+以/m/开头的词语(如米饭、蜜蜂等)音。

（6）在吞咽进行到一半,喉的位置处于最高时进行发/bo---m/+以/y/、/m/开头的短句(如蜜蜂采蜜等)

（7）在半吞咽时去掉/bo---m/,直接半吞咽时发音,然后逐渐将吞咽也淘汰,练习自然发音。

3. 操作要领　在吞咽进行到一半即喉的位置处于最高的时候发音。

（三）哼鸣法

1. 定义　通过闭嘴哼鸣的方式发音,使哼鸣时在声道内的气流反作用于声带,促进患者声带的闭合,改善其音质。适用于由于声带闭合不全导致的音质障碍。

2. 训练步骤

（1）哼鸣动作要领的学习:向患者介绍哼鸣的动作要领,即哼鸣时嘴唇自然闭合,气流从鼻腔出来。利用图片,与患者一起哼鸣。注意哼鸣时声带是振动的,气流从鼻腔出来。可将手放于患者的鼻腔前,看气流是否从鼻腔出来,或让患者将手放于自己的甲状软骨处感觉声带的振动。

（2）哼调:向患者介绍哼调的动作要领,即哼鸣时嘴唇自然闭合,气流从鼻腔出来。利用图片,与患者一起哼调。自然闭合双唇,气流从鼻腔发出,从易到难哼不同的调。注意哼鸣时声带是振动的。

（3）哼歌:向患者介绍哼歌的动作要领,即哼鸣时嘴唇自然闭合,气流从鼻腔出来。利用图片,与患者一起哼歌。自然闭合双唇,气流从鼻腔发出,哼熟悉歌曲的调子。注意哼鸣时声带是振动的。

（4）哼歌后发音:向患者介绍哼歌后发单元音的动作要领,即哼歌时嘴唇自然闭合,气流从鼻腔出来,发音时再将嘴巴张开。利用图片,与患者一起哼歌后发单元音。自然闭合双唇,气流从鼻腔发出,然后嘴巴张开,过渡到发/ɑ/、/i/、/u/或以浊音开头的单音节词。注意哼歌时声带是振动的。

3. 操作要领　双唇自然闭合,持续哼鸣。

（四）吟唱法

1. 定义　指用类似唱歌的形式,流畅连贯地说话,使音调响度变化较小,声带振动舒适规律,从而改善音质。

2. 训练步骤

（1）吟唱式发无意义音节:以单一的音调,连续发重复的音节,如:/ha/-/ha/、/ha/-/ha/-/ha/、/ha/-/ha/。

（2）吟唱式说单音节词:用单一的音调连续发音,说单音节词,并适当延长韵母部分的发音时间。如:"花-花-花-花-花……"。

（3）吟唱式说双音节词:用单一的音调连续发音,说双音节词,并适当延长韵母部分的发音时间。如"蛤蟆-蛤蟆-蛤蟆-蛤蟆"。

（4）吟唱式读句子:用单一的音调连续发音,读句子,并适当延长韵母部分的发音时间。

（5）自然音与吟唱音的交替训练。采用自然音和吟唱音交替的说话方式,体会自然音与吟唱音之间的差别,建立舒适的起音方式。

3. 操作要领　吟唱时流畅连贯,音调响度变化不大。

（五）哈欠-叹息法

1. 定义　通过夸张的哈欠式叹息,将声道充分张开,咽缩肌放松,并在叹息时发音,体会"舒适"的发声和自然的音质,从而获得正确的起音方式。适用于发声时声道过于紧张、硬起音和高音调的患者。

2. 训练步骤

（1）全身放松,打哈欠,并在快结束时叹息。

（2）在哈欠快结束的时候说/h/,例如:/h/、/h-h/、/h-h-h/、/h-h-h-h/……

（3）叹息时发/h/,然后分别加入/ɑ/、/u/、/i/,例如:/h-ɑ/、/h-ɑ-ɑ/、/h-ɑ-ɑ-ɑ/、/h-ɑ/-/hɑ/、/ha-ha/、/ha-ha-ha/。

（4）发以/h/音开头的词,例如,/h+以 ɑ 开头的韵母/---/以 ɑ 开头的词/,/h+以 o 开头的韵母/---/以 o 开头的词/,/h+以 e 开头的韵母/---/以 e 开头的词/。

（5）从字词过渡到简单的句子,其中含/h/音的词所占比例超过 50%,例如,好;很好;黄色和红色;狐狸在湖边喝水。

3. 操作要领　做哈欠-叹息时动作应夸张,并在叹息过程中舒适地发音。

（六）喉部按摩法

1. 定义　通过对患者喉部肌群或特定穴位的按摩,达到放松喉内外肌的目的。

2. 操作步骤

（1）治疗师以右手拇指和示指置于甲状软骨的两侧后缘,以拿法和揉法进行纵向按摩。

（2）治疗师以双手拇指指腹分别对患者颈前部第一侧线（喉结旁开一分处直下）、第二侧线（第一、三侧线中间直下）和第三侧线（喉结旁开一寸半直下）进行纵向推拿。

（3）治疗师以双手拇指分别点揉患者颈前部两侧的"人迎穴"，然后点揉两侧的"水突穴"。

（4）治疗师以双手拇指和示指拿患者两侧颈前部的胸锁乳突肌。

每次喉部按摩可进行约 30min。

3. 操作要领　按摩时动作不宜过于剧烈，力量以患者能忍受为度。

（七）咀嚼法

1. 定义　指通过做夸张的咀嚼运动，并在做咀嚼动作的同时柔和发音，来放松发声和构音器官，从而改善发声音质的方法。主要适用于嗓音音质异常。

2. 训练步骤

（1）咀嚼的同时发单元音。

（2）咀嚼的同时数数。

（3）咀嚼的同时朗读词语。

（4）咀嚼的同时朗读短语。

（5）咀嚼的同时交谈。

（6）去除咀嚼，自然言语。

3. 操作要领　在夸张咀嚼的同时柔和发音。

（八）气息式发音法

1. 定义　是通过采用气息式的发音帮助放松声带和咽缩肌，从而建立正常的起音方式。主要适用于硬起音，以及由硬起音导致的高音调。

2. 训练步骤

（1）硬起音与软起音的比较：利用图片，向患者介绍图片所代表的意义（一幅代表硬起音，另一幅代表软起音），并模仿两种发音，让患者进行区分比较，可以让患者触摸治疗师发音时喉部，使其能感觉到治疗师在模仿硬起音时喉部较紧张僵硬，模仿软起音时喉部较为柔软，并能听到发声时伴有气息声。

（2）以/h/开头的气息式发音练习：先以/h/音来诱导柔和起音方式（气息式发音），然后试着不发/h/音，直接发这些词。有两种不同的模式，分别为：

模式 1：/h+以 y 开头的词/---/以 y 开头的词/，如/h+鸭/---/鸭/；

模式 2：/h+以 w 开头的词/---/以 w 开头的词/，如/h+窝/---/窝/。

（3）以/s,sh/开头词语的气息式发音：用气息式发音法说以/ s /、/ sh /开头的词诱导出正常的发音，来避免硬起音的发生。有五种模式，分别为：

模式 1：/s,sh+以 i 开头的韵母/---/以 y 开头的词/，如"/四/---/鸭/"。

模式 2：/s,sh+以 u 开头的韵母/---/以 w 开头的词/，如"/笋/---/挖/"。

模式 3：/s,sh+以 α 开头的韵母/---/以 α 开头的词/，如"/三/---/啊/"。

模式 4：/s,sh+以 o 开头的韵母/---/以 o 开头的词/，如"/送/---/哦/"。

模式 5：/s,sh+以 e 开头的韵母/---/以 e 开头的词/，如"/蛇/---/鳄/"。

（九）甩臂后推法

1. 定义　让患者在甩臂后推的同时突然发音来提高声门闭合能力，减少软起音，帮助其建立正确的起音方式。主要适用于软起音。

2. 训练步骤

（1）甩臂后推法的动作要领：治疗师向患者示范甩臂后推的动作，并让患者学习一起做。治疗师指导患者紧握双拳提至胸前，深吸气，然后在用力呼气的同时将手臂突然向下向后甩至臀部以下时，手掌完全张开（图6-44）。

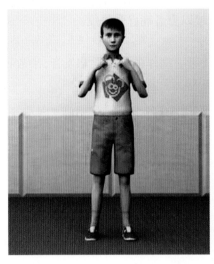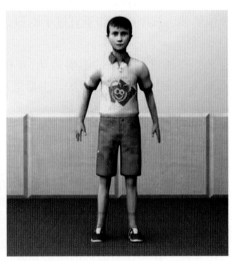

图6-44　甩臂后推法

（2）减少软起音：用力甩臂后推的同时发音。边做动作边发单元音，注意用力甩手臂，并与此同时起音，以提高声门闭合能力，减少软起音的产生。

（3）减少软起音并逐渐建立正确的起音方式：边甩臂后推边说单音节词。用力甩臂后推的同时发声，注意用力甩手臂，并与此同时起音，以提高声门闭合能力，减少软起音。在此基础上，逐渐过渡到正确的起音方式发声。

（4）建立正确的起音方式：省略甩臂后推动作，直接说单音节词。发音时起音方式正确，呼吸与发声协调。

五、共鸣障碍的针对性训练方法

共鸣障碍主要包括前位聚焦、后位聚焦、喉位聚焦、鼻音功能亢进、鼻音功能低下。后位音法可以用于治疗前位聚焦；前位音法、伸舌法可以用于后位聚焦；口腔共鸣法可以用于治疗鼻音功能亢进；鼻腔共鸣法可以用于治疗鼻音功能低下；胸腔共鸣法、头腔共鸣法、U声道法、鼻音/边音刺激法可以用于治疗共鸣音质异常。具体如下：

（一）后位音法

1. 定义　后位音法通过发一些发音部位靠后的音来体会发音时舌位靠后的感觉，帮助减少发音时舌位靠前的现象，从而达到治疗前位聚焦的目的。主要适用于前位聚焦。

2. 训练步骤

（1）夸张地发/k/、/g/本音：治疗师提示患者夸张地发/k/、/g/本音，并利用视觉提示等方式，让患者体会发音时舌位靠后的感觉。

（2）/k/、/g/开头的单音节词练习：治疗师为患者选择含/声母 k、g+韵母 u、ou、e/构成的单音节词朗读，如"哭"等，其中，声母/k/、/g/和韵母/u、ou、e/均为口腔后位音，用夸张的方式发这些音，有助于矫正发声的前位聚焦问题。注意让患者延长其元音部分，体会舌位靠后的感觉，从而使聚焦点向舌后位转移。

（3）/k/、/g/开头的双音节词练习：治疗师为患者选择含以/k/和/g/开头的词语朗读，如"开关"等。同样地，治疗师提示患者延长其中的元音部分，引导其体会后位聚焦的感觉。

（4）含/k/、/g/开头词语的句子练习：治疗师为患者选择含以/k/和/g/开头词语的句子练习朗读，如"公公的肚子鼓鼓的"等，使聚焦点向舌后位转移。

（二）前位音法

1. 定义　前位音法指通过让患者发一些发音部位靠前的音来体会发音时舌位靠前的感觉，帮助其减少发音时舌位靠后的现象，从而达到治疗后位聚焦的目的。主要适用于后位聚焦。

2. 训练步骤

（1）以耳语声用力发/p/、/b/、/t/和/d/开头的词语：治疗师引导患者采用耳语声，用力读词语。选词原则：声母/p/、/b/、/t/、/d/+韵母/i/。治疗师注意提示患者延长元音部分的发音时间，并引导其体会舌位靠前的感觉，使患者的共鸣聚焦点向舌前位转移。

（2）自然地发/p/、/b/、/t/和/d/开头的词语：治疗师引导患者以自然的嗓音练习发以/p/、/b/、/t/、/d/开头的单音节词语。其组合形式为：声母/p/、/b/、/t/、/d/+韵母/i/。治疗师注意提示患者延长元音部分的发音时间，并引导其体会舌位靠前的感觉，使共鸣聚焦点向舌前位转移。发/p/和/b/时，要求嘴唇噘起，双颊鼓起，然后突然释放出气体。

（3）自然地发以/m/、/s/开头的词语：治疗师引导患者以/m/和/s/和开头的词语，如"米"，其组合形式为：/声母 m 或 s + 韵母 i /。治疗师注意提示患者延长元音部分的发音时间，并引导其体会舌位靠前的感觉，使共鸣聚焦点向舌前位转移。

（4）自然地朗读含前位音的句子：治疗师引导患者练习一些含前位音较多的句子，如"皮皮吹泡泡"。患者可先用较缓慢的语速说句子，最后再用正常的语速说。治疗师注意引导患者让共鸣聚焦点向舌前位转移。

（三）伸舌法

1. 定义　伸舌法通过让患者将舌伸出口外用高音调发前位音，扩张口咽腔，引导其体会发音时口咽腔放松的感觉，从而治疗因咽腔和喉部过于紧张而导致的喉位聚焦和后位聚焦。

2. 训练步骤

（1）伸舌发音：如图 6-45 所示，让患者伸出舌头发元音/i/（图 6-45A），如患者不能自己完成，治疗师可用示指抵住患者的下颌，帮其微微张开嘴，伸出舌头。若患者难以伸舌发音，可让患者用双手拉住双耳，挺胸，然后伸舌发音，注意颌部和舌部都要放松（图 6-45B）。注意要保持患者的最佳音质，治疗师可通过让患者用不同的音调发音来找到最佳状态，然后再进行后续的训练。

（2）回缩舌体时发音：治疗师要求患者伸舌后慢慢将舌体回缩，同时发/i---/或/mi---/，舌缩回至口腔后，再过渡到发以声母/y/或/m、b、p/开头的单音节词。舌回缩至口腔后，可换气后再发音，注意保持发/i/时的发音状态。

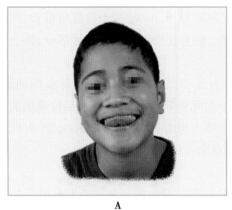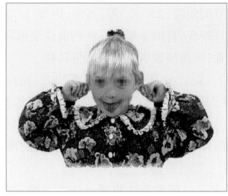

图 6-45　伸舌法/i/示意图

（3）正常地发前位音：治疗师要求患者先用正常嗓音发/i---/或/mi---/，逐渐过渡到发以/y/或/m、b、p/开头的单音节词，注意保持发/i---/或/mi---/时的发音状态。

（4）与慢板节奏结合训练：结合重读治疗法中的慢板节奏进行步骤（3）中词的发音训练，如：/yi-YI-yi/。

（四）口腔共鸣法

1. 定义　口腔共鸣法指在咽腔打开、放松的状态下，同时舌放松，舌尖抵住下切牙发/hɑ/音；在咽腔缩紧，舌收缩成束状，下颌张开度减小的状态下，发/hu/音；或者发一些包含不同舌位变化的词语和短句，帮助患者体会口腔共鸣的感觉，从而建立有效的口腔共鸣，提高口腔共鸣能力。主要适用于鼻音功能亢进患者。

2. 训练步骤

（1）"口腔共鸣法"动作要领的学习：治疗师利用图片（图 6-46），向患者介绍口腔共鸣法的动作要领，即咽腔打开、放松，同时舌放松，舌尖抵住下门牙，发/hɑ/音；咽腔缩紧，舌收缩成束状，下颌张开度减小，发/hu/音。

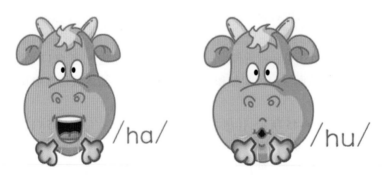

图 6-46　口腔共鸣法动作要领

（2）发/u---/音，变化不同的音调体会口腔共鸣：治疗师指导患者发/u---/音模仿风声，以体会韵母共鸣和音调的变化。

（3）高元音的口腔共鸣训练：治疗师指导患者发高元音/i、u、ü/，体会腭咽闭合较好的情况下感受较强的口腔共鸣。

（4）单音节词的口腔共鸣训练：治疗师选择以高元音或送气塞音开头的单音节词，如"鱼、扑"，进行口腔共鸣训练。

（5）双音节词的口腔共鸣训练：治疗师选择以高元音或送气塞音开头的双音节词，如"衣物、土坯"进行口腔共鸣训练。

（五）鼻腔共鸣法

1. 定义　鼻腔共鸣法是指悬雍垂下降，声波进入鼻腔后所产生的共鸣效果。鼻腔共鸣法是通过发鼻音，帮助患者体会鼻腔共鸣的感觉，从而建立有效的鼻腔共鸣，提高鼻腔共鸣能力。主要适用于鼻音功能低下。

2. 训练步骤

（1）鼻腔共鸣法动作要领的学习：治疗师可利用图片（图6-47），向患者介绍鼻腔共鸣法的动作要领，让患者拿一手指放在鼻侧感受发音时鼻腔的振动。

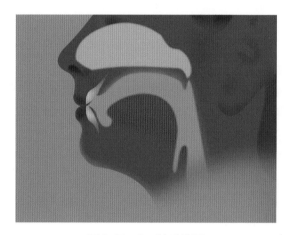

图6-47　/m/的舌位图

（2）鼻韵母与非鼻韵母的对比训练：治疗师指导患者，将手放在鼻翼两侧，来感受发音时非鼻韵母与鼻韵母的不同。发非鼻韵母时鼻腔基本没有振动，而发鼻韵母时，鼻腔有明显的振动。

（3）单音节词的鼻腔共鸣训练：治疗师选择含有鼻音的单音节如"猫、马、牛、泥"，对患者进行鼻腔共鸣训练。

（4）双音节词或多音节词的鼻腔共鸣训练：治疗师选择含有鼻音的双音节，如"妈妈、奶奶、美女、农民"，对患者进行双音节词或多音节词的鼻腔共鸣训练。

（5）短语或句子的鼻腔共鸣训练：治疗师选择包含较多鼻声母或鼻韵母的短语或句子，如"猫咪喵喵叫"，对患者进行短语或句子的鼻腔共鸣训练。

（六）胸腔共鸣法

1. 定义　胸腔共鸣法指通过以低音调持续发音，使声波在胸腔产生共鸣，帮助患者体会胸腔共鸣的感觉，从而建立有效的胸腔共鸣。主要适用于共鸣音质异常。

2. 训练步骤

（1）胸腔共鸣的触觉感知：让患者采用五个音阶降序的方式分别持续发/m/、/i/，如图6-48所示。高音调到低音调发音，体会随着音调降低，胸腔振动越来越明显。

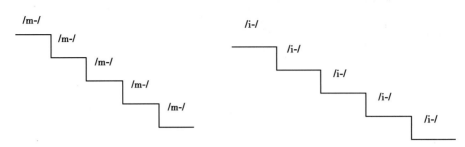

图 6-48　胸腔共鸣法示意图

（2）元音的胸腔共鸣训练:让患者用低音调持续发元音,如:/ɑ---/ 、/o---/,体会胸腔共鸣。在此过程中,要求患者在发音时较好地利用胸腔共鸣,感觉声音像是从胸部发出来的一样,同时注意控制音调的稳定。

（3）单音节词的胸腔共鸣训练:让患者将胸腔共鸣运用到单音节词的发音过程中,如:"马、猫"。在此过程中,要求患者在发音时较好地利用胸腔共鸣,感觉声音像是从胸部发出来的一样,同时注意控制音调的稳定。

（4）双音节词的胸腔共鸣训练:让患者将胸腔共鸣运用到双音节词的发音过程中,如:"妈妈、美国"。在此过程中,要求患者在发音时较好地利用胸腔共鸣,感觉声音像是从胸部发出来的一样,同时注意控制音调的稳定。

（5）短语的胸腔共鸣训练:让患者将胸腔共鸣运用到短语的发音过程中,如:"妹妹采蘑菇、医生去医院"。分别用以/m/开头的词组成的句子、以/i/开头的词组成的句子进行练习。在此过程中,要求患者在发音时较好地利用胸腔共鸣,感觉声音像是从胸部发出来的一样,同时注意控制音调的稳定。

（七）头腔共鸣法

1. 定义　头腔共鸣法指通过以高音调持续发鼻音,使声波在头腔产生共鸣,帮助患者体会头腔共鸣的感觉,从而建立有效的头腔共鸣。主要适用于共鸣音质异常,也适用于喉位聚焦。

2. 训练步骤

（1）头腔共鸣的触觉感知:治疗师可以通过要求患者以高音调持续发鼻音/m/ 、/n/,来诱导头腔共鸣。发音时,患者可以将手放于头顶,体会发音时头腔的振动,感觉声音像是从头部发出来的一样。

（2）元音的头腔共鸣训练:治疗师可以通过要求患者用高音调持续发长音/ m + 韵母/或/n+ 韵母/,如:/m---ɑ/ 、/ n---ɑ/,来体会头腔共鸣。这个训练要求在发音时较好地利用头腔共鸣,感觉声音像是从头部发出来的一样,同时注意控制音调的稳定。

（3）单音节词的头腔共鸣训练:让患者将头腔共鸣运用到单音节词的发音过程中,如:/m---猫/ 、/n---鸭/。这个训练要求在发音时较好地利用头腔共鸣,感觉声音像是从头部发出来的一样,同时注意控制音调的稳定。

（4）双音节词的头腔共鸣训练:让患者将头腔共鸣运用到双音节词的发音过程中,如:/m---妈妈/ 、/n---音乐/。这个训练要求在发音时较好地利用头腔共鸣,感觉声音像是从头部发出来的一样,同时注意控制音调的稳定。

（5）短语的头腔共鸣训练：让患者将头腔共鸣运用到短语的发音过程中，如："音乐真美妙"。省略鼻音诱导，直接运用头腔共鸣发音。这个训练要求在发音时较好地利用头腔共鸣，感觉声音像是从头部发出来的一样，同时注意控制音调的稳定。

（八）U 声道法

1. 定义　U 声道法指通过发/u/，使整个声道通畅，同时体会胸音与头音之间的转换过程中不同共鸣腔振动的变化，从而获得良好的共鸣效果。主要适用于治疗共鸣音质障碍。

2. 训练步骤

（1）胸音发/u/：治疗师向患者介绍胸音发/u/的动作要领，即发音时感觉到整个声道的打开，并能体会到胸腔的轻微振动。然后，与患者一起练习胸音发/u/：发/u/音时将手放于胸前，能体会到胸腔在轻微振动。

（2）从胸音转换到头音发/u/：治疗师向患者介绍动作要领，即发音时感觉到整个声道的打开，从胸音转换到头音时应自然连贯。然后，与患者一起练习发/u/时从胸音转换到头音：用胸音发/u/，将手放于胸前，仔细体会胸腔轻微振动的感觉。然后将胸音逐渐转换到头音，此时，将手放于头顶，可以感受到头顶从不振动到轻微振动，体会从胸腔振动到头部振动的感觉。

（3）头音发/u/：治疗师向患者介绍头音发/u/的动作要领，即发音时感觉到整个声道的打开，并能体会到头部的轻微振动。然后，与患者一起练习头音发/u/：发/u/音时将手放于头顶，能体会到头部的轻微振动。

（4）从头音转换到胸音发/u/：治疗师向患者介绍动作要领，即发音时感觉到整个声道的打开，从头音转换到胸音时应自然连贯。然后，与患者一起练习发/u/时从头音转换到胸音：用头音发/u/，将手放于头顶，仔细体会头部轻微振动的感觉。然后将头音逐渐转换到胸音，此时，将手放于胸部，可以感受到胸腔从不振动到轻微振动，体会从头部振动到胸腔振动的感觉。

（九）鼻音/边音刺激法

1. 定义　鼻音/边音刺激法通过交替发鼻音和边音，来促进鼻腔和喉腔间共鸣的转换，以帮助患者获得良好的共鸣音质。主要适用于共鸣音质异常。

2. 训练步骤

（1）鼻腔共鸣感知：将患者的手指放在治疗师的鼻翼两侧，治疗师示范发鼻音/m/、/n/，让患者感知治疗师的鼻腔共鸣。让患者跟着一起发音，感受鼻腔共鸣，并体会发这些音时喉部较为舒适自然的感觉。

（2）喉腔共鸣感知：将患者的手指放在治疗师的喉部，治疗师示范发边音/l/，让患者用手感知治疗师的喉腔共鸣。让患者跟着治疗师一起发音，感受喉腔共鸣，并体会发这些音时喉部较为舒适、自然的感觉。

（3）鼻腔共鸣训练：让患者发以鼻音/m/或/n/开头的单音节词，并在每个词语之间加入一个/ɑ/音，要求其连续发音，如男子汉啊男子汉，男子汉、√、蚂蚁啊蚂蚁，蚂蚁、等。如患者不能感知鼻腔共鸣，可要求他把手放在鼻部体会。发音时注意保持连贯，在逗号处深吸气后再发音。应根据患者的情况确定连续发音的词语难度及个数。

（4）喉腔共鸣训练：让患者发以边音/l/开头的词语。先发单音节词，并在每个词语之间加入一个/ɑ/音,要求其连续发音,如:/龙啊龙啊龙,龙/。发音注意保持连贯,逗号处深吸气再发音。如患者不能感知喉腔共鸣,可要求他把手放在治疗师喉部体会。在此过程中,治疗师应根据患者的情况确定连续发音的词语难度及个数。

(5)鼻、喉腔共鸣交替训练:将鼻音/m/、/n/与边音/l/结合起来,交替训练:先练习单音节词,后可拓展为双、三音节词,如:/龙啊牛啊龙/、/毛虫啊绿叶啊毛虫/、/练习本啊毛线团啊练习本/。发音注意保持连贯,逗号处深吸气再发音。在此过程中,治疗师应根据患者的情况确定连续发音的词语难度及个数。

(万勤　肖永涛　胡金秀)

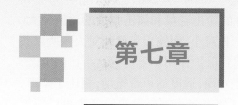

第七章

生理类技术疗法

言语治疗师掌握的技术越多,在临床工作中运用的选择就越广,治疗取得理想效果的可能性就越大。因为同样的技术,对某个患者有效,换一个患者未必有效,有些治疗师擅长,而另一些治疗师未必熟悉。所以在选择治疗技术时,既要考虑什么技术对患者有帮助,也要结合自己对这项技术的掌握程度以及运用这项技术的自信程度,来制定治疗方案。

第一节 共鸣嗓音疗法

一、共鸣嗓音疗法成人版

(一)科学基础

共鸣嗓音疗法全称 Lessac-Madsen 共鸣嗓音疗法(Lessac-Madsen resonant voice therapy),是由美国匹兹堡大学医学中心 Katherine Verdolini Abbott 教授设计的一套系统的嗓音发声训练。为纪念著名声乐教练 Arthur Lessac 博士和 Mark Madsen 教授在共鸣发声领域的开拓性贡献,Katherine Verdolini Abbott 教授将此疗法以两位的姓氏命名。该疗法持续 8 周,每周一次面对面练习。作为非手术性和非药物性的发声方法训练,共鸣嗓音疗法主要用于加强喉部肌群的功能,治疗嗓音嘶哑,使声带不易受损。共鸣嗓音疗法在全球范围内有专门的学习班,施行该疗法的医务人员必须受过 Katherine Verdolini Abbott 教授或其指定专业人士为期 2 天的训练。

共鸣嗓音疗法的适应证较为广泛,既包括声带过度闭合,尤其是那些发声紧张亢进,习惯挤嗓者,也包括声门闭合不全。这是因为该疗法能够优化声带的闭合程度,减小声带撞击烈度,在保护声带的同时,提高音量、改善嗓音。与声带过度闭合或声门闭合不全相关的临床嗓音问题主要包括声带水肿、声带小结、非充血性声带息肉、声带瘢痕、声带炎症和声带麻痹。该疗法的禁忌证为声带出血。这类患者通常需要绝对禁声,也不适合做其他涉及声带振动的嗓音治疗。患痉挛性发声障碍的患者通常也不适用于共鸣嗓音疗法,因为收效甚微。最后,那些对于振动及其部位较为敏感,且能听辨共鸣音的患者往往能从共鸣嗓音疗法中受益最多。因为该疗法的重点是对振动部位的感知和对共鸣嗓音的辨识。按时保质完成练习者,疗效大多较为理想。

对于共鸣嗓音疗法的基本训练原则,Titze 等(2012)从生物力学和生物学机制,以及运动习得理论这两方面进行了阐述。

共鸣嗓音疗法要求发声时声带处于将将闭合的状态。Berry 等(2001)发现,在声带突相距 0.6mm 左右,也就是声带将将闭合时,声带振动产生的输出音量和撞击强度的比值最大。也就是说,声带在声带突相距 0.6mm 振动时,撞击强度相对小,而输出音量相对大。所以共鸣嗓音的练习者可以在说话较为响亮的同时,对声带起到保护作用。要达到这个声门形态,需要体会喉部在发声时的轻松感。Branski 等(2007)还发现,适度的声带振动,相比于禁声,更有利于急性声带炎症的消除。对于慢性的声带病灶(如声带小结),共鸣嗓音也可以使其改善甚至消退。

共鸣嗓音疗法还要求能量靠前的发声效果。能量靠前的标志是头面部前端组织的振动(即共鸣)。以鼻音/m/为例,发此音时双唇及硬腭前端的振动感即说明能量靠前,也可以说是声音位置(tone placement)靠前。再以舌尖浊擦音/z/为例,发此音时舌尖即硬腭前端靠近门牙处的振动感对应靠近口腔前端的能量。从发音部位而言,凡是收窄部位或成阻部位在头面部前端的,如上两例中的双唇鼻音/m/和舌尖-齿龈浊擦音/z/,都比较容易在头面部前端产生振动,因此这些音适合于共鸣嗓音的初学者练习,以体会头面部的振动和能量靠前的感觉。

练习方法和训练原则主要是基于运动医学中关于运动习得(motor learning)的基本发现。这些发现包括:①将练习者的注意力引向动作的结果和效果(如音质、喉部的感觉),而不是向练习者具体描述生物力学上的要点,如声带要分开 0.6mm 左右。②多使用经验性的而非分析性的语言。③间或地,而不是频繁地向练习者提供反馈。④使练习者在多种语音环境中(如音节、词语、句子),在不同的物理环境中(如安静和吵闹的场所),在不同的情绪下(如兴奋、难过、愤怒)练习共鸣嗓音。模拟练习者日常生活中的具体用声场合,在特定情景下进行发声演练。

用 Katherine Verdolini Abbott 倡导的五种技巧纠正练习时的错误:①自我扫描。从头到脚体会自己身体各部位的感觉(紧张、放松、僵硬、不适等)。专注于体会,身体的紧张通常在被觉察后就会自然放松。②放松。将练习者的身体作为放松的对象,治疗师用按摩等手法帮助练习者从紧张调整为放松。如治疗师按压、轻拍练习者肩膀帮助放松该部位。③演示。治疗师向练习者演示放松发声、共鸣发声的效果,而不是用语言向练习者描述应该怎么做。④告知。只有在前三种方法无效的情况下,治疗师才会用语言告知练习者该如何练,要注意哪些方面等。⑤负向练习。让练习者将他错误的行为放大并重复,然后再做一个正确的行为,形成对比。如练习者发声紧张,可以请练习者故意挤着嗓子说一个词语,然后在喉部放松地把这个词语再说一次,体会两次的不同。

要特别注意患者在治疗时和回家后的依从性。影响依从性的两大因素是自我效能(self-efficacy)和医患互动的质量。自我效能即练习者自己对完成任务和达成目标能力的信念,治疗师要通过鼓励、肯定等积极提示来促进练习者自我效能的形成。医患互动的治疗决定了练习者对治疗师的印象和信任度,进而影响到练习者对治疗师的依从性。

共鸣嗓音疗法的基本内容包括嗓音护理和发声训练。在 8 周内,帮助患者习得一种特殊的发声模式,使发声更省力,音质更理想。训练从单个音的发声开始,逐渐过渡到共鸣音在日常会话中的自然运用。基本治疗方法是感知共鸣振动的部位和听辨共鸣音。共鸣嗓音疗法旨在帮助练习者发现自己最自然、最优化的嗓音,而不是通过强加一个外在的技术来影响交流方式。共鸣嗓音疗法与保持个人的嗓音特点和交流风格不矛盾。

共鸣嗓音疗法主要针对说话时的嗓音。它可以直接运用于演员的发声训练。该疗法本身就是受到著名声乐教练 Lessac 博士的一些训练手段的启发设计而成。Katherine Verdolini Abbott 教授在共鸣嗓音疗法中采用了 Lessac 博士的一些方法。很多情况下共鸣嗓音疗法可以被用作常规的表演训练。共鸣嗓音的技法也适用于歌唱并能够改善歌唱效果。当然,这需要辅之以声乐指导。因为共鸣嗓音疗法本身不构成一个完整的声乐训练方案。

(二)临床应用

共鸣嗓音疗法包含拉伸及暖嗓练习、鼻音哼鸣、吟诵练习、鼻音应答、音量控制练习、对话练习。一个疗程 8 次,治疗师直接指导练习者的训练通常为每周 1 次,练习者每天需要自行完成规定的练声任务。以下内容是本章编者以共鸣嗓音疗法的基本步骤为框架,结合汉语特点和临床经验扩展而成。

1. 拉伸及暖嗓练习　这套练习通常每天 2 次,每个伸展动作一般做 20~30s。在练习过程中,用鼻子吸气,嘴巴吐气。熟练后可以针对个人情况有选择地练习。

(1)扩胸运动:挺胸收腹站立,双脚略分开,与肩同宽。弯曲两臂,置于胸前,保持与地面平行,掌心向下。两臂向身体侧后摆动,配合呼吸。体会胸部及肩部的扩展。

(2)伸背运动:双脚分开略宽于肩站立。十指交叉,手掌外翻,双臂向前探出,头顺势低下,臀部略向后坐。维持 5~8s,体会背部肌肉的拉伸感(图 7-1)。

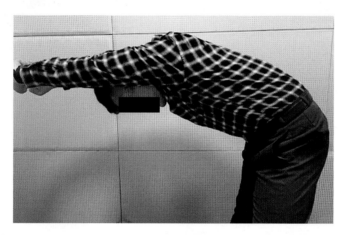

图 7-1　伸背运动

(3)耸肩运动:吸气耸肩,肩头耸起靠近双耳;吐气松肩,双肩及臂缓缓放松(图 7-2)。

(4)转颈运动:头部自然向前低垂。颈部放松,沿顺时针方向缓慢转动。当头颈部侧转至左肩上时,体会右侧颈部肌肉拉伸;当头颈部侧转至右肩上时,体会左侧颈部肌肉拉伸。数圈后颈部换成逆时针方向转动。

(5)颈部侧伸:将右手置于头部左上方,使头部自然地倒向右侧,维持 5~8s,体会左侧颈部肌肉拉伸;再把左手置于头部右上方,让头部自然地倒向左侧,维持 5~8s,体会右侧颈部肌肉拉伸(图 7-3)。

(6)下颌按摩:右手示指弯曲呈数字"九"状,大拇指抵住示指弯曲处。向上按压下颌处肌肉,保持压力,示指关节由内向外慢慢前移(图 7-4)。主要按摩舌骨上肌群。

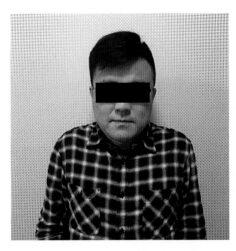
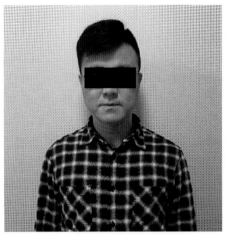

图 7-2 耸肩-松肩

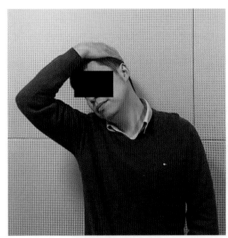
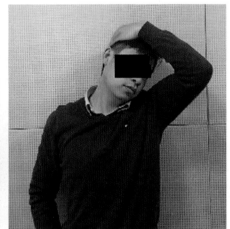

图 7-3 颈部侧伸

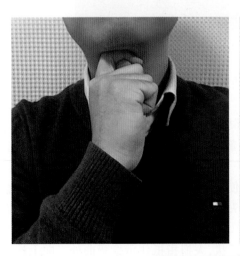
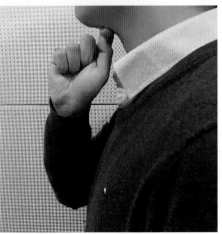

图 7-4 下颏按摩（正面、侧面）

（7）下颌拉伸：用拇指和示指做出 V 形手势，扣住下巴；两侧咬肌放松，把下巴往下拉，使口唇被动张开（图 7-5）。

（8）咬肌按摩：用双手掌根从嘴角外侧向颧骨方向推，保持脸部、嘴唇放松（图 7-6）。

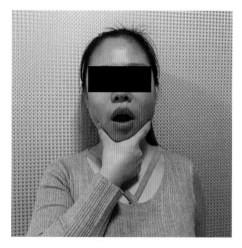

图 7-5　下颌拉伸

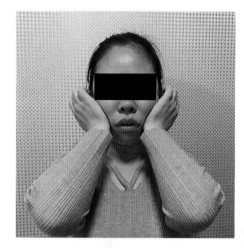

图 7-6　咬肌按摩

（9）咽腔扩展：做打哈欠状吸气，吐气时保持口咽部扩展并发/ɑ/，注意体会声音位置是否靠近口腔前端。

（10）舌肌伸展：舌头向外伸出至最大限度，同时两臂后伸扩胸。

（11）呼吸肌热身（颤唇或颤舌）：嘴唇或舌头放松，吐气使嘴唇或舌头振动，并保持声带振动，发出声音。体会喉部的轻松感及腹部肌肉的收缩感。

（12）暖嗓练习：口含吸管发类似/u/的音，使气流经习惯流出，勿通过鼻腔。分别在舒适的音高上发声，滑高、低音，发重音。最后吹一首简单的曲调（如生日快乐歌）等。共计 3~5min。

2. 基本训练式　保持喉部放松，用自然、舒适的音高，发双唇鼻音/m/（或舌尖鼻音/n/、舌根鼻音/ng/）。体会面部和硬腭振动感的程度和位置。用下列方法找到理想的音高，使面部及硬腭前端的振动感趋于明显：

（1）发鼻音时，缓慢地从低音滑到高音，或从高音滑到低音，通过比较发现哪个音能在前齿后部，硬腭前端造成最大振动，同时使喉部发声最省力轻松。

（2）音高不变，柔声吟诵。尝试多个音高，比较硬腭前端齿龈处的振动程度和喉部发声的松弛程度。

除了调整音高，也可以通过改变口型，即采用倒喇叭口型发声来加强振动。倒喇叭口型发声是为了让共振集中发生在脸部前端。在共鸣嗓音疗法的开始阶段集中训练用倒喇叭口型发声是为了使练习者熟练掌握这个姿势，从而在将来的日常发声中能随时调用这个姿势迅速找到发声时的共鸣。具体步骤为：

（1）张大嘴巴，做打哈欠状。

（2）保持口咽部打开，合拢双唇，保持口腔前端窄小而前突，使口腔空间后端宽大，前端窄小，类似倒喇叭形状。如图 7-7 所示。

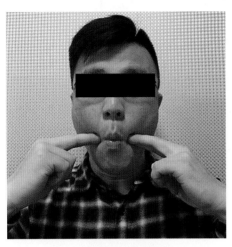

图 7-7 倒喇叭口型发声

把示指和无名指放在嘴角两侧,上下齿之间,保持口腔后端打开。注意张嘴时脸部肌肉保持放松,双唇合拢的过程中争取不咬到齿间两指,通过保持打哈欠的口型维持上下齿间距。

此外,练习者还可以通过改变唇形、舌位、音量,体会振动大小、位置、面积,使自己对振动感变得十分敏感。

需要注意的是,在追求面部和口腔前端振动的共鸣效应的同时,必须保持喉部在发声时的轻松感,因为喉部的轻松感对应了声带将将闭合的声门形态,而这种声门形态是保证声带振动时产生较小冲击应力,保护声带的基础。

3. 吟诵式 以面部及口腔前端振动充分的鼻音开头,后接常用元音,并且在元音音段仍保持振动位置靠前。在同一个音高,吟诵单个及多个鼻音和元音组成的音节,逐步在多音节结构中混入非鼻音音节,然后过渡到自然语调,最后加入音量、语调的变化。现以/i/、/ɑ/、/u/为例描述吟诵式的练习步骤:

/i/组:延长第一声,吟诵"咪-咪-咪-咪-咪""咪-咪-批-批-咪-咪""米米笑眯眯(吟诵式,全句第一声)""猫咪笑眯眯(吟诵式,全句第一声)""猫咪笑眯眯(用每个字的正常声调读)",最后试着用不同音量、语调,变化重读词语说这句话,保持声音位置靠前,喉部放松。

/ɑ/组:延长第一声,吟诵"嘛-嘛-嘛-嘛-嘛""嘛-嘛-趴-趴-嘛-嘛""妈妈爸爸妈妈(吟诵式,全句第一声)""妈妈爸爸妈妈(用每个字的正常声调读)",最后试着用不同音量、语调,变化重读词语说这句话,保持声音位置靠前,喉部放松。

/u/组:延长第一声,吟诵"姆-姆-姆-姆-姆""姆-姆-扑-扑-姆-姆""木门铺上木板(吟诵式,全句第一声)""木门铺上木板(用每个字的正常声调读)",最后试着用不同音量、语调,变化重读词语说这句话,保持声音位置靠前,喉部放松。

4. 应答式 在对话中穿插使用鼻音/m/或"嗯"来表示肯定、赞同、惊讶、疑问、思索等。通过变换音高,保持或重新找回共鸣所需的合适音高,使练习者在日常对话的时候能够经常自我检测喉部的感觉和声音的位置,保持共鸣发声。在治疗时,治疗师可以问练习者一些是非问,练习者用鼻音来应答。如"外面下雨吗?""嗯。"练习者可以用降调表示肯定,曲折调表示否定,升调表示疑问或惊讶,延长调表示思考。

5. 对比式 从1数到10。前5个数字用嘶哑的声音,后5个数字用轻松、靠前的声音。从周一数到周日,前3个词用嘶哑的声音,后4个用轻松、靠前的声音。在其他词语、短语、句子、段落中用对比的方式发声。

6. 音量变化练习 用双掌代表声带,掌心间距代表声带振幅。在自然、舒适的音高上发鼻音和元音组合的音节(如/mi/、/mɑ/或/mu/)。掌心间距,即振幅一开始很小,代表最小音量,然后逐步加大。相应地,音量从最小逐渐变大,同时保持声音位置靠前,喉部放松。随后掌心间距逐步变小,声音由响到轻。初学时,由于从轻及响再到轻,对气息的控制和长度要求较高,可以先练由轻及响的音量变化,熟练后再练由轻及响再变轻。另一个初学时常见的问题是音量变化不明显,治疗师可以把音量分成轻、中、响三挡,用双掌间距的大小代表不同的音量"挡位"，并演示发声，提示练习者通过调节气流量来调整声带振幅，进而改变音量。最后，需要提醒练习者保持音高不变，不要随着音量提升音高。

该练习可以用单音节的形式练，即延长发一个音节（如/mi/）时，改变元音音量，也可以重复发某个音节（如/mi/-/mi/-/mi/-/mi/-/mi/复发），改变该音节的音量，也可以重复发某个词语（如猫咪-猫咪-猫咪-猫咪……）改变词语音量。练习者要注意体会腹部对气流的调控，以及喉部的轻松感。在某个音节上能够自如地调控音量后，可以尝试其他鼻音和元音的音节组合或者其他词语，在不同的音高上进行音强变化练习。

7. 对话式　在前半个疗程中，每次治疗最后 5～10min 可以进行一些内容中性、音量适中的日常对话，比如聊聊一天的生活、天气、嗓音等。也可以进行一些小音量对话练习，比如设定在图书馆对话、在电话中聊天等。后半个疗程中，对话的时间可以逐步延长，可以进行一系列功能性的角色扮演：分别在相隔距离远、需要大声的场景下对话（如老师讲课），在有背景噪声的场景下对话（如餐厅点菜、操场活动），在情绪性的场合对话（如辩论、争吵、欢庆），在对话人嗓音嘶哑时或练习者感到特别困难的情景下对话。

二、共鸣嗓音疗法儿童版

（一）科学基础

儿童版的共鸣嗓音疗法名为嗓音探险（adventure in voice），其生物力学上的要求和成人版相同，即令两条声带在振动时处于将将闭合的状态，这样最有利于产生松弛的振动，发出洪亮的声音。嗓音探险也遵循了成人版所参照的运动习得和加强依从性的原则。同时，结合儿童心理学和行为管控方面的知识，调整了训练的方法，采用了大量具体、生动的教学活动和发声游戏。

嗓音探险最初是为认知能力完整、年龄 4～11 岁的、因嗓音使用不当而造成声音嘶哑的儿童设计。这项治疗也可以在相关医务人员认为适宜的情况下，用于其他儿童或成人。但是，由于该疗法需要依靠对物理振动的感知来发挥疗效，因此有感知问题的儿童不宜接受该治疗。对于嗓音的任何使用，包括该疗法中提及的技法，都禁止用于有声带出血症状或刚刚动过喉外科手术的儿童。施行该疗法的医务人员必须受过 Katherine Verdolini Abbott 教授或其指定专业人士为期 2 天的训练。

目前针对儿童嗓音问题的行为学治疗，存在一个普遍的局限，即缺乏前瞻性的随机对照研究（prospective randomized control study）数据。即便是零星的、个案式的关于儿童嗓音治疗的报道也鲜有发表。因此，未来需要进行更多关于儿童嗓音治疗的科研工作。

传统方法在治疗因儿童嗓音使用不当引起的嗓音疾病时往往集中于"嗓音护理"或"间接治疗"，特别强调嗓音保护。通常给儿童列出能做和不能做的事。比如不能喊，不能叫，不能模仿摩托或动物的声音，不能清嗓子，说话要轻声，凑近别人说话、不要很远就喊，使用软起音（soft onset），使用舒适的音高和音量等。儿童常常被要求注意这些嗓音使用的规范，在复诊时由医务人员检查实施情况。在少数情况下，儿童也会接受直接嗓音治疗。这些治疗大多要求儿童用气息声（breathy voice）说话，并把这种技术作为嗓音保护的一部分。

如果儿童的嗓音问题是由嗓音使用不当导致（绝大多数情况如此），那么通过限制嗓音使用来解决嗓音问题行之有理。但问题不在于这种思路的逻辑而在于如何落实。很多儿童精力旺盛，喜爱吵闹。有嗓音问题的儿童大多如此。通过令行禁止的手段让这类儿童做到嗓音保护的各条注意事项的可能性很小。而且，Branski 等发现，恰当用声，特别是在口腔前部产生振动的发声在一些情况下能够抑制炎症,促进声带炎性疾病的恢复。

嗓音探险和传统疗法的主要差异在于,前者重点考量认知方面,后者强调行为方面(如操作性条件反射)。传统疗法通常在正确完成指定发声行为后才给予"奖励"。嗓音探险对于凡是认真训练(如认真接受治疗、完成家庭作业)的儿童都给予"奖励"。嗓音探险主要是以发挥儿童本人在学习中的主动性为原则,尤其强调儿童主动采用不同的发声方式,使儿童在不依赖具体的生物力学指导的情况下,主动想办法转换发声方式。

(二)临床应用嗓音探险中的技巧及其阐释方法

嗓音探险的总目标是使儿童习得一种健康的发声方式,并应用于大部分使用嗓音的场合,比如轻声和大声说话,在背景噪声下说话,情绪激动地说话。该疗法强调儿童对嗓音的功能性使用,并兼顾趣味性。嗓音探险有普通话版,包含治疗师手册和患者手册。手册中的材料是运用基本原则的具体例子。基本原则在下文有具体说明。但这些材料只是示例,治疗师完全可以基于这些例子,结合基本原则设计其他活动,当然也可以简单地按照手册中的例子和儿童一起完成训练,达成目标。

嗓音探险各项练习的基本原则可以概括为三个字母"APT"。"A(active)"表示主动性;"P(perception and production)"表示听说结合;"T(therapeutic)"表示治疗性。主动性是指将儿童作为一名主动的参与者。在治疗过程中,让儿童经常回答问题,选择活动,创造性或艺术性地进行发声练习。主动性原则体现了注意力对于学会某项运动技能的重要性。通过不断要求儿童共同设计并积极参与活动,儿童的注意力会被活动深深吸引。需要注意的是,治疗中采用的活动不能因为过于好玩而喧宾夺主,以至于把儿童的注意力从嗓音训练上转移到别处。听说结合是指在儿童和治疗师互动时,要不断地从听和说两方面鼓励儿童练习目标发声方式。之所以要听说结合,是因为听和说对于运动技能的习得起着旗鼓相当的重要作用。听说结合必然导致训练以嗓音的音质为目标,而不是以发声时的生物力学机制为目标。此外,要强调知觉体验性的,而非理论分析性的治疗。治疗性指所设计的活动应该区别于日常的、非专业性的活动。用于治疗的活动要强调功能性、显著性、重复性和练习的多样性。功能性是指训练内容要和游戏活动融为一体,而不是把练习强加在活动中。如果儿童能在活动中自然而然地练习发声,治疗就可以达到最佳效果。显著性是指在治疗活动中通过感觉与声学上放大和对比正确及错误的发声方式,改善学习效果。重复性指每次治疗过程中大量重复正确的发声方式。练习的多样性指根据患者的不同特点使用大量不同的物理、情感、语音材料,以利于在日常生活里运用正确的发声方式。有时候治疗师可以不拘泥于手册上所列活动,即兴设计一些针对不同儿童特点的练习。但在设计新练习时,治疗师应该遵循APT原则。

整套疗法包含8次治疗,以结伴探险的游戏形式进行。治疗全程,儿童和探险向导(即治疗师)一同探索新的、健康的发声方式,养成健康的护嗓习惯。

第1次治疗主要围绕以下目标,根据APT原则设计活动:

1. 让儿童明白发声原理以及自己声带为什么会出问题。
2. 针对儿童情况,与儿童讨论后列出2~3项在嗓音卫生方面需要改进的事项。
3. 使儿童能够听辨轻松、紧张,以及干净、沙哑的嗓音,并逐步形成对音质的判断意识。
4. 使儿童能够听辨音量不同的嗓音,并逐步形成对音量的判断意识。
5. 针对儿童情况,制定几个可以用肢体语言代替叫喊的场合。

对于音高异常的儿童,可以加入听辨音高的目标,并设计相应活动。回家作业应包括每天自评嗓音音质,自查嗓音卫生的完成情况,自查肢体语言的使用情况。设定具体目标后,要制定易于记录和量化的标准,便于儿童自查和治疗师检查。如目标是每天喝 3 杯水,可以让儿童画一个杯子的形状表示 1 杯水,每天喝几杯就画几个杯子。

第 2 次治疗的目标包括:

1. 使儿童对振动的感觉和部位的敏感化。

2. 使儿童对口腔内部振动的部位和程度敏感化。

3. 使儿童能够自我调节振动的部位和程度。

4. 使儿童能够自我评定发声时喉部是否放松,口腔前端是否有振动。

5. 使儿童在功能性语境中通过简单的发声体验放松的振动。

回家作业应包括每天自评嗓音音质,每天 2 次练习喉部放松、口腔前端振动的发声(如鼻音哼鸣),每天 2 次在游戏中(如回答问题)练习鼻音哼鸣。

第 3 次治疗的目标包括:

1. 在含鼻音的音节和词语中发出放松振动的声音。

2. 将放松振动的嗓音以吟诵的形式运用到更多语境中。

3. 使儿童能够交替发出紧张嘶哑和放松干净的声音。

该目标可以从数数等简单任务练起,如数 1~5 时用紧张沙哑的嗓音,6~10 时用放松干净的声音,然后逐步增加任务的复杂程度,如在读课文时、讲故事时交替使用这两种嗓音,使儿童逐步具备调控嗓音的能力。回家作业包括每天自评嗓音音质,每天 2 次练习喉部放松、口腔前端振动的发声(如鼻音哼鸣),每天交替使用嘶哑和干净的声音 2 次,可以念儿歌、背古诗,也可以叙述当天的一件事,或讲一个简短的故事。

第 4 次的治疗目标包括:

1. 拓展吟诵涉及的音节种类和语言单位(如从鼻音音节拓展到各类音节,从短语扩展到句子),并运用到功能性语境中。

2. 使儿童学会通过调节气流量来改变音量。

回家作业包括每天自评嗓音音质,每天 2 次练习喉部放松、口腔前端振动的发声(如鼻音哼鸣),每天 2 次和家长或兄弟姐妹一起进行共鸣吟诵的拓展练习,如读古诗、讲故事等,下次治疗带一个同龄玩伴来活动。

第 5 次治疗的主要目标是在功能性语境中,用放松振动的嗓音大声说话。练习从词语开始,到句子、段落,再到大段对话。活动内容要紧扣儿童的日常生活和学习,如拉拉队助威、诗朗诵表演、歌舞彩排、主持等。治疗的重点也要从简单的练习转到日常交流活动。回家作业包括每天自评嗓音音质,每天 2 次和家长或兄弟姐妹一起进行共鸣吟诵的拓展练习,如读古诗、讲故事等,每天用放松振动的嗓音大声表演日常生活和学习中的一项任务,或者玩 1 次需要大声说话的游戏(如老狼老狼几点钟),在玩耍过程中帮助儿童自查嗓音。

第 6 次治疗的主要目标是使儿童在较为吵闹的环境中,学会用放松振动的嗓音说话。治疗师需要根据儿童的情况,设计一系列在有背景噪声的情况下用声的活动,这些活动在难度上需要循序渐进,同时又是儿童在日常生活中常用的。回家作业包括每天自评嗓音音质,每天 2 次和家长或兄弟姐妹一起进行共鸣吟诵的拓展练习,每天和玩伴进行一次户外游戏,玩耍时家长监督,并鼓励儿童自查嗓音。

第 7 次治疗的主要目标是使儿童在不同情绪下学会用放松振动的嗓音说话。治疗师需要设计一系列能引发儿童在不同情绪下说话的活动,如讲笑话、说倒语、过家家、吵架、角色扮演等,这些活动应尽可能地和儿童的日常生活联系起来。回家作业包括每天自评嗓音音质,每天2次和家长或兄弟姐妹一起进行共鸣吟诵的拓展练习,每天用轻松靠前的嗓音讲至少1次笑话。

第8次治疗回顾这个疗程中的嗓音保健注意事项和各项用声技巧,重点练习需要加强和巩固的技巧,进行阶段性评估,并和家长、儿童沟通是否需要进行后续治疗,何时复查等。

每次治疗的内容要有所衔接,即后一次治疗时,对前一次治疗的相同内容有部分重叠和拓展。如第3次治疗中的吟诵练习以鼻音音节为主,第4次治疗可以重复吟诵练习,但在音节结构上要有扩展,即加入非鼻音音节,语言单位的长度上要有所增加,如从短语到单句,从单句到复句。游戏设计也不应是治疗师单方面规定的,为了要发挥儿童的自主性,激发其积极性,治疗师通常提出一个活动的框架,然后和儿童一定制定活动细则。

总体而言,嗓音探险的操作难度大于共鸣嗓音疗法成人版。因为共鸣嗓音疗法的成功实施条件是治疗师掌握共鸣嗓音的发声技巧,并且听感敏锐,而嗓音探险还需要治疗师能够给予APT原则设计、调整练声的活动,并且从行为上管控住儿童,使其配合。出于质量控制的考虑,要购买嗓音探险普通话版并使用该套疗法用于临床工作的治疗师,必须参加Katherine Verdolini Abbott 教授或其指定言语病理师的学习班,并取得结业证书。

第二节　气流轻声疗法

一、科学基础

气流轻声疗法(confidential flow therapy)全称 Casper-Stone 气流轻声疗法,由 Katherine Verdolini Abbott 教授和 Jacqueline Gartner-Schmidt 教授整理归纳而成。和共鸣嗓音疗法一样,该疗法前冠以人名,是为了纪念对该疗法有重大贡献的 Jenina Casper 博士和 Ed. Stone 博士。该疗法的科学基础和共鸣嗓音疗法相似,仍基于 Berry 等(2001)和 Jiang 等(1994)的发现。这些对声带间距和声带冲击应力、音量关系的研究发现,声带冲击应力和间距成反比。虽然当声带间距接近 0.6mm 时,由于音量提高,冲击应力减小,音量和冲击应力的比值最大,但冲击应力会随着声带间距的增大而进一步减小,同时音量下降。与相对大的声带间距,相对小的音量和声带冲击应力对应的发声方式就是气流轻声(confidential flow phonation)。气流轻声,对于需要额外保护的声带,如声带良性增生性病变(如声带小结、声带息肉、声带囊肿等)手术术后的嗓音康复尤为合适,对有屏气说话习惯的嗓音疾病患者也非常有用。

二、临床应用

气流轻声疗法最核心的内容是体会介于耳语和正常发声之间的,气流充沛、喉部放松的发声状态。气流发声是相对于紧张发声和气息声而言的,训练时治疗师应带领练习者在复杂度渐增的语言单位体会、操练气流发声的技巧。

第一步,用两指提起纸巾一角,让垂下的纸巾位于嘴前 3~5cm 处,吸气后发/hu/音,感觉将体内的气流全部呼出。纸巾被吹起,向练习者提供了气流是否充足的视觉反馈。重复此练习直至熟练掌握。要注意胸、肩、颈、喉的放松。

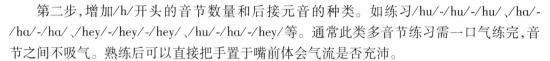

第二步，增加/h/开头的音节数量和后接元音的种类。如练习/hu/-/hu/-/hu/↘、/hɑ/-/hɑ/-/hɑ/↘、/hey/-/hey/-/hey/↘、/hu/-/hɑ/-/hey/等。通常此类多音节练习需一口气练完，音节之间不吸气。熟练后可以直接把手置于嘴前体会气流是否充沛。

第三步，继续增加音节的多样性和长度。如先把/h/换成其他的送气清辅音，如/p/、/t/、/k/等，同时加强韵母的多样性，如/pɑ/-/tɑ/-/kɑ/↘、/pɑn/-/pɑng/-/pen/等。再把声母换成不送气音或浊音，如/b/↘、/d/↘、/g/或/m/↘、/n/↘、/l/等。

第四步，分辨气流发声和气息声（breathy voice）。用气流充沛、带气息声的方式发各类音节，观察纸巾随发声时的气流而飘起。然后在发声时仍使纸巾飘起，但声音里不要带出气息声，这样就达到了气流发声的状态。

第五步，用自然的声调发短语、句子，朗读段落，进行对话等。发声时仍要达到气流充沛，能使纸巾飘起，但又不带气息声的音色。

第三节　嗓音功能锻炼

一、科学基础

嗓音功能锻炼（vocal function exercises）是一系列的发声练习，旨在加强和平衡喉部肌肉组织运动，并平衡气流与肌肉运动的关系。Briess 指出了喉部肌肉组织状态与声音质量之间的直接关系。他认为，特定的喉部练习在发声功能亢进导致嗓音障碍的患者中特别有效。这种直接的生理层面的练习在嗓音治疗中的优点在于，喉部肌肉活动和呼吸的协调性得以加强。此外，这些练习可以解决诸如声音能量集中的位置、硬起音和喉部紧张度等问题。

由于嗓音功能锻炼是用于加强发声系统协调性和肌肉功能的生理性练习，类似于其他提升生理功能的练习，如慢跑、游泳、举重、有氧运动等，早期研究聚焦于嗓音功能锻炼在提高正常发声方面的功效。Stemple（1994）将 35 位女研究生分成实验组、对照组、安慰剂组。实验组接受嗓音功能锻炼，对照组不接受任何干预，安慰剂组进行无治疗性的发声练习，28天后进行声学、空气动力学和频闪喉镜测试。声学指标包括音量、最长发声时间、基频范围；空气动力学指标为发声气流率；频闪喉镜则考察声带形态、黏膜波、振动对称性、相位对称性（phase symmetry）等。进行嗓音功能锻炼的实验组，在与正常发声相关的各项指标中后测显著优于前测，而控制组和对照组的前测和后测指标没有显著不同。进行嗓音功能锻炼后的改变包括音量提高，发声气流率降低，最长发声时间提高，音域（尤其是低音区）得到拓展。频闪喉镜的各项指标治疗前后变化不大，仅相位对称性在后测中更佳，研究者认为这可能说明相位对称性对于正常人群的嗓音功能变化最为敏感。

嗓音功能锻炼可以改善老年喉患者的嗓音。Sauder 等（2010）对 9 名老年喉患者（7 男 2女），进行嗓音功能锻炼 6 周后，对比治疗前后的嗓音障碍指数、发声费力程度、治疗师对患者嗓音的主观感知评估、声学参数，以及频闪喉镜结果。发现嗓音障碍指数、主观感知评估中的气息声和紧张程度都有改善。Gorman 等（2008）对 19 名男性老年喉患者，进行嗓音功能锻炼 12 周后，对比治疗前后的空气动力学参数和最长发声时间，发现治疗后发声气流率下降、声门下压升高、最长发声时间提高。

嗓音功能锻炼也可以提高声乐专业人士的发声效率。Sabol 等（1995）将 20 名高校的声乐专业学生分成实验组和对照组,每组10人,各3男7女。实验组在常规练声的基础上加入嗓音功能锻炼,对照组只进行常规练声。6周后,实验组的发声气流率显著下降,音量和最长发声时间显著提高。

总之,嗓音功能锻炼对健康嗓音、老年喉和艺术嗓音的改善作用有大量的研究证据支持。

二、临床应用

嗓音功能锻炼旨在平衡呼吸、发声和共鸣三大系统,提高发声效率,即以一定的肺活量,使声带尽可能持久地振动。包括暖嗓练习、伸展练习、收缩练习和力量练习。

暖嗓练习要求以F调为音高(男声F3,女声F4),尽可能长地发元音/i/,并加入浓重的鼻音,使共鸣区域位于头面部前端。用使声带充分振动的最小音量发声,小音量能够促进发声和呼吸的协调,也能加强喉部肌肉群的参与。注意保持声音稳定,避免破音、断音、颤音。

伸展练习为滑高音练习。英语中Stemple建议用升调发单词knoll,音节开头的鼻音比较容易使声音能量靠前,ol这个音能使口腔后部打开,前端收窄前突,促进声音能量靠前。普通话中,由于没有l收尾的音节,我们在临床上通常用升调的"奴"音代替,把这个音无限拉长,即从最低音滑到最高音。在滑高音的过程中,声带得到伸展,其延展性得到锻炼,有助于拓展高音。滑音时需要持续提供充足流畅的气流,保证声音平滑,避免破音。在此基础上,增加圆唇程度,加强气流供给,体会唇部振动感,使声音能量靠前,在滑音时发带出类似鸣警报般的嘟嘟声。在真声上滑至极限后过渡到假声,继续上滑。在真假声换声点要注意控制气流,避免破音,用假声滑音后,仍需保持喉部放松,并继续提供充沛的气流,高音需要的气流量更大。

收缩练习为滑低音练习。英语中Stemple建议用降调发单词knoll,我们在临床上通常用降调的"怒"来代替,把这个音无限拉长,即从最高音滑到最低音。在滑低音的过程中,声带慢慢缩短,其收缩性得到锻炼,有助于拓展低音。滑音的要点和伸展练习相似,发声时带出类似飞机投弹时的轰鸣音。滑音可以始于假声部,也可以始于真声部的高音,相对而言,从假声开始滑要储备的气流更多。滑到低音区时,注意不要挤喉。随着音高的降低,声音自然渐渐消散。

力量练习为不同音阶的最长发声时间练习。英语中Stemple建议发ol音,由于普通话没有l结尾的音节,我们在临床通常用"屋"音代替,在五个不同的音高进行最长发声时间发声,其中两个低音,两个高音,一个中音,通常男声为C3、D3、E3、F3、G3,女声为C4、D4、E4、F4、G4。不同的音高锻炼不同喉内肌的肌力和耐力。两个低音训练甲杓肌(即声带的肌肉部分)。两个高音训练环甲肌,因为环甲肌能使声带拉长,主要负责高音区和音高。一个中音用来平衡甲杓肌和环甲肌,能够促进高低音转换时的平稳过渡。在保持声带充分振动的前提下,尽量使用最小音量,同时体会嘴唇的振动,通过带出嘟嘟声使声音能量靠前。

暖嗓练习和力量练习都需要测最长发声时间,治疗师需要给练习者设定理想的目标时长。方法是测定练习者的肺活量,按男声每秒消耗100ml气流、女声每秒消耗80ml气流来估算目标时长。如某男性练习者肺活量3 500ml,则其暖嗓练习和力量练习的目标时长为35s(3 500/100)。

各项练习的指令和要领简述如下:

（一）暖嗓练习

以 F 调为音高,尽可能长地发元音/i/。

要领:

1. 带上鼻音以促进声音能量靠前。

2. 保持声带充分振动的最小音量。

3. 喉部放松。

（二）拉伸练习

发类似"奴"的音,从最低音滑到最高音。

要领:

1. 气流充沛,尤其在高音时提供更多的气。

2. 体会嘴唇震颤引起的嗡嗡声,保证声音能量靠前。

3. 喉部放松。

4. 真假声换声点无破音。

（三）收缩练习

发类似"怒"的音,从最高音滑到最低音。

要领:

1. 气流充沛,尤其在高音时提供更多的气。

2. 体会嘴唇震颤引起的嗡嗡声,保证声音能量靠前。

3. 喉部放松。

4. 真假声换声点无破音。

（四）力量练习

分别以 C、D、E、F、G 为音高,尽可能长地说"屋"。

要领:

1. 保持声带充分振动的最小音量。

2. 体会嘴唇震颤引起的嗡嗡声,保证声音能量靠前。

3. 喉部放松。

每天练习 2 次,每次各项练习重复 2 遍。通常每周的最长发声时间会增加 1~3s 不等,某些时候进程会略有波动。

第四节　励-协夫曼言语治疗

一、科学基础

全球大约有 3 亿人口患有影响口语交流的神经性疾病。特发性帕金森病患者有 600 万,其中 89% 有交流障碍。典型症状为声音轻细,带气息声,缺乏语调变化,声哑,以及口齿不清晰。这些症状显著影响了他们的日常沟通和生活质量。传统的言语治疗对于帕金森病着重于语速和构音方面的训练,但效果不佳。励-协夫曼言语治疗(Lee Silverman voice treatment,LSVT)完全聚焦于发声,但产生的效果却是系统性的,改善了嗓音、构音的准确性,言语可懂度,语速、韵律等言语交流的多个方面。该疗法由美国科罗拉多大学波尔得分校 Lorraine Ramig 教授设计,并以第一个接受该治疗的患者励-协夫曼命名。此后,又根据励-协夫曼言语治疗衍生出了针对帕金森病患者肢体活动问题的一套疗法,为区分这两套疗法,将针对言语交流的那套称为 LSVT LOUD,将针对肢体活动的命名为 LSVT BIG。Ramig 团队自1983 年起对 LSVT LOUD 进行了大量研究,并获得了该疗法在改善音量、口齿清晰度等方面的大量证据。

LSVT LOUD 针对不充分的肌肉活动,以及运动迟缓和运动功能减退的病理生理机制,聚焦于音量的训练。加强声源,从工程学的角度看可以改善信号传递的效果。从发声系统的角度看,以音量为突破口,可以激发整个系统中诸多方面(如构音的准确度)的同时改进。LSVT LOUD 在感觉运动(sensorimotor)方面的重新校准(recalibration),有助于患者在日常生活中习惯用校准后的新音量交流。和嗓音治疗的其他疗法或技术不同,LSVT LOUD 要求高强度、高频率和高努力度,其治疗目标又十分简单明了,即把高响度发声用于日常交流。LSVT LOUD 的标准步骤与许多运动训练的设计原则吻合,而这些原则有助于激发神经可塑性(neural plasticity),促进大脑在患侧半球的重新组织。

早期研究将 LSVT LOUD 和一些呼吸疗法做比较。这些呼吸疗法同样具有高频率、高强度、高努力度的特点。研究发现,LSVT LOUD 对于帕金森病患者的音量提高比单纯的呼吸疗法更有效、更持久,还改善了嗓音音质。治疗后未发现发声紧张、亢进。

后续研究发现 LSVT LOUD 不仅提高了音量和音质,还改善了构音的准确度、清晰度、语速和韵律。Sapir 等(2007)比较接受以及未接受 LSVT LOUD 训练的两组帕金森病患者在发元音/ɑ/、/i/、/u/时的声学效果。研究者通过考察第一和第二共振峰,发现实验组患者发出的这三个主要元音在声学上具有更大的区分度,这不仅使不同的元音更容易被听者区分,也反映了实验组患者的发音器官(即舌体)运动更加到位。嗓音和构音方面的研究证据表明,发声和构音可以在神经机制上有所重叠。

还有一些研究则发现 LSVT LOUD 对帕金森病患者的吞咽障碍和面部表情也有改善作用。

对于聚焦于音量能够带来如此多方面提高,研究者们产生了巨大的热情,并随之提出了一个问题,即音量的提高是否需要系统的强化训练? 一次性的指导加练习是否也可以? 研究者于是加了一类"刺激性练习",即治疗师通过一次训练,要求、指导练习者用大音量说话。刺激性练习不同于 LSVT LOUD,后者规定 1 个月内进行 16 次、每次 60min 的高强度练习,这样的高强度设计旨在使练习者将新的发声行为内化,摆脱对外部辅助信息(如治疗师的提醒)的依赖,促进练习者调动学习、记忆和内源性的依赖(如自我提示、自我监控、自我调节)等多种技能维持新的发声行为。Will 等发现,经过 LSVT LOUD 训练的帕金森病患者,在发元音时各音在声学参数上的区分度显著增大,而经过刺激性练习的患者则没有这种变化。Liotti 等调查了 5 位帕金森病患者的大脑活动情况,发现给予刺激性练习后,大脑活动没有改变,而经过 LSVT LOUD 训练 1 个月后大脑活动有所改变。这些发现表明 LSVT LOUD 这一高强度、系统性的训练相对于刺激性练习,能更好地改善构音,并且促进神经生理活动的改变,而这些改变对于练习者内部感觉运动的重新校准是必要的。

运用 PET/CT 进行的神经影像学研究发现 LSVT LOUD 训练后患者在进行口语沟通时,大脑右半球言语运动区、多模式感知整合区、听觉区被更多地调用。尤其是右半球 Brodmann 分区中的 21、22 区和颞上沟的活动,可能反映了对音量、音高等语音要素的自我监测意识。

虽然 LSVT LOUD 的主要适应证是帕金森病造成的嗓音言语障碍,但对于涉及帕金森病的合并症,以及其他原因造成的嗓音言语问题也有帮助。研究表明,对于帕金森病合并 Shy-Drager 综合征或接受过脑深部电刺激手术的患者,LSVT LOUD 也能改善口语沟通。这些患者通常有逐渐加重的症状,比特发性帕金森病患者在功能减退方面更加迅速。然而,在接受 LSVT LOUD 训练后,他们在说话可懂度、功能性交流以及嗓音诸方面都表现出了进步。治疗 6 个月后,他们在嗓音言语方面的表现仍优于治疗前。此外,LSVT LOUD 还对小脑性共济失调、多发性硬化、脑卒中、老年喉患者的沟通有帮助。改善不局限于嗓音音量的提高,而是涉及了言语沟通的多个方面。

对于儿科患者,LVST LOUD 能够改善脑瘫患者和唐氏综合征患儿说话的响度、嗓音音质和发音清晰度。

训练的强度、动作的复杂性、显著性是 LSVT LOUD 的几大要素。

高强度训练是触发长期功能性改变的重要条件。而强度可以通过训练频率(如每周训练次数、每次训练持续时间、各项目的重复次数)和练习者努力发声的程度等调控。对一个新的发声行为高强度的持续练习是神经功能发生长期改变的必要条件。习得新行为而没有持续练习不足以激发神经的可塑性。1 个月 16 次面对面、一对一的训练,每次 60min,每项练习重复至少 15 次,这种设计保证了训练的频率,也削弱了由于患者依从性不够而对训练强度产生的影响。受过专门培训的治疗师的监督和指导,可以促进练习的充分性和稳定性,使练习者在发声时努力程度最大化。

复杂的运动能够激发更大的神经可塑性。但帕金森病使患者自主运动逐渐丧失,进行复杂的运动对于该群体是非常困难的。因此,治疗师要循序渐进地增加运动的复杂性。在治疗伊始要尽可能地将指令、要求简单化、明确化。比如只训练患者对音量这一简单目标的自主控制。练习的常用语从最简单的单音词开始,再到双音词,三音节词,四五字的短语短句,直至单句、复句、段落。进行对话练习时也要遵循复杂性递增的原则,如从回答简单的是非问(如"你住在上海吗")开始,到特指问(如"你住在哪里"),开放式问题(如"你今天起床后做了什么"),再到功能性场景的角色扮演(如点餐)等。

显著性是指练习者执行一项任务后获得的激励越多,受益越大,就越能激发神经可塑性。因此,在治疗过程中,治疗师需要频繁、及时地肯定和鼓励练习者,如告知练习者"声音很响亮""比以前更容易听到了"等。这些评论加强了"音量"这个参数在练习者心中的显著性。治疗师还可以和患者家属沟通,甚至对其进行简单培训,使家属能在家中给予练习者及时的激励和肯定。另外,由于帕金森病患者长时间处于低功能发声的状态,他们对自己音量的感知和实际音量(或他人对他们音量的感知)存在非常大的偏差。通常他们觉得自己音量不轻,甚至觉得音量已经够响,而事实是音量远不够响。治疗师需要提醒他们注意这一点,有时甚至可以用回放录音的方法来让他们感知平时说话和大强度练声时的音量差异,使他们意识到用新的模式发声对他们音量提高的帮助。

二、临床应用

LSVT LOUD 的科研工作是目前各类嗓音疗法中做得最系统、最充分的。不仅如此,LSVT LOUD 还有规范的临床培训和成功的商业运作。治疗师必须参加为期 2 天的学习班并且得到相关证书,才可以在临床运用 LSVT LOUD。

LSVT LOUD 和其他嗓音疗法最显著的不同在于患者主观感知的努力程度和训练的强度。在训练时,患者必须用自己所感知到的最大努力程度发声。强度高是指 LSVT LOUD 每周 4 节课,每节课 60min,持续 4 周。训练期间需要保证最大努力程度、最大响度及最长发声时间,强调对新声音的自我感知。主要步骤如下:

（一）/ɑ/音的最长发声时间练习

吸足气后,用最大努力程度尽可能响亮地发/ɑ/音,并将其尽可能地延长,重复至少 15 次。每次治疗师需要记录练习者发/ɑ/音的持续时间和音量。需要使用秒表和分贝仪。测音量时必须在一个安静的环境中,使患者的嘴唇和分贝仪的麦克风保持一定距离（通常为 30cm）。如果患者在持续发声的过程中音量下降,治疗师需要提醒患者保持音量的稳定。当患者努力程度不够时,治疗师需要督促患者使其尽力。当患者未吸足气就开始发声,或吸气后漏掉一部分气再开始发声,或气流未用完就停止发声,治疗师要指出并纠正。总而言之,治疗师必须时刻监督、鞭策,保证练习者始终进行高强度练习。

（二）滑音练习

发/ɑ/音时从低音滑到高音再滑到低音,重复至少 15 次。该练习同样要求最大努力程度和大音量。治疗师只需记录滑音时的音量,无需计时。

（三）功能性发声练习

根据练习者日常交流的实际需要,整理常用语,按词、短语、句子由简到繁进行归类。每次练习选取至少 15 个常用语,练习者用最大努力程度和最大音量说,治疗师逐个记录音量。在练习后期,练习者可以朗读段落或和治疗师对话,但仍必须使用最大努力程度和音量。在整个治疗周期中,治疗师要提醒练习者保持喉部放松,避免发声紧张。

1 个月的训练中,练习者投入的精力是非常大的。治疗师和家属需要在取得进步时不断鼓励练习者,才能够激励其做出继续努力,使嗓音言语功能得到最大程度的提高,并在日常交流中体现。

第五节　重音治疗法

一、科学基础

重音治疗法（accent method）由丹麦语音学家 Svend Smith 在 20 世纪 30 年代设计,在北欧国家最为常用。该疗法强调治疗的整体性,旨在协调呼吸、发声、构音和共鸣。该疗法受到鼓手 Joe Bogdana 和艺人 Josephine Baker 的启发,设计初衷是用节奏来加强说话的语调和韵律,以节奏为核心要素搭建嗓音和构音练习的框架。该疗法最初使用的三种主要节奏（慢板、行板、快板）沿用至今,之后又根据声带振动的肌弹力-空气动力学理论（myoelastic-aerodynamic theory）和条件反射理论做了补充、完善。

该疗法特别注重呼吸,因为声带振动需要呼吸肌的收缩以持续提供充足的声门下压和声门处的气流。正确的发声行为要形成条件反射,需要长时间的重复练习。重音治疗法涉及了练习者语言中所有的元音和辅音,从延长单个元音开始,逐步扩展到多音节结构。练习无意义的多音节结构时,突出节奏、语调和音量大小的变化。每次练习时长 10~30min。练习早期由于条件反射尚未建立,练习者需要专注于正确的发声模式,随着不断练习,发声会越来越自然,在日常用声时用到的频率也会越来越高。

重音治疗法有三个重要的组成部分,即腹式呼吸、真声的运用和擦音练习。

重音治疗法将腹式呼吸和发声紧密结合。它强调吸气时横膈膜的精细收缩,以准确自如地控制吸气的量和速度。呼气时强调腹肌的参与。腹肌持续、稳定的收缩决定了持续发声的稳定性。腹肌小幅快速的收缩可以改变声门下压,从而调控音量,加强话语中的音量变化。尽管研究发现多种调控呼吸的模式,但调动横膈膜和腹肌的腹式呼吸是最省力的。因为这种呼吸方式主要使软组织和腹腔内容物,而不是相对僵硬的结构(如筋膜)产生位移。

运用真声并处于恰当音高时,声带较短、较厚,环甲肌放松。这种状态下只要提供充足的声门下压,声带振动时往往黏膜波动充分,闭合完全。此时喉在颈部处于中性的位置,咽腔和声门上结构没有紧缩。而如果调子较高或用假声,环甲肌收缩,声带被拉长变薄,黏膜波动减弱,声带振动不充分。同时喉部上提,声道缩短,声门上结构和咽腔也容易紧缩。总之,不恰当的高音或假声容易引发咽喉部分更多肌肉的收缩。因此重音治疗法特别强调运用真声和恰当的音高,这一点对于说话音高偏高,或者习惯于混合真假声唱歌及说话的歌手是非常重要的。

在发声练习大量选择擦音是为了形成半阻塞的声道。半阻塞声道会形成空气回流,减弱声带振动时的冲击,从而起到保护声带的作用。发擦音就是持续、均匀地释放气流,这有助于练习者体会对气流的控制感。选择一些发音部位靠前的浊擦音(如/v/、/z/等)进行发声练习,容易使练习者体会到靠前的摩擦和声音能量,使口腔前端的共鸣更充分。

二、临床应用

该练习的基本思路是通过腹式发声保证较大的声门下压和声门间气流(transglottal air-flow),促进声门的高效闭合。发声训练要求在不同节奏下进行,有利于练习者在各种声调、语气、韵律中合理发声。练习周期为6~8周,每周1次面对面训练,每天进行数次回家练习。重读治疗法分5个阶段。

第一阶段是腹式呼吸训练和针对清擦音(如汉语拼音中的/f/、/s/、/sh/、/x/)的腹式发声练习,以加强膈肌、腹肌、肋间肌在呼吸时的参与,保证发声时气流充足。

第二阶段是在慢板节奏下进行腹式发声训练。用嘴迅速吸气,然后以每分钟40~50拍的慢速节奏分2~3拍吐气,进而变化音长和音量。可以从发单个清擦音开始,然后发一个短而轻的清擦音再接一个长而响的清擦音[如/s/-/S/(大写表示重读)],用同样的方法读浊擦音(如/z/-/Z/)、元音(如/ɑ/-/A/)。掌握后,变换重音位置、音量、音高、语调,然后进行双音节、多音节练习。

第三、第四阶段为行板和快板的腹式发声练习,方法和第二阶段相似。行板阶段的起始练习是在吸气后用中速(每分钟60~80拍)分4~5拍吐气发声,快板阶段的起始练习是用快速(每分钟100~130拍)分6~7拍吐气发声。

第五阶段是在语流中自如地变化节奏、语调、重音发声。可以从常用的功能性短语练起(如从一数到十,从周一数到周日,"你好""再见"等),逐步过渡到句子、段落,再模拟独自、对话、辩论等不同场合,用不同风格和情绪发声。用慢板、行板、快板的节奏练习时,肢体可以随着节奏做放松运动(如摆臂、转体等)。节律性的辅助动作能够使身体(包括喉部)处于松弛的状态。

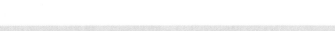

第六节　发声阻力训练

一、科学基础

发声阻力训练英语全称为 phonation resistance training exercises，简称 PhoRTE，是意大利语单词 forte（意为响亮强健）的谐音。它是由美国执业言语-语言病理师 Aaron Ziegler 教授和 Edie Hapner 教授设计的高密度系统性疗法。适应证主要为老年喉（presbyphonia，又称aging voice）。Aaron 等（2014）提出了病因性模型，并以此作为发声阻力训练的设计理据。该模型指出，导致老年人嗓音功能下降的原因是与发声相关的喉肌和与气流相关的呼吸肌随着年龄增长而发生肌肉减少和力量减弱（scarcopenia）。要增加肌肉的体积和力量，就需要在结构性的练习中循序渐进地为肌肉增加负荷。而增加负荷的方法就是进行阻力练习。阻力练习对于老年人因肌肉萎缩和虚弱造成的问题有积极作用。Aaron 等（2014）认为嗓音功能锻炼以喉肌为目标，以加强发声系统肌群功能为目的，但其对目标肌群造成的负荷很小，因此他们设计了一套针对呼吸肌和喉肌的大负荷、高强度阻力练习，即发声阻力训练。

这套训练方法更多地借鉴了 LSVT LOUD 的设计思路，但与之相比有如下不同。第一，发声阻力训练一对一练习的频率更低：它要求练习者一周与治疗师面对面训练一次，而LSVT LOUD 要求四次。第二，发声阻力训练要求在较高音和较低音上分别进行功能性的发声练习，而 LSVT LOUD 只要求用中性音高发声。第三，发声阻力训练的回家练习要求每个项目的重复次数少于 LSVT LOUD（如/ɑ/音的最长发声时间练习发声阻力训练要求 8 次，LSVT LOUD 为 15 次），但练习频率高于 LSVT LOUD。发声阻力训练一天两次，每次两遍。这种小频率、高强度的特点有助于发声习惯的掌握和维持。

发声阻力训练的高强度有助于改善年龄增长带来的肌肉在结构和功能上的衰退。同时发/ɑ/时口腔扩大、咽腔收窄，有助于大音量发声时对声带的保护。因为在从低音到中高音发声时（男声基频不高于 500Hz，女生不高于 600Hz），这种喇叭形的口腔形状会提高元音的第一共振峰，加强基频和第二谐波的能量。这种共鸣和发声的相互作用会通过辅助声带振动和优化发声效率，使练习者对发声费力程度有新的感知。另外，用腹式发声发/ɑ/音时，充足的声门下压、充分的声带闭合，以及喉上区域的收窄，这三个因素的叠加，使声带闭合时通过声门的气流量骤减的速率加大。声门气流骤减的速率称为气流最大下降率（maximum flow declination rate）。气流最大下降率越大，音强越强。所以发声阻力训练中的/ɑ/音练习可以使声音能量最大化，进而加强响度。最后，发声阻力训练也参照了任务依赖性（task-dependent）的运动控制模型，把功能性短语练习纳入训练，从而促使发声技巧在日常用声中逐步形成习惯。

二、临床应用

治疗周期为 4 周，一天 2 次。该疗法旨在促进发声时呼吸肌群和喉肌的力量及耐力，提高音量，改善发声费力程度。治疗的第一步是测定目标音量：请练习者自然、舒适地读 3min的阅读材料，以中间 2min 的平均音量作为练习者的习惯音量（habitual loudness）。然后请练习者分别以最小和最大音量发/ɑ/，测最大和最小音量的差值，即音量范围。训练时要求达到的目标音量应比习惯音量高出音量范围的 50%~60%。如习惯音量为 70dB，最大音量 80dB，最小音量 65dB，音量范围 15dB。则初次练习的目标音量可设置为 79dB（70+15× 60%）。该疗法主要步骤如下：

1. 以目标音量做/ɑ/音最长发声时间练习 8 遍。

2. 以目标音量从最低音滑到最高音再滑到最低音，重复 8 遍。

3. 用高亢的音高大声说 10 个常用短语，每个说 2 遍。

4. 用低沉的音高大声说 10 个常用短语，每个说 2 遍。

5. 想象处于一个嘈杂的环境中，大声对话 3~5min。

每天练 2 次，每次把以上 5 个步骤的内容重复 2 遍。每周目标音量递增 3~5dB，当练习者的音量高于习惯音量 20dB 左右或达到 80~90dB 时，可停止治疗。

练习过程中，需要强调腹式发声，即腹部肌群在呼气发声时的充分参与，以保证声门下压的充足。治疗师必须督促练习者时刻达到目标音量，保证练习者喉部放松，共鸣位置靠前。如果练习者在大音量发声时喉部紧张，容易损伤声带，治疗师可以通过颤唇、鼻音哼鸣等方法使练习者回到放松发声的状态。如果在家练习后喉部出现不适、疼痛等情况，应停止练习，直到下一次练习时在治疗师的督导下调整发声方式。

由于该练习对音量测定的可靠性和精确度要求比较高，在治疗时要注意以下几点：

1. 治疗室或家里练习的房间要相对安静，最好有一定的隔音设施。

2. 分贝仪的麦克风与练习者嘴唇要尽可能保持在一定距离（通常为 30cm）。音量对距离非常敏感，距离的变化会引起音量测量的较大偏差。

3. 治疗师和练习者需要使用同一款分贝仪，因为不同款分贝仪测出的音量有偏差。如果用手机应用，那么治疗师和练习者需要使用同一款应用。

4. 如果用手机应用测音量，必须用耳麦。因为手机内置的麦克风对于音量变化不够敏感，通过它来测音量误差也很大。

第七节　对话训练疗法

一、科学基础

传统的嗓音治疗，层级结构明晰：包含了大量单音素、单音节、词语、词组、句子等从易到难的结构，并在这些结构中依次训练发声技巧。即使有些层级式嗓音疗法包括了对话训练，也是治疗的最后一步。这种训练模式使患者普遍感到，在特定的结构上用恰当的方式发声可以掌握，但要把这些发声技巧在日常对话中运用却很困难。针对传统训练模式的这个缺陷，Gartner-Schmidt 等提出了以对话为训练核心的新疗法——对话训练疗法（conversation training therapy）。该疗法遵循运动习得（motor learning）的一系列原则，旨在解决传统的层级式嗓音疗法的问题。

层级式嗓音疗法存在两个主要问题：

通过在各个结构上逐层递进的方法来达到对话中的恰当发声，需要较长的治疗时间。多数研究显示使用这类疗法需要 6~24 次不等、每次时长 45~90min 的治疗才能使患者在对话中熟练使用目标嗓音。这样的治疗用时在经济、效率、社交、情感、依从性诸方面对于患者都是一种负担。这其中包括了患者请假就医的时间,往返医院的成本,治疗本身的费用,以及患者因长时间无法在日常生活和工作中正常对话、有效沟通,对生活质量造成的负面影响。

（一）传统嗓音治疗的患者流失率和复发率

传统嗓音训练的患者流失率在16%～65%。尽管文献表明传统的层级式疗法行之有效,很多患者仍选择了中断治疗。根据长期数据,嗓音问题复发率高达51%～68%。患者流失和复发的一个原因可能是患者对嗓音的需求在传统治疗中未被满足。Ziegler 等人发现,40%接受过嗓音训练的患者(样本110人)在治疗后的调查中表示:把发声技巧运用到各类功能性对话中,是治疗最有用的部分。同时,64%的患者表示这也是治疗中最难的部分。另一项研究发现,患者认为嗓音技巧的日常执行需要很高的专注度,十分费神。这些数据都反映了传统层级式疗法在满足患者交流需求方面的缺陷。

（二）层级式疗法违反了运动习得理论的两个关键原则

第一个原则是整体性原则。层级式疗法训练与发声有关的各个要素。从站立姿势到呼吸方法,再到发声、共鸣和构音吐字。语言单位上先练单音素(如鼻音/m/)、单音节(如/mi/),再练词语、词组、句子、段落,最后运用于对话。这种训练方法将一个复杂任务拆分,孤立地训练"零部件",而不是"整体"(即自然对话)。这种分步的练习容易在每一步控制住所有的训练要点,往往能提高患者的即时表现(immediate performance),但难以促进对于发声技巧的长期保持。任务的复杂性加强了对于任务的学习。建立分层,把任务从易到难排列也许实际上阻碍了正确发声的日常运用,没有必要,而复杂的、整体性的行为目标有助于学习。

第二个原则是语境相关性原则。语境相关性原则指出,为了学会技巧并将其运用到新环境中,训练目标技巧的环境必须高度模拟日常生活中的任务。对于嗓音治疗而言,日常生活中的任务包括在不同场景或环境下的对话,比如在背景噪声下说话、打电话等。这些都不是单练音节、词语、短语能够模仿的。此外,要发展神经的可塑性需要大量特定经验的刺激。这些经验需要有突出性和特异性。与患者个人无关,与日常交流联系不紧密的训练任务,不利于刺激、加强神经的可塑性。对话训练疗法的倡导者认为,最好的训练形式就是执行目标任务(如在对话中合理用声)时所需要的形式(即对话)。传统的层级式嗓音治疗,其运动习得的模式与整体性、语境相关性、突出性和特异性原则直接冲突。

除了对话训练疗法,只有两种系统嗓音疗法一以贯之地注重在对话中训练嗓音。Grillo设计过一套"全面性嗓音治疗模型"(global voice therapy model)的疗法并做过临床研究。这套疗法的第一次治疗基本采用自下而上的层级式训练,但在第一次治疗的末尾转向对话。之后的4～5次治疗集中练对话,在对话中对比新、旧嗓音。这项研究首次表明,嗓音治疗时,把发声训练的重点放在对话这个层次是有效的。

Behrman 和 Haskell 提出的另一套嗓音疗法也是以对话训练为重。该疗法包含停顿、视觉联系、清晰元音、发声多样性和物理联系五个要素。该疗法整合了治疗师和专业演讲教练两方面的训练经验。强调视频回放和分析,以及讲者和听者的互动。

这几套方法中,对话训练疗法的步骤描述详细、调查严谨,是以对话为重点的疗法的代表。这套疗法从第一次开始到治疗结束,始终聚焦在自然、对话语境下训练目标嗓音。

二、临床应用

对话训练疗法围绕六个要点进行：清晰的发音，发声的听觉与运动知觉意识的培养，医患和谐关系的建立，对比练习，共鸣嗓音个别技巧在对话中的融入，韵律变化。该疗法分 4 周进行，每周面对面进行一次训练，每次有回家作业。具体内容如下：

（一）第一次治疗

治疗师请练习者聊聊他感兴趣的话题，但告诉训练者希望他说话的时候把话讲清楚，辅音清晰、发音准确。在练习者清楚地说了约 30s 话后，治疗师强制打断，并说："下面我希望你用自己原来的嗓音。"治疗师应该回顾练习者对原先嗓音的印象，描述患者原来的嗓音，诸如粗糙、紧张、音低等。在练习者用原来的嗓音说了约 30s 后，治疗师问："你是不是在对话中用了两种不同的嗓音？"如果练习者做出肯定回答，治疗师说："现在我们继续对话，在这过程中我希望你能注意到两件事：第一，你自己的嗓音（例如音高、音量、粗糙程度等）；第二，你发声时身体的感觉（靠前的振动或能量，脖子和喉咙的紧张程度等）。"

治疗师和练习者继续对话。练习者根据治疗师的指令穿插使用"新""旧"嗓音（比如用拇指朝上代表"新"嗓音；拇指朝下代表"旧"嗓音）。大约 1min 后，治疗师问："你是不是在对话中用了两种不同的嗓音？"如果练习者肯定回答，则治疗师要求练习者描述不同感受。并问："你想给这两种嗓音取什么名字？'新嗓音、旧嗓音'？'好声音、坏声音'？'新习惯、老习惯'？"

如果练习者说能听出和感受到区别，告诉练习者："下面我们继续对话，但这一次我希望你能在说话的时候改变语调。你说话时用不着像唱歌一样夸张，但是要把音高的变化更明显。"治疗师可做演示。

此外，鼓励治疗师和练习者列出使用最频繁的词语，在对话中频繁使用随时找回发"好声音"的状态和感觉，比如"嗯哼、耶、可能、呐、额"等填充词、语气词、副词，以及一些患者常用的短语。

回家作业如下：

1. 练习者尽可能频繁地使用新旧两种不同的嗓音，将每次开口都作为练习的机会。

2. 练习者可以明确告诉对话人，自己说话时会交替使用两种不同的嗓音，或者不告诉对话人，暗暗地在对话中运用不同的嗓音。

3. 以日志的形式简短记录每天嗓音的状态以及交替使用的情况。

4. 向练习者重申，在第一个星期的练习中，他们不一定要总是清楚他们的嗓音是否完全符合要求。适度地不确定感有利于运动习得。当然，练习者在练习时要避免产生喉部不适、毛糙、紧张、疼痛等。

一些可能碰到的问题及解决手段如下：

1. 治疗师有可能不得不为对话提供话题，比如"我们来聊聊你的工作""和我说说你的小孩"等。不过还是应多鼓励练习者主动制造话题。

2. 有些练习者不懂什么是"辅音"，可以说成声母，并拿出汉语拼音方案向其指出。

3. 治疗师可以把"清晰地发音"说成"把每个音都发到位"或"字正腔圆"等，并做演示。

4. 如果练习者对于发音准确这个概念理解困难，治疗师可以说："假装我听力不太好，你要让我听清楚你在说什么，但是别对我大喊大叫。"

5. 如果练习者开始一字一顿，降低说话速度，治疗师观察到脸部、口腔和咽喉部紧张，那么应该请练习者把话说清楚就可以了。发音器官不应该用力过度或者紧张,说话速度也不应该降低。必要时治疗师做演示。

6. 如果练习者没有发出两种可以听出差别的嗓音,或者练习者不能听辨到两种嗓音间的区别:

（1）重复这个任务——治疗师可以在对话中不时演示清晰地发辅音,或者当练习者在对话中正确使用嗓音时对练习者进行模仿。

（2）记住:治疗师也许只能判断出声音变化,而不能判断出发声时的体感变化。练习者也许只能感受到体感的区别而不能听出声音的区别。只要能感知到两种中的一种(听感或体感)区别就可以了。尽管同时感知两种区别是最理想的,但在初期阶段,只要练习者能感知到"新""旧"嗓音间听感或体感上的区别即可,练习者并不需要具体描述出这些区别。

（3）治疗师示范旧嗓音,然后快速转换到新嗓音。

（4）如果练习者实在不能感知区别,治疗师可以拖长发/z/、/s/、/v/、/f/、/m/、/n/等音,并暂时让练习者感知单个音节的音质,之后再让其在对话时感知。

7. 如果练习者开始长篇大论,治疗师必须加入对话,不时打断和互动,避免练习者自言自语的情况。

8. 如果练习者在听辨和感知方面感到仍无把握,治疗师应该告诉练习者这很正常。应该鼓励练习者继续多听多体验,而不是做抽象的关于发声要点的识记和技术性分析。练习者应该信任治疗师的指令。

9. 如果练习者不能听出两种嗓音的区别,可以回放录音。

10. 如果练习者不能理解如何改变语调,治疗师要进行演示,并且在对话中经常提醒并示范,并请练习者注意语调和重音。比如治疗师可以把重音加在"他"上问,"你和他妈妈一起去的吗?"练习者就容易比较自然地把重音加在"我"上,回答成:"不。和我妈妈一起。"治疗师还可以这样提示:"就像你在和小孩子说话那样。"

11. 有些练习者也许需要结构性更强、规定更具体的回家作业清单,例如:

（1）在吃午饭和晚饭时交替使用你的新旧嗓音各5min。练习者通过告知熟悉的对话人自己正在做什么以及尽可能努力地提高感知能力,能在刚开始为练习创造一种"安全"的、压力较小的氛围。

（2）用新嗓音对话至少5min(计时),每天至少5次。

（3）和好友、兄弟姐妹、配偶等练习对话。

（4）使用提示物提醒自己练习,比如在电脑上贴便利贴等。

（5）用新嗓音通过微信语音给治疗师留言。

（二）第二次治疗

治疗师问练习者:"上次之后,你注意到自己的嗓音有什么变化吗?"治疗师确认练习者在对话中按照正确方法练习了,并要求练习者来回切换新旧嗓音。治疗师为对话任务增加复杂程度:"下面我希望你用新嗓音和我对话,但是有时候故意把拼音里的这些音发得长一点:/c/、/s/、/ch/、/sh/、/q/、/x/、/m/、/n/。""我们再微调一下,在对话中通过注意每个字的尾音,让你说话更清楚。""接下来,我希望你开始有意识地在句子和短语的末尾降低音高。尽管在我们平时说话中这是正常的语调变化,要注意我们不要在句末减少发声的'能量'(靠前的振动),这样容易发出因气流量下降而产生的气泡声。"治疗师此时演示句末气泡声。"所以,我希望你注意说话时句子的末尾,在降低句末音高的同时保持你声音的强度,也就是气流量。这是可行的,推荐你这么做。"治疗师进行演示。"让我们继续对话,在清晰地发音时,加大语调起伏,但不要像唱歌一样,只需在音高上多一些变化。""加大音高变化,保持发音清晰。用这种方式来模拟一下你在工作场合中的说话。比如说,你在学校一般对学生说些什么?"治疗师做如下总结:"到目前为止,你已经学了在对话中发出新旧两种不同的嗓音,区分两者,在两者间转换,改变嗓音的听感和体感,变化音高,发音清楚准确。做得非常棒!"

回家作业如下:

1. 同第一次治疗。

练习过程中练习者应注意音高和语调的变化,并随机地、适度拖长鼻音、擦音和塞擦音,体会声音能量靠前的感觉。练习者只有在和家人、朋友进行正式练习时才能随机地拖长这些音,在日常对话场合主要是更多地自我纠错。

2. 以日志的形式简短记录每天嗓音的状态以及交替使用的情况。

一些可能碰到的问题及解决手段如下:

1. 治疗师通过示范句子将练习者引入任务,如/m-妹 m-妹 m-每天喝 n-牛 n-奶/。

2. 当练习者无法很好地完成这个任务时,可请练习者尝试一些治疗师事先设计好的鼻音、擦音和塞擦音较多的句子,来练习在这些句子中延长发上述三类音,在短暂练习这些句子后应快速回到对话语境。

3. 治疗师可以示范如何延长发鼻音韵尾,如适当拖长"爸爸很忙"一句中"很"和"忙"的尾音。

4. 治疗师可以作图并示范自己的音高图谱(y 轴表示音高,x 轴表示时长),解释什么是音高,或者用一些可以即时显示音高的 App 向练习者演示音高变化。

5. 歌唱示例:当你唱歌的时候,你必须使用好气流,让每句话的最后一个音都有气,即使这个音很低,气也不能少,否则就容易哑。治疗师示范并带领练习。

6. 练习者可能注意到,他们把词语末尾的音发清楚时,说话速度会更慢。告诉他们,停顿代表了呼吸的时机,在合适的时候换气是嗓音治疗的一个目标。这是发准词尾音的一个附带好处。

7. 在解决词尾容易出现气泡音这一问题时,让练习者不要只在他们知道自己能清楚发音的"舒适音域"内讲话。人们常常想要避免让他们的音高掉下来或刻意提高音高来避免气泡声。让练习者清楚你希望他们在任何需要用到的音高下都能够使用好声音。治疗师可以演示声调较高和较低的发声,比如用高调和低调分别说用一句话。

8. 练习者可能会觉得在对话中练习随机延长辅音有些奇怪,这很正常。只要他们有亲密的人或让他们感到舒服的朋友,就可以比较顺利地完成这项任务。

（三）第三次治疗

治疗师问练习者:"上次之后,你注意到自己的嗓音有什么变化吗?"然后请练习者运用之前讨论过的所有技巧对话 5min,有目的性地切换新旧嗓音:"我希望你来决定什么时候用新嗓音,什么时候用旧嗓音。""现在我们继续对话,不过这一次,我希望你说话,尤其是发/c/、/s/、/ch/、/sh/、/q/、/x/、/m/、/n/的时候能在嘴巴靠前的位置感受到更多的能量。像上次那样,我们从延长这些辅音开始。这次试着体会能量在前部的感觉是否更加明显。"

如果治疗师观察到音量的增加,则问:"在你增加这些辅音的能量时,注意到你的声音有什么变化吗?"如果练习者说他们感觉到变得大声了,治疗师可以表示认同,并鼓励练习者继续使用"清晰而有穿透力的声音"。治疗师应该避免使用"大声"之类的字眼,因为它们可能让练习者重回旧嗓音,用原来不恰当的、低效的方式来增加音量。因为练习者对于"大声"可能有先入为主的概念,并常与他们原来习惯性的嗓音联系在一起。

治疗师的目标是让练习者意识到:在保持喉部轻松的前提下,保持能量靠前,吐字清晰,声音饱满,这样音量自然会增加。一旦练习者意识到他们变大声了,治疗师可以使用"大声"。但最好还是用"清晰而有穿透力"这类字眼,让他们不要回到用旧嗓音发大声的老习惯。"是的,你的嗓音变好了。现在我希望你的嗓音变得更好,用靠前的能量让嗓音更清楚。但是同时我也希望你说话慢一些,因为如果说得更慢,清晰而有穿透力的声音就容易延续到元音上。"

接着治疗师请练习者在有背景噪声时、在变化语速时、在带有情绪时分别发声。"我会播放一些背景噪声,请继续使用清晰而有穿透力的声音说话。""请你在我们对话时提高音量并加快语速,有时让声音的能量在喉咙里,有时让能量在口腔、面部前端。哪一个感觉起来更轻松,听起来更好?""请你用新的清晰而具有穿透力的声音谈论让你很生气或者很兴奋的事。在谈论让你兴奋的事时,尽可能自然地使用新的清晰而具有穿透力的声音。"

回家作业如下:

1. 同上次治疗。

2. 练习者在对话中使声音听起来更具穿透力。

3. 以日志的形式简短记录每天嗓音的状态以及交替使用的情况。

一些可能碰到的问题及解决手段如下:

1. 如果练习者不能在对话中通过延长/c/、/s/、/ch/、/sh/、/q/、/x/、/m/、/n/等音体会到声音能量靠前的感觉,治疗师可以带他们练一些事先设计好的,包含大量这些音的句子。治疗师演示并带领练习者读这些句子,要求练习者读时注意体会靠前的振动。

2. 若练习者确实对于辅音感知有困难,让他们关注气流流经口部的感觉,以及释放气流的感觉。让他们更多地关注精确发音。

3. 治疗师应该尽量避免使用"更大声"这样的字眼,以防练习者重回旧习惯。

4. 如果练习者不能感受到或听出音量增大,请练习者屏住呼吸大声说话,屏气说话更容易体会到喉部的紧张感。

5. 练习者在对话中增加音量的同时,鼓励他们降低说话速度到类似唱歌的程度。

6. 如果他们增加音量,控制语速有困难,让他们从 1 数到 10 或者快速报出他们的地址然后缓慢地说一遍,感受喉部紧张程度的不同。说话速度放慢时,更容易增加音量。

7. 说明什么是喇叭形发声(大开口度),以及它对扩大音量的作用。

8. 治疗师也许不得不通过播放背景噪声,去门诊大厅、马路上之类的嘈杂环境等方式,引出朗伯德效应(Lombard effect)。

9. 去一个大会议室或者隔开较远的距离谈话,常常有助于引出响亮的嗓音。

10. 提及响亮的嗓音时,使用清晰而有穿透力这样的字眼是为了强调声音的效果,即声音在不同情况下都能被听到和理解。

11. 通常关于情绪性话题的对话会自然地出现在第 3 次治疗中。如果没有自然出现,治疗师应该努力把练习者带入关于情绪性话题的对话,同时鼓励练习者对发声要点加以注意和控制。

（四）第四次治疗

本次治疗的所有练习都在尽可能真实的情境下进行,比如模拟教课,出庭,通话,推销,会议发言,以及和前台沟通,和治疗师的同事对话等。有时治疗师对练习者的提醒作用太强,更换对话者有助于提升练习者的自我意识。改变治疗地点,如不同的房间、室外、咖啡厅、礼堂、会议室等。每次嗓音治疗都要模拟真实生活中的情境,但本次治疗全程都要如此,尤其强调实际运用。治疗师应该观察练习者沉浸在对话中或和别人对话时,自我检测嗓音和纠错的能力。

回家作业如下:

1. 每天继续在对话中不时切换新旧嗓音,以巩固新嗓音,直到习惯成自然,不再需要特别注意为止。

2. 在进行情绪化的对话(如紧张、激动或者沉闷乏味的对话)时,注意体会嗓音音质和体感。

3. 如果练习者觉得有需要,应及时联系治疗师进行后续训练或复诊。

一些可能碰到的问题及解决手段如下:

1. 如果练习者比较害羞,不太敢离开诊室和不熟悉的人对话,治疗师和练习者可以进行角色扮演。

2. 治疗室外的练习很有帮助,应多选择在前台、走廊、大厅、候诊区等场所进行对话。

(陈　臻)

第八章

其他技术疗法

第一节 喉癌术后嗓音障碍的治疗技术

外科治疗是目前喉癌治疗的主要手段之一。20 世纪 60 年代以后喉部分切除术逐步得到推广应用，但是喉全切除术在喉癌的初始治疗及挽救性手术中仍然经常施行。本节重点介绍喉全切除后无喉者嗓音言语康复特点。

喉全切除后患者失去振动器官，且呼吸由经颈部气管造瘘口，鼻腔和口腔无气体通过，丧失发音功能，因此对于无喉者言语康复的关键是重建振动器官，并通过使气体能够进入下咽，引起下咽黏膜振动，形成口腔的构音，从而形成言语。常用的方法包括：采用外源性振动源重建，主要包括人工喉（artificial larynx）；采用内源性振动源重建，包括气管食管语（tracheoesophageal speech）和食管语（esophageal speech）等。

一、人工喉

人工喉为外置辅助发声装置，分为人工机械喉及人工电子喉。需经简单训练后可应用，术后 1~2 天即可开始训练。机械喉是发展较早的一类人工喉，由导管中膜片振动而发声。讲话时，导管的一端呈漏斗状，盖在气管造口处，借助呼出的气流吹动膜片产生振动，并发出声音，另一端含在嘴里，发出的声音传入口腔，经构音器官构音调制而转化为语言。

电子喉是最常用的人工喉装置，以电子振荡器为振动声源，在电池驱动下振动膜片发声，声音经小管传入口、咽腔构音，并借共鸣协调产生语言。连接装置分为口型及颈型。

人工喉优点为不需特殊训练，易于掌握，而且音量大、发音持久，但其缺点在于使用时还需要患者用一只手把持，声音非自然化，音质不柔和，清晰度差，音高调节还不够理想，需要电池驱动等。

二、食管发音

按国际无喉学会统计，美国约有 60% 的无喉者用食管发声，日本为 90%，是目前无喉者首选的言语康复方法。运用食管发音时首先将气体吞咽至食管储存，然后将气体由食管释放到口咽及口腔，构成言语。

喉全切除后,平静呼吸状态下,咽部及食管上段为一封闭的管道。应用食管发音时咽-食管段张开,通过"注入法或吞咽法"或"吸入法"(舌压法及舌咽下压法)或两者结合吸入气体,空气由此处进入食管上段,形成一空气"储存袋"。发声时空气由"储存袋"排出,经新"声门"(咽部-食管段)引发该部肌肉收缩,振动黏膜与空气柱发声,经口腔构音形成食管语。

食管语康复训练开始于术后1~2周,最快者可在几天内掌握要领。患者在进行食管发音中若发声方法不正确会出现咽部肌肉过于疲劳、咽部黏膜疼痛、呼吸困难或胃肠胀气,因此发声时在保证食管排出空气的同时尽量屏住呼吸以维持咽部及食管压力、减少气管造口产生的噪声。患者不能有效进行食管发音的原因主要是:

1. 不能有效将气体下咽。
2. 下咽气流控制不当。
3. 由于食管入口黏膜痉挛、瘢痕、肥厚等原因,气体不能冲击食管入口黏膜振动发声。

三、气管食管语

喉全切除后气管食管发声重建包括功能性气管食管造瘘术及气管食管造瘘发音管植入术。后者是在气管后壁及食管前壁之间造一个瘘口发音或在进一步安放一管状发声假体装置,使气体经由经发声假体到达食管,冲击黏膜而发声,再经过构音器官的共同作用形成言语。气管食管语适用于不能发食管语或不愿应用电子喉的患者。1980年Singer及Blom报道将发声假体植入气管食管造瘘口处,假体的单向活瓣可防止食管内分泌物误吸入气管。目前有各种类型的发声假体可以选择。应用假体发声可持续较长时间,产生的言语强度高,基频接近正常,患者阅读速度及最长发声时间接近正常。但假体需要定期维护及频繁更换并会引起漏液、误吸、脱管、瘘口肉芽、瘘口狭窄或闭锁等并发症,故其应用仍存在一定局限性。

功能性气管食管造瘘术是利用自体组织建立一个气管食管或下咽分流口,使肺气流转至食管或下咽,从而使其黏膜振动而产生声音。同食管音相比,具有声强高、音时长、抗环境噪声能力强的特点;同有假体的气管食管音相比,没有清洗及更换假体的麻烦,因此有很大的优越性及发展前途。

总之,对于无喉者的言语康复需要有针对性、有计划的康复方案,实施康复训练中要求指导者采用规范的发音训练,由专人辅导、测试,并及时予以评价,调整训练措施。

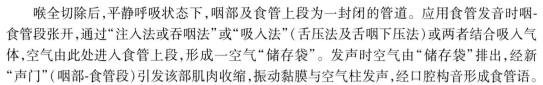

第二节 中医疗法

中医是我国的传统医学,历史久远、博大精深。长久以来,中医就在嗓音疾病所导致的嗓音障碍中的得到广泛应用,在嗓音保健、预防、治疗方面起到显著作用。具体而言,中医疗法包括中药治疗、针灸治疗以及保健按摩。

一、中药治疗

(一)嗓音障碍治疗的常见中药

中医治疗嗓音病的常用药性以苦、寒凉为多,中医认为,"咽喉诸证皆属于火",而苦能泻火、寒能清热,故用药中苦味、寒凉性药物居于首位;又"喉为肺系、为发声之官""肺为声音之门"，故选药归经多以肺经为主；因"咽喉诸证皆属于火"，且"喉疾多痰"，故药物功效以清热解毒、止咳化痰为先；多为宣肺、清肺、润肺或降肺气、益肺气、敛肺气以达化痰、消肿、开音之功效。

桔梗：平，苦、辛。归肺经。宣肺祛痰、利咽排脓。

甘草：甘，平。归心、脾、肺、胃经。补脾益气，润肺止咳，清热解毒，缓解止痛，缓和药性。

蝉蜕：甘，寒。归肺、肝经。发散风热，透疹止痒，明目退翳，息风止痉。

木蝴蝶：味微苦、甘，性微寒。归肺、肝、胃经。体轻质润，可散可收。清肺利咽，疏肝和胃。

贝母：苦、甘，微寒。归肺、心经。化痰止咳，清热散结。

薄荷：辛，凉，归肺、肝经。发散风热，清利头目，利咽，透疹。

白僵蚕：咸、辛，平。归肝、肺经。息风止痉，祛风止痛，祛风止痒，化痰散结。

杏仁：苦，微温。有小毒。归肺、大肠经。止咳平喘，润肠通便。

胖大海：甘，寒。归肺、大肠经。清肺利咽，润肠通便。

诃子：苦、酸、涩，平。归肺、大肠经。涩肠，敛肺，降气，利咽。

石菖蒲：辛，温。归心、胃经。祛痰开窍，化湿开胃，宁神益智。

麻黄：辛、微苦，温。归肺、膀胱经。发汗解表，宣肺平喘，利水消肿。

凤凰衣：甘、淡，平。归脾、胃、肺经。养阴清肺，敛疮，消翳，接骨。

藏青果：苦、微甘、涩，凉。清热生津，利咽解毒。

海浮石：咸，寒。入肺经。清肺化痰，软坚散结，消石通淋。

马勃：辛，平。归肺经。清热解毒，利咽，止血。

枇杷叶：苦，凉。归肺、胃经。清肺止咳，降逆止呕。

（二）嗓音障碍的辨证论治

1. 风寒袭肺　卒然声音不扬，发音低沉，甚则嘶哑，咽喉胀紧，微痛微痒，咳嗽声重，咳痰稀白；并见发热，恶寒，头身痛，无汗，鼻塞，流清涕，口不渴，舌苔薄白，脉浮紧。检查见喉黏膜微红肿，声门闭合不全。治法：疏风散寒，宣肺开音。选方：三拗汤加味。

2. 风热犯肺　声音不扬，甚则嘶哑，喉痛不适，干痒而咳，咳痰黏白或微黄；并见发热，微恶寒，头痛，口微渴，舌边微红，苔薄白或黄，脉浮数。检查见喉黏膜及声带红肿，声门闭合不全。治法：疏风清热，利喉开音。选方：疏风清热汤加味。

3. 痰热壅肺　声音嘶哑，甚则失声，咽喉痛甚，咳嗽痰黄；并见身热，口渴，便秘，舌质红，苔黄厚，脉滑数。检查见喉黏膜及室带、声带充血，深红肿胀，声带上有黄白色分泌物附着，闭合不全。治法：清热泻肺，利喉开音。选方：泻白散加味。

4. 肺肾阴虚　声音嘶哑日久，咽喉干涩微痛，喉痒干咳，痰少而黏，时时清嗓，症状以下午明显。兼有颧红唇赤、头晕耳鸣、虚烦少寐、腰膝酸软、手足心热等症，舌红少津，脉细数。检查见喉黏膜及室带、声带微红肿，声带边缘肥厚，或喉黏膜及声带干燥、变薄，声门闭合不全。治法：滋阴降火，润喉开音。方药：百合固金汤或甘露饮加减。

5. 肺脾气虚　声嘶日久，语音低沉，高音费力，不能持久，劳则加重，上午症状明显。可兼有少气懒言、倦怠乏力、纳呆便溏、面色萎黄等症，舌体胖有齿痕，苔白，脉细弱。检查见喉黏膜色淡不红，声带肿胀或不肿胀，松弛无力，声门闭合不全。治法：补益肺脾，益气开音。方药：补中益气汤加减。

6. 血瘀痰凝　声嘶日久，讲话费力，喉内异物感或有痰粘着感，常需清嗓，胸闷不舒。

舌质暗红或有瘀点,苔薄白或薄黄,脉细涩。检查见喉黏膜及室带、声带、杓间暗红肥厚,或声带边缘有小结及息肉状组织突起,常有黏液附其上。治法:行气活血,化痰开音。方药:会厌逐瘀汤加减。

二、针灸治疗

(一)嗓音障碍治疗的常用穴位

针灸治疗嗓音病在我国已有 2000 余年历史,早在《黄帝内经》中就有记载。旨在通过人体腧穴和阿是穴,疏通经脉,宣畅气机,消散气滞血瘀及痰湿凝聚等病理变化,达到扶正祛邪,恢复声带、喉肌的正常功能之目的。古代医籍中有关针灸治疗嗓音病的内容多见于《黄帝内经》《针灸甲乙经》《备急千金要方》《卫生宝鉴》和《针灸大成》等书中。治疗穴位多以手太阴经、任脉和阳明经穴为主,因肺为声音之门,会厌之脉与任脉相连,阳明之脉循经咽喉,故多取之。现代针灸治疗嗓音病,主要是在中医脏腑、经络和气血理论,八纲辨证和补虚泻实等原则指导下,根据疾病缓急,选用不同穴位和补泻手法,主要有针刺、耳针耳压、针刺放血等疗法,选穴规律一是喉部局部取穴,二是循经取穴,三是现代研究发现的一些特定新穴。如:

人迎:属足阳明经颈部穴,有理气通脉降逆之功,在颈部喉结旁,当胸锁乳突肌前缘,颈总动脉搏动处。

水突:属足阳明经,有止咳降逆、平喘消肿之功效。在颈部胸锁乳突肌前缘,当人迎与气舍连线中点。是治疗咽喉疾病的常用局部穴位。

廉泉:位于结喉上舌骨下。是任脉穴,为任脉与阴维脉的交会穴,具有清利咽喉,通调舌络,消散壅滞等功效,是治疗舌、咽喉疾病的常用穴。

天鼎:属手阳明经,在颈外侧部,胸锁乳突肌后缘,当喉结旁,扶突与缺盆连线中点。主治咽喉肿痛、暴喑等。

扶突:属手阳明经,在颈外侧部,当喉结旁,胸锁乳突肌前、后缘之间。主治咽喉肿痛、暴喑等。

列缺:属手太阴肺经,八脉交会穴,通任脉,有宣肺驱风、疏经通络利咽功效,在前臂桡侧端,桡骨茎突上方,腕横纹上 1.5 寸。

照海:属足少阴经,八脉交会穴,通阴跷脉,具有补肾调经,清热利咽之功效,在足内侧,内踝尖下方凹陷处。

合谷:属手阳明大肠经,其为大肠经原穴。位于手背,第一、二掌骨间,第二掌骨桡侧的中点处。

足三里:属足阳明胃经,系胃经之合穴。位于小腿前外侧,当犊鼻下 3 寸,距胫骨前缘一横指。

开音 1 号穴:现代特定新穴(谢强经验穴),位于颈正中线甲状软骨切迹旁开 1 寸处,即紧贴甲状软骨侧缘,距离人迎穴 0.5 寸处。

开音 2 号穴:现代特定新穴(谢强经验穴),位于颈正中线环状软骨弓旁开 1 寸处,距离水突穴 0.5 寸处。

迎上穴:现代特定新穴,属任脉,位于甲状舌骨膜中央处之敏感点,进针 1~1.5 寸。

(二)嗓音障碍的针灸治疗

1. 体针　可采用局部与远端取穴相结合。局部取穴:人迎、水突、廉泉、天鼎、扶突,每次取 2~3 穴。远端取穴:病初起者,可取合谷、少商、尺泽,每次取 1~2 穴,用泻法;病久者,若肺脾气虚可取足三里,若肺肾阴虚可取三阴交,用平补平泻法或补法。每日 1 次,留针 20min。

2. 刺血　三棱针点刺少商、商阳、三商,每穴放血 1~2 滴,每日 1 次,适用于实热证。

3. 耳针　取咽喉、神门、声带、肺、大肠、内分泌、皮质下等穴,脾虚者加用脾、胃,肾虚者加取肾,每次取 3~4 穴,针刺 20min;病初起,每日 1 次,久病隔日 1 次。也可用王不留行籽贴压。每次选 3~4 穴,贴压 3~5 天。

三、保健按摩

(一)按摩法

推拿按摩是中医的一种物理治疗方法,是用如推、拿、提、捏、揉等手法作用于人体体表的特定部位如经络、穴位,以达到治疗疾病的目的。治疗嗓音病取穴部位重点在人迎、水突等经穴、局部敏感压痛点及咽喉部 3 条侧线(第 1 侧线,喉结旁开 1 寸处直下;第 3 侧线,喉结旁开 1.5 寸直下;第 2 侧线,在第 1、3 侧线中间)。3 条侧线宜用一指禅推法或拿法,也可配合揉法。穴位及敏感压痛点处宜采用点揉法。手法宜轻快柔和,不可粗暴用力。

1. 颈部三线按摩　主要是进行放松颈部肌肉,缓解喉内、外肌及颈部肌肉的紧张,改善肌群间的协调性。方法:用一指禅法或以示指和中指在颈部三侧线进行顺时针划圈式按摩,上下操作为 1 次,共 5 次。也可由患者自行操作。

2. 穴位推拿　在施行三线按摩后,作穴位推拿,医者用大拇指及示指的指尖,点按在喉部嗓音治疗穴上,如人迎、水突、廉泉等穴位,作点揉手法,若伴有外感者加点揉合谷、风池、曲池等,胸闷气促者加内关,中气不足加足三里等。一般每次选用其中 1~2 组穴位,每次推拿 3~5min。

(二)导引法

中医导引是通过自身修炼,调身、调息、调心以求身心平衡,最终达到预防疾病、养生保健、延年益寿的目的。中医导引术历史悠久,最早可追溯到上古氏族时代,远古时期,人们通过一些特定的运动来宣导血脉,以发达筋骨、利通关节。《庄子》等著作中就有关于练习导引术以求长寿的记录。《黄帝内经》中将导引术和草药、艾灸、针法、砭石并列为医疗治病的方法,说明古人对此法之重视。隋代以后,导引术得到发展,药王孙思邈就精通养生导引术。明代导引术的养生保健功用达到巅峰,这和当时宗教人士、医家、文人墨客和民间爱好者的积极推动密切相关,现存五禽戏、八段锦、六字诀等导引术便是当时流传下来的。到清代,由于外族的入侵,导致导引术的发展受到影响。新中国成立后,导引术又再度被发掘,广泛用于现代疾病的治疗中。内容包括采用一定的坐、卧、站等姿势或特定的动作,同时配合呼吸、意念以达身心合一。一些导引术还包括模仿禽兽动作。导引法在嗓音病中应用也较多,如:

1. 睡子午觉　子午觉是古人睡眠养生法之一,即每天于子时、午时入睡。睡眠与醒是阴阳交替的结果。《黄帝内经》有云:"阳气尽则卧,阴气尽则寐"。子时是晚 11 时至凌晨 1 时,是一天中阴气最盛,阳气衰弱之时。午时是中午 11 点至下午 1 点,此时阳气最盛,阴气衰弱。故夜晚应该在子时以前上床,在子时进入最佳睡眠状态,最能养阴,睡眠效果最好。午觉只需在午时休息 30min 到 1h 即可。现代研究也发现,夜间 0~4 点,机体各器官功能降至最低,中午 12~1 点,是人体交感神经最疲劳的时间,因此子时和午时睡眠的质量最好,符合天地阴阳规律。

2. 龟式呼吸　乌龟是地球上最长寿的动物之一,仿效乌龟的呼吸方式,被认为是养生长寿的秘诀之一,同时也是健肺亮嗓的妙法。喉下接气道,与肺相通,为肺系所属。肺与喉互相配合才能共同完成"行呼吸,发声音"的生理功能。运用此呼吸法可使肺气充沛,宣发舒畅,喉的功能得以健旺,言语得以洪亮。具体操作为:吸气时伸长颈部,并将头面部略抬向上方尽量吸气;呼气时缩短颈部,高抬两肩,尽量将肺内气体呼出。呼吸动作应深而慢;呼吸15~30s 为宜,呼气时间应是吸气时间的 2 倍。同时许多嗓音病是发声时喉部用力不当造成的,要养成尽量用腹部(即丹田)轻松发声,不要用胸部或绷紧脖子肌肉的方式讲话,平时多练习运气吐纳、气存丹田,是必不可少的。

3. 搅舌鼓漱咽津(早晚)　即舌头由上门齿中央开始向左绕 20 周,再反方向右绕 20 周。口腔里有津液以后,就反复鼓动 20 下或更多,像平时刷牙鼓漱那样。再把唾液分三口咽下去,下咽时咽喉用力,有汩汩的声响。《悟真篇》:"咽津纳气是人行,有药方能造化生。"能润喉养生,延年益寿。古人把口中津液称之为醴液、华池、玉泉、琼浆等,认为口中津液为肾中之精气所化,咽津能滋阴降火。咽喉得肾之精气濡养而生理功能健旺,发声洪亮,且不易为邪毒所犯。

(三)用嗓保健

《黄帝内经》云:"上工治未病""上工救其萌芽"。在日常生活中通过采取摄生、饮食、培养良好的生活习惯等方面的措施可以防止嗓音疾病的发生。

1. 适当运动并保证充足的睡眠和休息　中医理论有"久卧伤气、久坐伤肉"的说法,古人云:"摇头摆尾去心火""背后七颠百病消"。人体经过一晚上的躺卧睡眠,蜷卧而不舒,郁发心火。体内气血的运行迟缓而不通畅,人体的排毒管道壅滞,代谢产物及毒素不能及时排出体外,而蕴积在体内从而危害人体健康。运动可以使人体气血的运行更加通畅,全身各脏腑器官得到充分的营养供应,"玄腑"通而代谢废物及时排出体外,从而保持充沛的精力,强健的体魄。体健中气足,则声音洪亮有力。

2. 掌握正确的用嗓技巧　学会正确运用气息,由胸式呼吸改为腹式呼吸,切勿太大声或急切地说话,避免长时间连续说话,长时间用嗓后尽量禁声,所谓惜言如金能亮嗓。禁声是恢复嗓子功能的最有效途径。同时不要在上呼吸道感染时过度用声,也不要在月经期或变声期过度用嗓子,在此期间,发音器官处于充血状态,无节制地说唱喊叫,会使声带"雪上加霜"。

3. 禁吸烟饮酒,忌过饱,饮食清淡易消化　咽喉不仅是发声的重要器官,同时也是饮食水谷之门户。进餐饮食有赖于咽喉司吞咽的正常生理功能,烟酒、辛辣、过饱加重肠胃消化负担,有学者认为胃食管咽反流是慢性喉炎的基本病因,注意饮食可避免声带刺激。

4. 常饮泡一些胖大海、菊花茶等,可起到护嗓的辅助作用。

5. 注意心理调节,保持愉快的心情。尽量避免因情绪不佳而出现大喊大叫、声嘶力竭等滥用嗓音的行为。

6. 定期进行嗓音检查。出现症状及时就医,以免延误病情,造成发声器官不可逆性损伤。

第三节　物理因子疗法

一、电疗法

（一）低频电疗法

1. 定义　频率在 1 000Hz 以下的脉冲电流称作低频电流。应用低频电流来治疗疾病的方法称为低频电疗法。特点是对感觉神经和运动神经都有强的刺激作用，无明显热作用。

2. 低频电疗法的治疗作用

（1）兴奋神经肌肉：低频脉冲电流的主要治疗作用之一是引起神经肌肉兴奋和肌肉收缩。当神经损伤时，神经冲动传导受阻，随意运动减弱或消失，可用电流刺激使肌肉发生被动收缩，防治肌萎缩。肌肉活动可以增加组织间的相对运动，促进粘连松解。

（2）镇痛：产生镇痛作用的低频电流抑制传入神经纤维引起的背根神经的反应，降低神经兴奋性，产生镇痛作用。多次治疗后的累积性镇痛作用，与产生即使镇痛作用的各种因素和局部血液循环改善而带来的有利反应有关。局部血液循环改善能减轻局部缺血、缓解酸中毒、加速致痛物质和有害病理产物的清除、改善局部营养代谢，从而消除或减弱疼痛的刺激因素，达到镇痛效应。

（3）促进局部血液循环：低频电流刺激皮肤，神经兴奋传入冲动同时沿着与小动脉壁相连的神经轴突传导，使小动脉壁松弛，出现治疗当时和治疗后电极下的皮肤浅层充血发红。电流刺激后，神经释放小量的 P 物质和乙酰胆碱，皮肤释放组胺，这些物质均引起血管扩张反应。电刺激使肌肉收缩，代谢产物如乳酸、腺苷二磷酸（ADP）、腺苷三磷酸（ATP）等有扩血管作用，改善肌肉组织的血供。

3. 适应证和禁忌证

（1）适应证：各种急慢性疼痛如神经痛、肌痛、术后伤口痛。失用性肌萎缩、软组织粘连、血液循环障碍等。

（2）禁忌证：有出血倾向、痉挛性麻痹、已植入心脏起搏器者、局部皮肤破损、颈动脉窦部位需避免刺激。

（二）中频电疗法

1. 定义　频率 1~100kHz 的脉冲电流治疗疾病的方法，称为中频电疗法。与低频电相比，能克服组织电阻，作用到更深的组织，引起强烈肌肉收缩的同时皮肤无明显刺痛，故中频电疗时患者能耐受较大的电流强度。

2. 中频电疗法的治疗作用

（1）促进局部血液循环：中频电单次作用和停止作用当时局部充血反应并不明显，停止作用后 10~15min 局部充血反应比较明显。多次治疗后血液循环改善是单次作用的累积效应以及自主神经功能调整的效果。

（2）镇痛：中频电有较好的镇痛作用。单次治疗后的即时作用持续数分到数小时，镇痛机制包括闸门控制学说、皮层干扰学说，体液机制包括 5-羟色胺、内源性吗啡样物质等。多次治疗后的镇痛作用可以用轴突反射引起局部血液循环加强的各种效应的综合作用来解释。

（3）消炎：中频电对一些慢性非特异性炎症有较好的治疗作用，主要由于中频电作用后局部组织的血液循环改善，组织水肿减轻，炎症产物的吸收和排泄加速，局部组织的营养和代谢增强。

（4）软化瘢痕、松解粘连：中频电有较好的软化瘢痕、松解粘连作用，是由于中频电刺激能扩大细胞与组织的间隙，使粘连的结缔组织纤维、肌纤维、神经纤维等活动后而得到分离。

（5）兴奋神经肌肉：中频电刺激可以引起正常肌肉和失神经肌肉收缩，肌肉组织营养改善，有助于预防和减轻肌萎缩。

3. 适应证和禁忌证

（1）适应证：瘢痕疙瘩、纤维结缔组织增生、粘连、神经炎、神经痛、声带肥厚、慢性炎症、神经麻痹和肌肉萎缩。

（2）禁忌证：急性感染性疾病、肿瘤、出血性疾病、局部有金属异物、带有心脏起搏器者。

（三）高频电疗法

1. 定义　应用频率为 100kHz~300 000MHz，波长为 3 000m~1mm 的高频电流或其所形成的电场、磁场或电磁场治疗疾病的方法称为高频电疗法。

2. 高频电疗法的治疗作用

（1）改善血液循环：高频电作用于组织后，电能转变为内生热，而不是体外辐射的加热，作用较深。中小剂量的高频电可使局部血管扩张，血流加速，血液循环改善。其机制为血管内血液温度升高，通过血管壁的神经末梢和轴突反射使血管扩张，热引起组织蛋白微量变性，产生组胺、血管活性肽等血管扩张物质。

（2）镇痛：中等剂量高频电降低感觉神经的兴奋性，干扰痛觉的传入，改善血液循环，氧供好转，减轻缺血性疼痛。加强静脉和淋巴回流，促进渗出液吸收，减轻肿胀引起的张力性疼痛。加速致痛物质排除。

（3）消炎：中小剂量高频电对各种急性、亚急性、慢性炎症，感染性和非感染性炎症均有很好的效果。机制为血液循环改善，渗出液吸收，肿胀减轻，炎症产物、代谢废物排除加快，单核吞噬细胞系统功能加强，吞噬细胞增多，抗体和补体增加。

（4）降低肌肉张力：中等剂量高频电的温热作用可以降低骨骼肌、平滑肌和纤维结缔组织的张力，缓解痉挛，使结缔组织弹性增加。

（5）加速组织生长修复：中小剂量高频电可促使组织修复生长。机制为血液循环改善，氧和营养物质供给增多，酶的活性提高，生物化学反应加快，细胞分裂增殖加快，促进组织修复生长。

（6）非热效应：小剂量高频电作用于人体时，组织温度不高、没有温热感觉的前提下，组织内仍有离子、偶极子的高速移动，细胞膜通透性改变，此时无明显的组织温度升高却有明显的生物化学效应，如白细胞吞噬活动加强，急性化脓性炎症发展受阻，神经纤维、肉芽组织再生加速等。这些现象不能用温热效应加以解释，故被称之为非热效应。

3. 适应证和禁忌证

（1）适应证：急性、亚急性、慢性炎症，粘连、神经痛、周围神经损伤。

（2）禁忌证：恶性肿瘤（一般剂量时）、出血倾向、结核病、妊娠、局部金属异物、植入心脏起搏器者、严重心肺功能不全、颅内压增高、青光眼。

二、低强度激光

（一）定义

激光是指受激辐射放大的光，具有高度定向性、高亮度、单色性和相干性。使用激光治疗疾病的方法称为激光疗法。

（二）低强度激光的治疗作用

1. 消炎 低强度激光刺激机体的防御免疫系统，使白细胞吞噬能力增强，免疫球蛋白增加，增加机体的免疫功能，提高局部抗感染能力，有明显的消炎作用。

2. 镇痛 低强度激光对组织产生刺激、激活、光化作用，可改善组织血液循环，加速代谢产物和致痛物质的排除。通过抑制致痛物质的合成，提高痛阈，达到镇痛效果。

3. 促进酶的活性 低强度激光照射皮肤时，可影响细胞膜的通透性，促进蛋白合成和胶原纤维、成纤维细胞的形成，增强酶的活性，促进组织代谢与生物合成，加速线粒体合成ATP，加速组织修复。因此，有利于伤口愈合，促进离断神经再生。

（三）适应证和禁忌证

1. 适应证 周围神经损伤、神经痛、咽喉炎、慢性伤口、溃疡、创面。
2. 禁忌证 恶性肿瘤、皮肤结核、活动性出血。

三、磁疗法

（一）定义

磁疗法是一种利用磁场作用于人体，以达到治疗目的的方法。磁场有许多特性，其中之一就是吸引人体内的所有含铁体液。因此对于所有炎症、感染等治疗非常有益。

（二）磁场的治疗作用

1. 消炎、消肿作用 磁场的消炎、消肿作用主要是抗渗出以及轻度抑制炎症发展过程。磁场使血液循环加强，组织通透性增强，使炎性产物及时排除，水肿减轻，组织酸中毒改善。

2. 止痛 磁场能改善血液循环和组织营养，因而可以纠正缺血、缺氧、水肿及致痛物质聚集等导致的疼痛。磁场能提高一些酶的活性，使缓激肽、组胺、5-羟色胺等致痛物质水解或转化，达到止痛目的。

3. 镇静作用 磁场对神经中枢的作用主要是增强抑制过程，改善睡眠状态，延长睡眠时间。此外，磁场可以缓解肌肉痉挛、减轻瘙痒，达到镇静效果。

4. 促进创面愈合 在磁场的作用下，血管扩张，血流加快，血液循环改善，为创面提供更多血液，提供更多营养物质和氧，有利于加速创面愈合。

5. 软化瘢痕 磁场具有防止瘢痕形成和软化瘢痕的作用。在磁场作用下，血液循环改善，渗出物吸收和消散加速，为减少瘢痕形成创造了调节。磁场作用下成纤维细胞内水分和盐类物质增加，分泌功能障碍，吞噬细胞内溶酶体增加，促进细胞的吞噬作用，阻止了瘢痕形成。

（三）适应证和禁忌证

1. 适应证 局部感染、瘢痕形成、外伤性血肿。
2. 禁忌证 目前磁疗法尚无绝对禁忌证，以下情况可不用或慎用，如严重心、肺、肝及血液疾病，体质极度衰弱。

第四节　嗓音卫生保健

未闻其面,先闻其声,嗓音在一定程度上反映着我们的身份,不同的嗓音会给人不同的印象。一定程度上,相比于说话的内容,听众更加关心的是说话者的嗓音表现。嗓音如同我们的外表一样重要,有效合理运用并且保护我们的嗓音显得尤为重要。本节主要从环境、习惯、药物副作用、个体状况、精神心理五个方面介绍如何维护和保养我们的嗓音。

一、环境

(一)影响因素

不利的环境会影响到我们的嗓音,从而导致各种类型的嗓音问题,这些环境因素包括空气质量、湿度、噪声以及交谈的距离等。

1. 空气质量问题　当今城市快速发展,空气中充斥着汽车和工厂排放的废气以及烟囱等所排放的烟雾。但对我们嗓音危害最严重的空气质量问题不是烟雾,而是灰尘,如粉笔灰尘、地毯灰尘,以及家庭灰尘等。这些灰尘不仅使空气变得混浊,同时也会刺激我们的呼吸道黏膜,当其引起感染时会充血肿胀,继而导致嗓音的变化。

2. 湿度　空气中湿度太高或太低均对嗓音不利。对于嗓音而言,理想的湿度在40%~50%。如果环境的湿度太低,这会使得呼吸道中的水分容易被蒸发,进而可能导致口腔和喉部黏膜异常干燥,造成炎性充血。环境的湿度过大,对于我们的呼吸道也是有危害的,如果湿度超过85%,可能会造成过度清嗓和擤鼻涕。

3. 噪声　在日常生活中,我们经常会处在噪声的环境中,如汽车、飞机、火车、地铁、迪斯科舞厅、餐馆、发电站周围等,或在嘈杂街道的两侧。当我们在嘈杂的环境中说话,要求我们吸入更多的气体,以产生更响、更高的声音,并要求我们构音更加清晰。这会给我们的发声器官增加太多的负担,使我们的发声更加紧张不适。

另一个需要注意的是噪声环境下佩戴耳机听音乐。当在听音乐时,由于音乐的掩蔽作用,我们同样会不自觉大声说话,这也会使我们不能保持自然的嗓音。

4. 交谈的距离　多数人在日常工作和生活中,会根据交谈双方的距离来调节音高。如果距离较近,我们说话的响度就比较低;而当我们在众人面前发表演讲时,由于距离听众较远,我们必须增加说话的响度,以使较远的听众可以听清我们说的内容,但是如果长时间用嗓不当,便会出现喉痛不适的症状。

(二)建议

1. 除尘

(1) 及时清扫室内的灰尘。

(2) 通过绿化或给充满灰尘的区域洒水来减少空气中的灰尘。

(3) 发挥空调的除尘作用。

2. 声带湿化

(1) 建议一天要喝8~10杯水,大约2.5L。养成随时随地、少量多次的饮水习惯,喝水时要让水在口腔内多停留一些时间,变暖、滋润完口咽腔黏膜后再一小口、一小口地慢慢吞咽下去,不宜大口灌水。当环境过于干燥、湿度较小时,可通过使用空气加湿器或生理盐水雾化方法,加强声带湿化。

(2) 如有以下情况,需要特别注意补水

1) 每天喝两杯以上含咖啡因的饮料(如可乐、咖啡、浓茶)。

2) 工作或生活环境干燥多灰。

3) 经常运动。

4) 大量用嗓。

5) 有些药物(如抗组胺类药、类固醇喷剂、气管舒张剂)会引起喉咙干燥,使用时需要注意补水。

3. 尽量避免在噪声环境和戴耳机听音乐的噪声环境下大声说话。

4. 多补充水果、蔬菜等富含水分的食物。

5. 注重交谈距离

(1) 交谈时走近对方交谈。

(2) 用肢体语言(如拍手、握拳等)表达热情和兴奋。

(3) 用声时减少周围的噪声(如电视、音乐、吸尘器、喇叭声等)。

(4) 在大房间或对人群说话时(如开会、上课)使用扩音设备。

(5) 尽量柔声说话,但不要用耳语。

(6) 说话时保持重心稳定,身体放松。

二、习惯

(一) 影响因素

生活中我们不经意间养成的不良生活、用嗓习惯都会潜移默化地影响到我们的嗓音。

1. 不良的生活习惯　个人生活习惯诸如生活起居无规律、睡眠不足;饮食无节制或暴饮暴食;滥用烟酒及辛辣食物或喜欢用嗓后即喝冷饮;喝水少,有喝浓茶、咖啡或用口呼吸;喜欢大声说话、长时间打电话等,均可导致嗓音问题。特别是长期睡眠不足,血液中大量乳酸积聚刺激声带,容易引起喉肌疲劳、声带充血、嗓音功能减弱,出现声音嘶哑等症状,引发嗓音疾病。

2. 不良的用嗓习惯　不良的用嗓习惯包括过度用嗓和滥用嗓音等。过度用嗓是指超过个人能力、音量过大、发声时间过长而引起的嗓音不适或疲劳;滥用嗓音顾名思义是指用嗓无节制,不讲究轻重缓急。发声器官中的声带组织很薄,发声时振动频率很高,若过度用声,就会使声带处于超量、大幅度、长时间的紧张运动,从而出现声音和器官上的反应,致使声带出现运动过渡性黏膜充血、水肿甚至黏膜下出血,引起发声功能失调性声门闭合不良,在声音方面出现不同程度的嘶哑,甚至失声。教师若课务负担过重,又不注意合理用嗓或用嗓习惯不好,经常用声过度或滥用嗓音,又长期得不到休息和调整,便极易发生嗓音疾病。

(二) 建议

1. 改善不良的生活习惯

(1) 避免辛辣、甜食、高脂饮食,补充富含胶原蛋白、B 族维生素和含钙食物。

(2) 避免喝浓茶、咖啡及碳酸饮料,避免睡前饮食,防止胃食管反流对嗓音的危害。

(3) 尽量避免主动、被动吸烟。

(4) 尽量保证充足的睡眠

2. 改善不良的发音习惯

（1）避免嗓音过度使用，过分刺激，大喊大叫，大哭大笑说话时间过长。

（2）减少清嗓和咳嗽，以用力吞咽（如咽唾液或小口抿水）代替。

（3）避免过度、持续用声。

三、药物副作用

（一）影响因素

一些常用药物对嗓音的影响，如表 8-1 所示。

表 8-1 常用药物对嗓音的影响

药物名称	药物类别	对嗓音的影响
非索非那定（allegra）	抗组胺	干燥
曲安奈德（azmacort）	抗组胺	吸入性类固醇可导致声音丧失
华法林钠（coumadin）	防凝固剂	减少血小板形成，可导致出血
盐酸雷尼替丁（zantac）	肠胃药（H_2 抑制剂）	抗组胺的存在可令组织干燥
舍曲林（zoloft）	抗抑郁药	可令组织干燥
西替利嗪（zyrtec）	抗过敏药、抗组胺药	可令组织干燥

多数处方药不会损及声带。然而，有些药物如利尿剂等，会使声道过分干燥，导致嗓音变化；有些降压药物如果长期使用，也会使口腔干燥；治疗冠心病的 β 阻滞剂伴有喉部痉挛或突然失声的副作用；激素类药物也会引起言语呼吸、音调以及音质方面的嗓音问题。

（二）建议

1. 我们应警惕这些药物可能对嗓音造成的副作用。

2. 如果需要服用这些药物，应向医师或药剂师咨询如何安全服用；对于职业用嗓者应在了解这些药物副作用的前提下，尽量避免使用，以便更好地保护嗓音。

四、个体状况

（一）影响因素

1. 嗓音老化　嗓音的老化反映了喉部的生理变化，以及身体其他部位的变化情况。7 岁左右，男女儿童有着基本相同的音调水平，随着青春期的到来，男性嗓音降低一个音阶，而女性下降半个音阶。成年男性的嗓音基频随着年龄的增长呈现出不断下降的趋势，70 岁以后又有所提高。成年女性的嗓音基频也会呈现出不断下降的趋势，90 岁以后，男女性的嗓音基频又趋于一致。

2. 过敏和炎性感染　喉部过敏或发炎对于频繁用嗓者（如演员、歌手、教师以及其他生活中需要频繁用嗓的人）来说简直是一种威胁，因为这些问题将会引起暂时性的失声。如急性过敏性哮喘会使鼻部与喉部充血肿胀，进而使嗓音变得嘶哑，甚至完全失声。这类疾病需要进行及时的治疗，但是在用药时，需慎用抗过敏药物，因为这些药物会抑制喉黏膜腺体的分泌，进而使喉部更加干燥，嗓音进一步恶化。

3. 全身因素　很多全身因素疾病也能导致嗓音问题，常见有以下情况：

（1）体内激素的变化：男孩和女孩在青春期会经历巨大的嗓音变化，这主要是性激素对声带影响导致的，这些均属于正常的生理变化。成年女性在月经期间或者更年期以后，也会经历音调的变化,这也是体内激素分泌影响的直接结果。

内分泌失调也会影响到嗓音。可能是肾上腺分泌功能减弱,从而导致嗓音的音调偏高,达到青春前期的音调水平;也可能是分泌功能亢进,进而导致音调显著降低。垂体病变会延缓喉部的成长发育。甲状腺功能低下会导致音调下降,出现喉部聚焦,正常说话的响度降低;甲状腺功能亢进会导致语速过快,音调偏高。这种与年龄身份不相符的音调水平可能就是内分泌失调的一种表现症状。

(2) 咽喉反流:咽喉反流是指胃内容物反流至食管上括约肌以上部位,引起一系列咽喉部症状和体征的总称。反流物中的胃酸、胃蛋白酶或其他消化液成分可能对声带黏膜上皮产生慢性刺激,使其发生角化、不典型增生甚至癌变,且喉部黏膜较食管黏膜更易受到反流消化液的损伤。

(3) 神经源性疾病:如帕金森病、各种震颤性疾病、重症肌无力等均会影响到发声功能。一些使支配声带的神经麻痹的其他疾病也会使声带运动功能受损害。

(4) 精神性失声:属于功能性发音障碍,亦称癔症性失声或精神性失声,是由于受到外界精神刺激或不良暗示所引起的发音障碍,并非喉部器质性病变,而是精神心理障碍或癔症的一种表现。其特点为突然失声,说话无声,但咳嗽及哭笑的声音正常,呼吸亦完全正常。情绪不稳定易患此病,多见女性。

(5) 风湿性关节炎和痛风性关节炎:这类疾病也会因影响到环杓关节而导致嗓音障碍。

4. 外伤　常见有环杓关节脱位及喉部骨折等进而影响到嗓音。

(二) 建议

1. 当喉部存在过敏和炎性感染,应及时寻求治疗过敏的专家或者耳鼻喉科医师的治疗,同时注意多休息、喝水。若嗓音听起来非常嘶哑,需完全发音休息几天。

2. 注意青春期生理卫生,不吸烟,不喝酒,少吃辛辣刺激性和生冷食物。女性注意月经期的嗓音保护,加强身体锻炼,预防感冒;当存在内分泌失调症状时,应及时寻求内分泌专家的及时诊断和治疗。

3. 针对咽喉反流的情况时,应在生活中注意以下几点:

(1) 戒烟少酒。

(2) 进食后3~4h 不要躺下或做剧烈运动。

(3) 不要吃得过饱,少食多餐。

(4) 进食后避免弯腰。

(5) 少穿紧身、收腹的衣服。

(6) 维持健康的体重。

(7) 用垫东西或加枕头的办法抬高床头。

4. 针对其他情况,我们应在确定潜在病因并进行针对性治疗的前提下,结合一定的嗓音专业训练,以尽可能恢复自然舒适的嗓音。

五、精神心理

(一) 影响因素

1. 不良情绪　人们在生活中大多数会有不良情绪如焦虑、抑郁等的体验,这往往是对生活中面临的困难、危险等实际存在的压力做出的短时间的正常的应激反应,但长时间的、强烈的焦虑、抑郁情绪,就会诱发其他身体器官疾病;同时人在精神紧张时可引起喉部、颈项

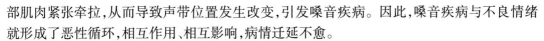

部肌肉紧张牵拉,从而导致声带位置发生改变,引发嗓音疾病。因此,嗓音疾病与不良情绪就形成了恶性循环,相互作用、相互影响,病情迁延不愈。

2. 环境压力　异常的嗓音一般表现为进行性恶化,这主要是由环境压力造成的。造成嗓音紧张的环境因素有污染、感染、吸烟、饮食习惯等;同时,来自工作、社会或者娱乐活动等造成的心理压力,也会使嗓音产生不必要的紧张。由压力所产生的焦虑反应迫使我们说得更响、更长、更高,从而使嗓音变得不自然。

（二）建议

1. 保持良好的心理状态,嗓音好坏与人的心理状态密切相关,因此我们应加强心理保健,努力调节和控制自己的情绪。

2. 消除生活中的所有压力是不可能的,也不现实。所以学会放松心情,缓解压力;不给自己施加不必要的压力,深呼吸,保持乐观、积极、轻松、愉快、平和的心态。

（徐文　肖永涛　陈亚平　万勤）

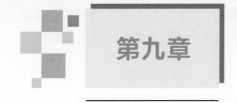

第九章

治疗案例分析

　　嗓音障碍治疗须按照一定的操作流程进行,这样才能做到实际工作有章可循。但嗓音障碍治疗的过程不是一成不变的,在整个过程中会采用嗓音的相关参数作为监控的指标,即用测得的参数与参考标准值之间的变化判断疗效,遵循评估—治疗—评估—治疗—评估的科学程序,以尽可能在短的时间内使患者的嗓音异常表现得到缓解或消失。

　　具体的治疗流程如图 9-1 所示。①个人信息的输入;②测量评估:通过主观测量和嗓音相关相应参数的定量测量,获得相关数据进行评估;③分析诊断:诊断嗓音障碍的类别并判断严重程度;④训练监控:根据嗓音障碍的类别,提出可供选择的嗓音治疗方案。

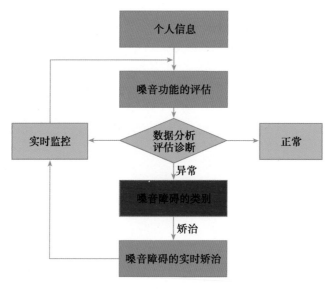

图 9-1　嗓音障碍评估与治疗流程

第一节　功能性嗓音障碍的治疗

一、案例分析(肌紧张性发声障碍)

(一)治疗原则

给予患者心理安慰、解除患者的焦虑是首先要做的,这也是取得患者信任及合作的第一步。

对于原发性 MTD 主要目标是纠正不恰当的发声方法,通过放松喉部及周围肌肉张力、提高呼吸支持、提高发声效率等方法实现。

对于继发性 MTD,去除原发疾病的同时,仍然需要上述的治疗方法,来根本解决发声障碍问题,并可防止某些嗓音疾病(如声带息肉、声带小结等)的复发。

(二)案例信息

1. 案例基本信息　张××,女,52 岁,农民,田间劳作"着凉"后声音嘶哑,因着急讲话多,声音嘶哑加重约 3 个月,初期伴咽痛,数日后消失。现持续性声音嘶哑,程度重,发声费力,影响与人交流,无发热、无咳嗽咳痰、无呼吸困难。无系统性疾病,无反酸呃逆史。

2. 评估结果与分析

(1)查体:一般情况良好,无呼吸困难,发声时可见颈部膨隆、颈静脉怒张,发声时喉无明显上提,平静及深呼吸方式为胸式呼吸。

(2)电子喉镜检查见:发声时声门上方严重挤压收缩,不能窥及声门,但吸气相声带结构正常,双侧声带外展及内收活动尚可,双侧声带活动对称,未见声带明显肿胀、未见新生物,如图 9-2 所示。

(3)声音主观评估

1)GRBAS 分级法:医务人员对患者嗓音的听感知评估,共有 5 个标度,分别是对 G:嗓音的总体综合评级(grade),R:粗糙声程度(roughness),B:气息声程度(breathiness),A:嗓音无力程度(asthenia),S:嗓音紧张程度(strain)(表 9-1)。

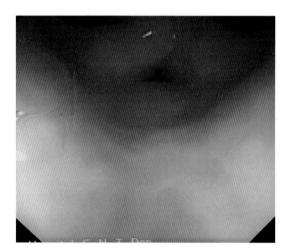

图 9-2　发/i/音时声门图像

每一个参数又分为 4 级,0 代表正常,1 轻度异常,2 中度异常,3 重度异常。

表 9-1　患者 GRBAS 分级

	治疗前	治疗 1 周	治疗 2 周	治疗 1 个月
G	3			
R	3			
B	3			
A	2			
S	2			

从分级结果看,声音呈严重的粗糙、紧张特点、耳语声,G:3 提示重度嗓音功能障碍。

2）视觉模拟评分法（VAS）:患者对自己嗓音的听感知评估,采用 10 分法,0 代表声音完全正常,10 分代表发声障碍程度最重的程度,以影响人际交流困难的程度来代表发声障碍的严重程度,如图 9-3 所示。

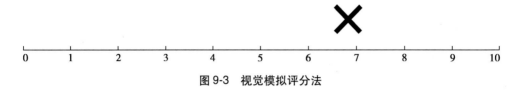

图 9-3　视觉模拟评分法

患者自评分为 9 分,提示嗓音障碍很严重。

（4）声音客观评估:选择持续 2~3s/α/音,使用 Praat 声学分析软件,声学选择参数 jitter（local）、shimmer（local）、自然音域（vocal range,VR）。

1）声学参数:如表 9-2 所示。

表 9-2　声学参数

	治疗前	治疗 1 周	治疗 2 周	治疗 1 个月
jitter/%	4.579			
shimmer/%	15.743			
VR/Hz	—			

其中 VR 因为声信号的噪声成分太多,提取失败,故没有数据。

2）宽带语图显示:图 9-4 上半部分时域图显示声音信号幅值不稳定,下半部分语图中全频段噪声信号明显,中高音区更明显,提示声音信号不稳定,噪声成分多。

临床诊断:根据病史、体检、电子喉镜及声学检测诊断为原发性肌紧张性发声障碍（4型）,重度发声功能障碍。

3. 治疗步骤及过程　该患者发声的病理生理特点主要是喉内外肌肌张力过强、喉内肌群间肌力平衡被打破,所以治疗的主要目标是放松喉体及周围肌肉组织、恢复喉内肌群间的

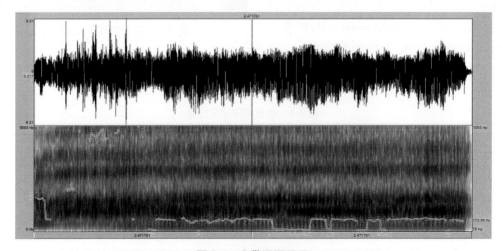

图 9-4　宽带语图显示

平衡。

采取主要的方法：

腹式呼吸训练，获得足够的、稳定、可控的声门下气流的动力支持，解除发声时颈、肩、喉外肌肉紧张并提高发声效率；考虑到肌紧张障碍程度较重，故同时行喉部、颈部的按摩治疗，进一步舒缓颈部肌肉紧张。

咀嚼哼鸣练习，在呼吸训练的基础上，采用此方法降低喉内肌的张力、恢复喉内肌群的平衡关系。

下滑音练习，在正确的呼吸支持下，单音节元音、双音节单词、短句的发声练习。

整个流程采用阶梯法，按顺序进行，对病情严重者还要进行心理治疗，喉部肌肉紧张同时可采用局部1%利多卡因封闭治疗，以促进喉部肌肉放松及平衡关系的恢复。若患者有进一步改善音色、提高发声效率，还可以进一步采取共鸣练习、呼吸控制练习等方法。

具体方法如下：

（1）嗓音矫治前的准备工作：即嗓音健康宣教工作，目的在于让患者了解基本的发声原理、讲解此嗓音疾病的致病因素、致病机制、诊疗过程及预后，如何避免损害嗓音健康的事件发生，并取得患者的配合。主要内容包括用嗓习惯及方法、个人的健康状况、环境因素、压力及情绪、饮食习惯、药物影响等，详见健康宣教章节。

（2）动力系统练习，即腹式呼吸训练：患者平卧，全身放松，腹部放置适当重物（如一本适当重量的书），嘱患者平静吸气，此时腹部膨隆，重物被顶起；呼气时腹部回缩，重物下降；同时给患者做示范。并解释原理，持续练习5min；并站立位练习腹式呼吸，如图9-5所示。

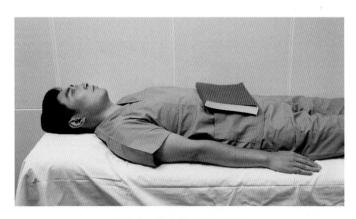

图9-5　卧位腹式呼吸训练

掌握后进一步练习站立位时呼吸练习，嘱患者放松，双脚平开与肩同宽，平静吸气可感觉腹部膨隆，呼气时腹部回缩，反复多次重复呼吸动作，注意不可吸气过满，呼吸过程要舒缓。反复重复呼吸动作，每次训练5min。如图9-6所示。

（3）振动系统即喉的发声练习：目的在于使喉的位置、喉内外肌之间保持相对松弛、平衡的发声状态，根据患者的发声时声门闭合状态、喉功能强弱不同，练习的方法不同，具体包括咀嚼哼鸣练习、下滑音练习等。

咀嚼哼鸣练习：在腹式呼吸的基础下，舒缓吸气后，一边做口腔咀嚼动作，一边以鼻腔哼

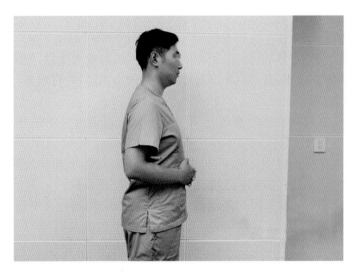

图 9-6　站立位腹式呼吸训练

鸣的方式发声,音高、音量以舒适为好,发声持续时间约数秒,每次发声的结尾音调自然下滑降低。重复发声动作,练习时间持续 3~5min,若引起喉部不适,随时停止嗓音休息。

下滑音练习:元音/u/、/i/、/ɑ/,舒适音调、音量,腹式呼吸支持下,舒缓吸气后先发/u/音,舒缓呼吸发声,音调逐渐降低,直至发声停止,反复发声,根据掌握情况交替使用 3 个元音,以/u/音为主。每次练习持续 3~5min。

(4) 可同时辅助喉部、颈部、肩部肌肉的按摩治疗:喉部按摩,上下、左右手法按摩,约 1~2min;颈后部的风池穴按摩,约 1min,该治疗与咀嚼哼鸣练习交替进行。如图 9-7所示。

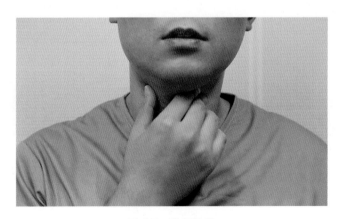

图 9-7　喉部按摩

必要时喉部肌肉的 1% 利多卡因封闭治疗,可以明显降低肌肉的张力。

训练采取阶梯进行的方法,其中呼吸训练是基石,如果没有掌握,原则上不要进行其他发声的练习。各种方法根据效果可以交叉进行。嗓音矫治开始时,施教者最好亲身示范,鼓励学员每一次的进步,并不断重复正确的行为过程,使其固化,成为习惯行为。

4. 康复疗效跟踪监控　患者门诊嗓音疾病诊断、嗓音功能评估后,根据结果制定嗓音矫治方案及流程。如表 9-3 所示。

表 9-3　嗓音矫治方案表

姓名		张××	性别	女	年龄	52 岁
就诊卡号			职业	农民		
嗓音疾病诊断		原发性肌紧张性发声障碍（4 型）				
发声功能评估		重度发声功能障碍				
嗓音矫治目标		放松喉体及肩颈肌肉组织、恢复喉内肌群间的平衡				
嗓音矫治方法		健康宣教 J、呼吸训练 H、咀嚼哼鸣练习 Z、下滑音练习 X 辅助按摩治疗 F、喉部封闭治疗 HB				
嗓音矫治方案		第 1 周	第 2 周	第 3 周	第 4 周	
		J+H+F+HB	J+H+F+HB +Z	H+F+X	H+F+X 双元音词组 如：妈妈、丽丽	
疗效判定 每周结束时	自评 VAS-10	1				
	临床 GRBAS	G：1； A：1；B：0； R：1；S：1				

（1）门诊诊疗过程：第 1、2 两周门诊嗓音健康宣教工作各 1 次，在以后的随诊中根据患者情况及时提醒重点关注内容，本患者的重点是避免焦虑的影响，放松心情。

第 1、2 两周门诊治疗主要是腹式呼吸训练的指导、治疗流程的讲解、各种方法的演示，重点是呼吸的练习。同时进行辅助按摩治疗，结束时行喉部封闭治疗。每次门诊治疗时间在 20min 左右。

第 3、4 两周重点在于腹式呼吸的支持下，演示发声练习，如咀嚼哼鸣练习、下滑音练习等，指导训练之间穿插按摩治疗，必要时（如果喉肌仍然紧张明显）再次喉部封闭治疗。每次仍 20min 左右。

1 个月结束后，重新进行疾病诊断与嗓音功能全面评估，纠正诊断，调整治疗目的与方案，制定接下来 1 个月的治疗方案与流程。

方案尊重患者的意见与选择，功能性的训练由患者决定方案的最终制定及退出的时间。

（2）院外练习流程：患者每日自行按照方案练习，依次进行呼吸及哼鸣练习，自行按摩练习，每种方法每日 3 次，可穿插进行，每次练习时间按照规定进行，可分次累计达到规定时间也可，以不引起喉部不适、身体不适为宜。1 周后门诊复查，每天记录训练内容及完成情况，如表 9-4 所示。

表 9-4　患者自我练习记录表

第 1 周	第 1 天	第 2 天	第 3 天	第 4 天	第 5 天	第 6 天	第 7 天
呼吸训练	3	3	0	3	3	2	2
咀嚼哼鸣练习	3	3	2	3	3	2	2
下滑音练习							2
颈部按摩	3	3	2	3	3	2	2

* 数字代表每日练习次数，每次练习时间见第一列所示

（3）结果：自述门诊治疗后次日发声困难即明显好转，坚持自行练习及按摩治疗后，1周来嗓音嘶哑明显改善，患者对治疗效果满意，提出中断治疗。

1）检查见：发声时颈静脉怒张、颈根部膨隆明显减轻，间接喉镜声门暴露不良。

2）嗓音主观评估：G:1;A:1;B:0;R:1;S:1。患者仍然存在声音略紧张、声音轻度沙哑。比治疗前明显好转。

3）嗓音客观评估：如表9-5所示。

表9-5　声学参数

	治疗前	治疗1周	治疗2周	治疗1个月
jitter/%	4.579	0.231		
shimmer/%	15.743	4.702		
VR/Hz	–			

从jitter(local)、simmer(local)参数值比较结果来看，频率及振幅的不规则情况明显质的改善，表明声音嘶哑、气息声情况明显改善。音域(VR)：117~426Hz，提示已经是正常女性水平。

图9-8所示为/α/元音宽带语图。

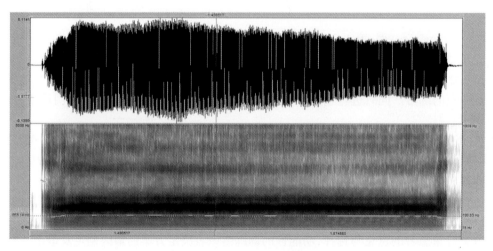

图9-8　发/α/元音宽带语图

低频区噪声信号消失，中高频可见少量噪声信号，但比嗓音矫治前明显减轻；时域波形：信号幅值的稳定性虽然仍然有波动，但较治疗前明显好转。提示轻度发声功能障碍。

总体疗效显著，主客观声学评估提示声音嘶哑由重度改变为轻度，下一步仍建议继续嗓音矫治，继续改善声音质量、提高发声能力。但仍尊重患者退出治疗的选择。

二、案例分析（精神性失声）

（一）治疗原则

心理疏导，消除喉肌紧张、恢复喉肌间肌力平衡。

精神性失声最基本的病理生理变化是喉部肌群间的平衡失调，与肌紧张性发声障碍类似,发病因素中心理因素占主要部分,不一定存在嗓音的滥用及误用,因此心理疏导占治疗方案的重要方面,有时需要心理医生的介入。

若患者情绪平复、心理问题消除后,嗓音障碍仍然明显存在,则需要进一步治疗,主要为嗓音矫治及局部辅助推拿按摩,目的在于缓解喉部肌群的紧张、恢复肌群间平衡关系,疗效不佳者可喉部封闭治疗。

嗓音矫治主要方法有:喉部放松练习、腹式呼吸训练、咳嗽状态下哼鸣音练习,辅助喉部推拿按摩治疗,必要时喉部封闭治疗。

（二）案例信息

1. 案例基本信息　张××,女,42 岁,农民,着急生气后突然失声,持续 1 个月余,无咽痛、感冒、咳嗽情况,查体:一般状况良好,无呼吸困难,讲话耳语声,未见发声时颈部血管怒张、颈根部变粗情况。既往:工作生活中无过度用嗓史,无明确心、脑、肾及呼吸系统、消化系统疾病史。

2. 评估结果与分析

（1）电子喉镜检查如图 9-9、图 9-10 所示,发/i/音时声门闭合明显关闭不严,吸气相声门开放良好,双侧真声带活动良好,假声带轻度挤压,未见器质性病变。

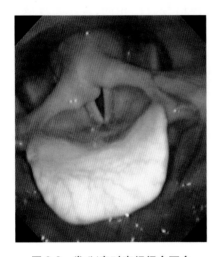　　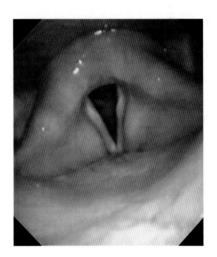

图 9-9　发/i/音时声门闭合不全　　　　　图 9-10　所示吸气相声门图

（2）主观声学评估

1）视觉模拟评分法（VAS）:患者对自己嗓音的听感知评估,如图 9-11 所示。

分值为9,表明患者认为发声困难很严重,严重影响生活和工作。

2）GRBAS 法:G:3;A:2;B:3;R:1;S:1。气息声明显,声音呈耳语状。总体上发声障碍严重。

3）客观声学评估:①声学参数:jitter（local）、shimmer（local）因噪声信号过高而无法提取。②图 9-12 所示为时域曲线及语图。

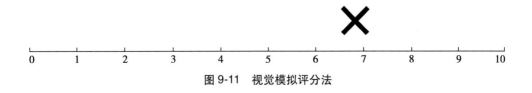

图 9-11　视觉模拟评分法

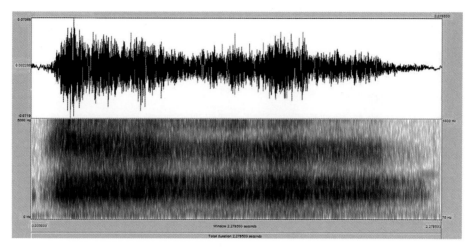

图9-12   时域曲线及语图

上半部分时域曲线图显示随时间变化的能量信号幅值极不稳定;下半部分宽带语图显示,全频带均可见明显噪声信号,高频、低频区噪声信号占比相同,提示重度嗓音功能障碍。

临床诊断:精神性失声,重度发声功能障碍。

3. 治疗步骤及过程   总体治疗方案阶梯方案,分步骤进行。

第一步:心理疏导:心理安慰缓解压力、焦虑状态,同时嗓音健康宣教,认清疾病本质,以及良好的预后。

第二步:喉部放松练习,喉部及颈部按摩。喉部放松的方法有多种,如叹气法、颈部放松操等。

叹气法:平静吸气后,自然呼出,呼气末状态保持数秒,再次重复动作,每次练习重复该动作5~10次。体会呼气末身体放松状态,每次做其他练习时,尽量在该状态下进行。在平时发声疲劳、精神紧张时也用该方法来缓解。

颈部放松操采用香港大学姚文礼教授的肩颈放松操。

第三步:腹式呼吸训练,进一步减轻发声时肩颈肌肉张力。具体内容见第九章第一节"肌紧张性发声障碍"案例所讲述,每次3~5min。

第四步:咳嗽状态下哼鸣音练习。

先嘱患者咳嗽,咳嗽带出哼鸣音,哼鸣音持续时间因个人的气息量而定,以舒缓不引起气促为宜,一般2s左右。每次练习3~5min。

嗓音矫治方案如表9-6所示。若上述效果不明显,可行喉内肌1%利多卡因的封闭治疗,减轻环杓后肌、环杓侧肌的张力。

鼓励患者连续3天门诊治疗,然后评估、总结,调整制定下一步方案。

考虑到发声障碍的严重程度,上述练习结束后,使用1%利多卡因注射液,行喉内肌封闭治疗。分别于双侧甲状软骨板下缘进针,向后上内方向刺入1.5cm左右,各1ml。

次日复查,若无效,仍每日自行嗓音练习,隔日喉部封闭,总疗程1周。

4. 康复疗效跟踪监控   治疗后次日嗓音恢复平常状态,查体:鼻、咽检查无特殊发现。

电子喉镜检查:见发/i/音时,声门闭合明显改善。图9-13显示发/i/音时声门闭合相。

(1) 主观声学评估:GRAAS法:G:1;A:0;B:0;R:0;S:1,声音仍轻度紧张。

表 9-6 嗓音矫治方案

姓名:		张××	性别:		女	年龄	42 岁
就诊卡号			职业	农民			
嗓音疾病诊断		癔症性失声					
发声功能评估		重度发声功能障碍					
嗓音矫治目标		舒解情绪、放松喉体、恢复喉内肌群间的平衡,改善声门闭合					
嗓音矫治方法		心理疏导 X、放松练习 FS、呼吸训练 H、咳嗽哼鸣练习 K、辅助按摩治疗 F、喉部封闭治疗 HB					
嗓音矫治方案		第 1 天		第 2 天	第 3 天		第 4 天
		X + K + F + FS +HB		X+FS+H+F +K	FS+H+F+K +HB		FS+H+F+K 双元音词组 如:妈妈、丽丽
疗效判定 每日结束时	自评 VAS-10	9		1			
	临床 GRBAS	G:3; R:1;B:3; A:2;S:1		G:1; R:0;B:0; A:0;S:1			

* 考虑到此嗓音疾病预后良好,治疗见效快,故以天数来制定方案

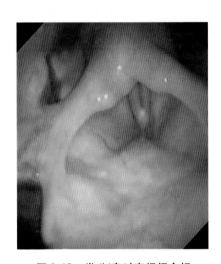

图 9-13 发 /i/ 音时声门闭合相

视觉模拟评分法(VAS):患者自评,总分 10 分。患者自评分为 1 分,提示发声障碍明显缓解(图 9-14)。

(2)客观声学评估:jitter(local):0.379%,shimmer(local):4.105%。

持续 /ɑ/ 元音宽带语图,如图 9-15 所示。

图 9-15 下半部分语图显示低频区无噪声信号,中高频区仍然可见噪声信号;时域曲线图显示幅值仍然轻微不稳定性,提示治疗后放音障碍明显好转,但仍然存在轻度发声障碍,提示患者仍然需要进一步嗓音矫治。

患者认为声音改善达到预期效果,中断治疗。

总结:精神性失声是一种治疗效果好、预后良好的功能性发声障碍,治疗方案在重视心理疏导的同时,嗓音矫治配合喉部推拿按摩是重要的治疗方法。病情严重患者或上述方法疗效差的患者,喉部 1% 利多卡因封闭也可作为必要的治疗方法。

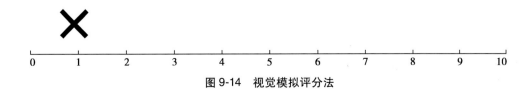

图 9-14 视觉模拟评分法

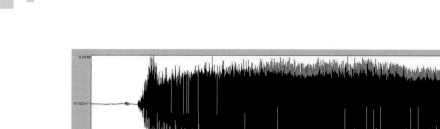

图 9-15　持续/α/元音宽带语图

三、案例分析（青春期发声障碍）

（一）治疗原则

青春期发声障碍的主要表现为音调高，甚至用假声说话，常伴随有发声疲劳、颈肩部紧张的症状。患者往往存在喉肌过度紧张，尤其是环甲肌过度紧张的问题，此外，还伴有常由于喉外肌的紧张导致喉上提，腹式呼吸不足导致的呼吸短浅，以及胸腔共鸣相对较差等情况。

依据以上患者存在的问题，针对青春期发声障碍的嗓音矫治主要围绕这几个问题进行：

1. 强化腹式呼吸，加强腹肌力量，加强呼吸对于发声的支持。
2. 放松喉内肌，缓解环甲肌的张力。
3. 降低喉头，缓解喉外肌的紧张。
4. 降低患者的讲话音调。
5. 协调呼吸与起音，避免硬起音的出现。
6. 增加胸腔共鸣，使嗓音更具有男性的低沉、浑厚的音质特点。

（二）案例信息

1. 案例基本信息　徐××，男性，25 岁，工程技术人员。自 14 岁变声期后说话时仍维持音调较高且尖细，偶有声音嘶哑或气息声。咳嗽或压喉时嗓音与正常男性音调相似。由于患者音调异常，常被误认为女性，为生活及工作带来烦恼，故为求矫正异常嗓音而就诊。

2. 评估结果与分析

（1）评估结果

1）体格检查：患者发育正常，第二性征正常发育，有胡须生长，发声时喉结位置较正常男性偏高。喉结位置偏高，提示患者可能存在舌骨上下肌群的紧张。

2）实验室检查：性激素各项指标均在正常范围内，排除由于激素水平异常导致的音调异常情况。

3）电子动态喉镜检查:咽喉部黏膜无充血,软腭对称,悬雍垂居中,双侧扁桃体不大;会厌扁平型,表面光滑无隆起,抬举可;双侧裘裂、室带对称,表面光滑,动度可;双侧声带表面光滑无隆起,发声时声带振动对称,周期规律,声带张力增加,黏膜波轻微减弱,声带振动频率增加而振幅相应减低,动度可,闭合完全。环甲肌紧张可导致声带张力增加,并引起声带振动频率增加而振动幅度降低,直接表现为患者的音调升高。

4）空气动力学检查:86dB、245Hz 发声情况下,舒适发声检查平均气流率 0.11L/s,最长发声时间 18.23s;声门效率检查中,声门下压 10.12cmH$_2$O,声门阻力 92.00cmH$_2$O/s,发声效率 454.24×10^{-6}。检查过程中,患者的基频明显升高,达到 245Hz,处于成年女性说话时正常基频范围内,远高于成年男性的平均基频。值得注意的是,空气动力学检查各项数据也基本处于女性受试者平均范围内,但与正常成年男性相比,平均气流率、最长发声时间、发声效率均有所降低,而声门下压及声门阻力均升高。

5）多维噪音分析:83dB、221Hz 发声情况下,jitter 1.895%,shimmer 5.914%,谐噪比 0.154,数值明显升高,提示中度嗓音障碍。反映患者嗓音存在发声基频、强度稳定度差,而音调升高等情况。

6）VHI:75(VHI-30)。

(2）结果分析:通过对患者进行系统的嗓音评估,结合病史检查,发现患者存在以下嗓音问题:

1）发声问题:存在说话音调高、假声、气息声等情况。

2）肌肉紧张:存在面颊肌紧张、咬肌紧张、环甲肌紧张及喉外肌紧张等情况。

3）呼吸情况:患者呼吸短浅,多采用胸式呼吸而缺乏腹式呼吸,呼吸节律与发声、言语节律间的协调性差。

4）共鸣情况:患者的胸腔共鸣、头腔共鸣较弱。

5）心理问题:患者因不能正常发男声经常受到别人的误解和嘲笑,深感尴尬,因此不愿意与人交流,性情变得羞怯、胆小、自卑,并由此而影响了正常的工作和发展,深感苦恼。

3. 治疗步骤及过程 根据该患者症状、体征和电子喉镜、声学、空气动力学的评估结果,初步诊断:青春期发声障碍。该患者存在音调升高、肌肉紧张、呼吸短浅、缺乏共鸣以及自卑等问题,结合该患者的职业和发声、生活习惯等,制定了以下嗓音训练的训练方案,训练方案分为四个阶段,练习周期为 8 周,嗓音训练的目的以缓解紧张、降低音调、增加呼吸支持、改善共鸣为主,具体方案如表 9-7 所示。

(1）第一阶段(2 周):由于患者初次进行嗓音训练,对于自身嗓音存在的问题并不十分了解,对于嗓音训练存在一定顾虑及怀疑,因此适当进行一定程度上的心理疏导,并介绍嗓音卫生保健相关常识。目的在于打消患者的顾虑,建立治疗信心,了解嗓音保健常识。

在第一阶段训练中,主要以腹式呼吸、喉肌放松训练为主(表 9-8)。针对患者的面颊肌、咬肌紧张等问题,采取了局部放松按摩的方式协助患者放松,包括喉部放松按摩、面部放松按摩等。患者由于呼吸表浅、腹肌力量不足,腹式呼吸训练效果并不理想,为了加强腹肌力量,采用吹气球、吹吸管、狗喘气等训练方法,目的在于增加患者腹肌、膈肌的力量和灵活性。当患者能够熟练掌握以上训练要领时,再进行腹式呼吸训练,训练效果更为理想。

表 9-7　治疗方案

	心理疏导及嗓音卫生宣教	放松训练	腹式呼吸训练	降喉发声训练	胸腔共鸣训练
第 1 周	✔	✔	✔		
第 2 周		✔	✔		
第 3 周			✔	✔	
第 4 周			✔	✔	
第 5 周				✔	
第 6 周	✔			✔	✔
第 7 周				✔	✔
第 8 周	✔				✔

表 9-8　嗓音训练家庭作业之——放松训练和呼吸训练

练习项目 ＼ 练习时间	第 1 天	第 2 天	第 3 天	第 4 天	第 5 天	第 6 天
颈部放松						
喉肌放松						
腹式呼吸						
喉部整体推拿按摩						

（2）第二阶段训练（3 周）：第二阶段训练主要以巩固呼吸训练、进行发声训练为主。可采用按压喉头发声（用腹肌力量发声）、哈欠-叹息法等方法进行训练。

在较熟练掌握第一阶段训练的基础上，进行按压喉头发声训练，即用手指在甲状软骨上轻轻向下按压，在腹式呼吸的基础上，用腹肌力量发声，用较低而轻柔的声音发/hɑ/、/ɑ/音。当患者能够用正确的方式发/ɑ/音以后，鼓励患者回想发/ɑ/音时喉的位置和状态，用相同的技巧练习发/o/、/e/、/i/、/u/等元音，随后加入辅音成分继续练习，最为简单的练习为数数，发"1、2、3、4、5、6、7、8、9、10"等音。在发声过程中，胸腔的振动十分重要，因此要让患者体会降喉和胸腔振动的感觉。随后移开手指，鼓励患者寻找这种降低喉头和降音调发声的感觉。注意按压喉头手法轻柔，最重要的是让患者体会喉体的降低和胸腔振动的感觉。

然后将患者手指放于喉头和胸部，并嘱患者交替发高音和低音，反复让患者体会发高音和低音时喉头向上和向下的运动，以及发低音时胸腔的振动。为患者示范降低喉头用低音调发声，并让患者跟读，帮助患者寻找降低喉头、用低音调发声的感觉。

经反复练习后，患者发单字音时声音有明显改善，表现为音调降低，声音基本恢复男声，但连起来说话（说句子）时仍可能为女声。此时可以让患者继续进行字词的练习，重复和强化学习的新的发声方法，体会并逐渐适应字词发声时的位置和方法。例如用所学的低音调发声方法数数和发元音/ɑ/、/o/、/e/、/i/、/u/等音，并进行字词练习，每天 2h。每日分 3~4次进行练习，以便将训练时掌握的发声技巧转变为日常交流中的行为习惯（表 9-9）。

表 9-9　嗓音训练家庭作业之——发声训练

练习项目 ＼ 练习时间	第 1 天	第 2 天	第 3 天	第 4 天	第 5 天	第 6 天
哈欠-叹息法						
按压喉头发声						

（3）第三阶段训练（2 周）：第三阶段训练主要以巩固发声训练为主。

经过前两个阶段训练，患者已能正确发单字音，即在发声过程中为正常男声，但练习词汇和句子时，仍存在音调不稳的情况，有时讲好的音调略高，但经提醒和纠正，能够回归低音调。并且自述长期采用训练方法中的发声要领讲话后，会略有累和不舒服的感觉，但是能够耐受。

这些情况在青春期发声障碍患者的训练中比较常见，当患者能够用低音调发声、讲话时，即证明到目前为止，针对患者的训练方向及训练方法是对症的，且具有明显的训练效果。说话时音调的不稳定以及长期采用训练技巧说话时的疲劳感，则是由于患者尚未将这种说话技巧完全转变为行为习惯的原因。因此应在上一阶段训练的基础上，加大字词和句子、文章念读练习。并且针对患者目前的情况，与患者进行交流，帮助患者意识到目前的训练成果，以及通过训练使嗓音得到的显著改善，并且鼓励患者将训练中掌握的发声技巧融入日常交流中，提高患者继续训练的积极性。

（4）第四阶段训练（1 周）：主要以强化提升为主。

通过前面的训练，患者已经能够用正常男声发声、日常会话。但是当患者音调降低成正常男声后，因与过去的高音调说话有很大反差，心理上会有不适应，感觉新的发声过粗，甚至出现尝试高音调发声的意愿，此时要向患者说明，让其体会两种发声行为的不同，并鼓励患者巩固练习结果，逐渐适应新的音调（表 9-10）。

4. 康复疗效跟踪监控　经过四个阶段的训练，患者讲话声音较前明显改善。患者感觉自己说话声音粗，不适应，是因为患者已经习惯于过去的细声细语，对新的嗓音，心理上不适应。另外，患者在训练中发声较好，但在自然说话时，稍不注意就用过去的音调说话，这是因为新的发声习惯还没有形成，需要坚持训练，直到形成新的发声习惯。以上两点需向患者讲明，使其理解并从心理上适应新的发声方法，患者结束训练后回去坚持训练，直至新的发声方法形成条件反射。

表 9-10　嗓音训练家庭作业之——共鸣和强化提升训练

练习项目 ＼ 练习时间	第 1 天	第 2 天	第 3 天	第 4 天	第 5 天	第 6 天
说话时呼吸的维持与调控						
按压喉头发声						
词句练习						

训练后复查电子喉镜：声带张力较前降低，声带振动频率降低而振动幅度增加。空气动力学检查显示，84dB、158Hz 发声情况下，平均气流率 0.15L/s，最长发声时间 20.23s，声门下压 9.20cmH$_2$O，声门阻力 61.33cmH$_2$O/s，发声效率 1 275.87×10^{-6}，均较训练前得到改善。多维嗓音分析显示，86dB、159Hz 发声情况下，jitter 0.301%，shimmer 2.396%，NHR 0.134，均

恢复至正常范围内,无明显嗓音障碍。VHI:13(VHI-30)。

矫治后1周、矫治后1个月复查,患者已能用正常男声音调讲话,声音自如、共鸣良好,长期说话的疲劳感也已经消失,未出现恢复高音调发声的情况。

四、案例分析(老年喉/老年性嗓音)

(一)治疗原则

老年性嗓音表现为发声费力、音调低、喑哑、气息声、发声易疲劳,常存在喉内肌无力而声门不能完全闭合等情况,由于软骨的钙化以及关节的活动度下降,声门开闭的灵活程度以及呼吸的深度均受限,因而缺乏有效的气息支持。

依据以上患者存在的问题,针对老年性嗓音的矫治主要围绕这几个问题进行:

1. 加强声带张力,促进声门闭合。

2. 通过腹式呼吸训练,增强呼吸支持,并以增强腹肌力量训练为训练重点。

3. 改善头腔共鸣,提高嗓音的亮度。

(二)案例信息

1. 案例基本信息　胡××,女,63岁,退休。患者于就诊前5年始出现说话时声音嘶哑,为间歇性,自觉唱歌时较明显,表现为嗓音低沉暗哑,高音不易唱出,且发声易疲劳。5年来患者声音嘶哑症状逐渐加重,日常说话时声音嘶哑明显,为持续性,音调低,常需用力发声才能与他人交流,并常伴有咽喉干痒及疼痛感。患者一直未到医院诊治,曾间断自行使用清喉利咽中成药及中药饮片治疗,上述症状未见明显改善。

2. 评估结果与分析

(1)评估结果

1)电子喉镜:咽喉部黏膜无充血,黏膜稍干燥,无分泌物;软腭对称,悬雍垂居中,双侧扁桃体不大;会厌扁平型,抬举可;双侧披裂、室带表面尚光滑、对称,动度可;双侧声带表面轻充血,边缘光滑,发声时双侧声带松弛,呈弓形,振幅减弱,黏膜波较小,声门闭合不全,可见梭形缝隙,双侧环杓关节活动对称。

2)空气动力学检查:80dB、209Hz发声情况下,舒适发声检查中平均气流率0.23L/s,最长发声时间15.21s,声门效率检查中声门下压2.33cmH$_2$O,声门阻力10.13cmH$_2$O/s,发声效率625.34×10^{-6}。其中平均气流率正常女性升高,而声门下压与声门阻力均降低。

3)多维嗓音分析:81dB、214Hz发声情况下,jitter 1.212%,shimmer 5.388%,嗓音紊乱指数0.079,均较正常范围升高。嗓音紊乱指数(voice turbulence index, VTI)是与呼吸有关的新参数,是指低频率范围内的非谐波与高频的非谐波的平均比值,它代表高频噪声的相对能量级,与声带关闭不全或者内收时松弛有关,提示嗓音气息声成分增加。jitter、shimmer增高,提示患者嗓音基频、强度不稳。

4)VHI:72(VHI-30)。

(2)结果分析:通过对患者进行系统的嗓音评估,结合病史检查,发现患者存在以下嗓音问题:

1)发声问题:由于喉内肌力量减弱,患者存在发声费力、音调低、喑哑、气息声、发声易疲劳等情况。

2)肌肉紧张:由于患者喉内肌无力,尤其是声带肌无力,因而出现颈部肌肉代偿性紧张,而这种代偿性紧张并未起到改善嗓音的效果。

3) 呼吸情况:患者存在呼吸短浅问题,且以胸式呼吸为主,而腹式呼吸相对减弱,并且存在呼吸与发声协调性差等问题。

4) 共鸣腔情况:患者的胸腔共鸣、头腔共鸣减弱。

5) 心理问题:患者退休前为机关干部,文化程度较高,退休后仍需要组织一定社会交流活动,对嗓音质量及生活要求较高,希望改善目前的嗓音状况,提高工作、生活质量,但是本身对于嗓音知识知之甚少,因此对于嗓音矫治积极性较高。

3. 治疗步骤及过程 根据该患者症状、体征和电子喉镜、声学、空气动力学的评估结果,初步诊断:老年性嗓音。该患者存在发声无力、肌肉紧张、呼吸短浅、缺乏共鸣等问题,结合该患者的职业和发声、生活习惯等,制定了以下嗓音训练的训练方案,训练方案分为四个阶段,练习周期为 8 周,嗓音训练的目的以缓解喉外肌紧张、增加喉内肌力量、增加呼吸支持、改善共鸣为主,具体方案如表 9-11 所示。

表 9-11 治疗方案

	嗓音卫生宣教	放松训练	呼吸训练	发声训练	共鸣训练
第 1 周	✔	✔			
第 2 周		✔			
第 3 周			✔		
第 4 周			✔		
第 5 周				✔	
第 6 周				✔	
第 7 周				✔	
第 8 周					✔

(1) 第一阶段(2 周):第一阶段训练的主要训练目的在于放松,即通过颈部放松、颈部按摩等方法,放松颈前肌肉,以缓解颈部肌肉代偿性紧张(表 9-12)。消除代偿性紧张,除了能够达到纠正不良发声姿势的目的外,还能帮助患者在后续的嗓音训练中打下良好的基础。由于患者初次进行嗓音矫治,因此在第一次训练中,需要通过嗓音宣教及心理疏导,建立患者的治疗信心,了解嗓音保健常识。

表 9-12 嗓音训练家庭作业之——放松训练

练习项目 \ 练习时间	第 1 天	第 2 天	第 3 天	第 4 天	第 5 天	第 6 天
颈部放松						
颈肩部推拿按摩						
喉部整体推拿按摩						

（2）第二阶段（2周）：第二阶段训练的主要目的在于腹式呼吸的训练，并在腹式呼吸的基础上进行初步的发声训练（表9-13）。为了能够帮助患者建立有效的腹式呼吸习惯，依据患者的具体情况，选择腹式呼吸、发摩擦音、不张口打哈欠、吹气球等呼吸训练方式，通过加强腰腹肌力量对发声的支持、中断呼吸训练以加强声带的力量，促进声门闭合及对抗气道内气流的力度。

表9-13　嗓音训练家庭作业之——呼吸训练

练习项目 ＼ 练习时间	第1天	第2天	第3天	第4天	第5天	第6天
腹式呼吸						
吹气球						
吹蜡烛						
不张口打哈欠						

（3）第三阶段（3周）：第三阶段训练的主要目的在于加强声带力量，促进声门闭合，发声训练为主要训练内容，可以采取哼哼声、半吞咽发boom音、咳嗽音、"hou"音训练、推喉头发声、发声力量训练、舌颤音、重音法等训练方法。

由于该患者喉内肌力量减弱为其嗓音问题的主要原因，选择哼哼声、半吞咽发boom音、咳嗽音、"hou"音训练、推喉头发声、发声力量训练、舌颤音、重音法等训练方法，以加强声带张力，促进声门闭合，提高音调和响度。进行上述训练后，患者的发声改善并不十分显著，因此进行推喉头发声训练，协助患者寻找更好的发声方式。训练中可以将拇指触及右侧甲状软骨后端，以协助环杓关节运动，促进声门闭合，嘱患者发声或数数，当患者能够较好地发声时，逐渐放松按压力度，并嘱患者发声，发声不理想时再重复以上动作，反复练习，直至能够患者的嗓音达到比较满意而稳定的效果（表9-14）。

表9-14　嗓音训练家庭作业之——发声训练

练习项目 ＼ 练习时间	第1天	第2天	第3天	第4天	第5天	第6天
哼哼声						
呜咽音						
"hou"音训练						
发声力量训练						

（4）第四阶段（1周）：第四阶段为共鸣训练和强化提升练习，目标在于增强头腔共鸣，进一步加强声带力量。可以采用增加鼻腔共鸣、"hou"音训练、音的扩展训练、音域汽笛训练、字词句的练习等方法达到训练目的。

该患者经过之前的嗓音训练，训练中的发声比较满意，但是仍存在音域受限等情况。基于这种情况，进行了音的扩展训练及音域汽笛训练。音的扩展训练可以拉长声带，增加声带的张力。音域汽笛训练可以增强喉垂直变化的灵活性，从而使音调升高，增加鼻腔共鸣，对提高音调也有促进作用。还可进行歌曲的哼唱练习,在腹式呼吸的基础上做字词句的练习,进一步增强声带的力量,促进声门的闭合,提升音调和响度。

以上发声训练嘱患者每天做 3~4 次练习,每次做 10~20min(表 9-15)。

表 9-15　嗓音训练家庭作业之——共鸣和强化提升训练

练习项目 ＼ 练习时间	第 1 天	第 2 天	第 3 天	第 4 天	第 5 天	第 6 天
增加鼻腔共鸣						
爆破性辅音训练						
音的扩展训练						
音域汽笛训练						

当一个音发好以后,在以上练习的基础上逐步做字、词、句、文章的念读练习,巩固训练成果,使新的发声方法成为新的条件反射。

4. 康复疗效跟踪监控　经过 5 次训练,患者发一个字的音时,音调较前有所提高,响度增强,但连起来说话音调仍较低,训练后复查电子喉镜,见声带仍呈弓形,但闭合较前好转。多维嗓音分析示 85dB、247Hz 发声情况下,jitter 1.023%,shimmer 3.432%,VTI 0.021,均较训练前明显改善,患者基频提高,发声强度稳定。空气动力学检查示,86dB、251Hz 发声情况下,平均气流率 0.16L/s,最长发声时间 19.97s,声门下压 5.21cmH$_2$O,声门阻力 32.56cmH$_2$O/s,发声效率 4 327.62×10^{-6},较前均有明显提高与改善。

老年喉的嗓音改善需长期坚持训练,而该患者来院训练时间较短,仅 5 次训练后不再来院治疗。因此嘱患者用所学方法回去继续训练。

矫治后 1 个月和 2 个月电话随访,嗓音比矫治前明显好转,患者对自己的嗓音非常满意。

【温馨提示】

老年喉的治疗可辅以物理因子治疗,一般采用低频或中频电疗法,目前常用调制中频电疗法,治疗频率每天 1 次,疗程为 1~3 个月。

方法:采用调制中频电,2 组电极分别贴于颈前方喉部左右两侧,剂量以出现肌肉收缩且患者感觉适中为准,每次治疗 20min。

第二节　器质性嗓音障碍的治疗

一、案例分析(声带小结)

(一)治疗原则

医疗目的:使小结缩小,甚至消失或者症状消失。

康复目的:提高气流支持,软化声带碰撞力量,增强发声效率,增强共鸣。

1. 大多数学者认为,嗓音训练是目前治疗声带小结的首选方法,其疗效可靠。嗓音训练一般以8~10周为期,训练过程需定期对治疗效果进行评估,通常在治疗3周时进行一次阶段性评估。如有效即有可测量的嗓音变化,继续原治疗方案;如无效,需要及时调整治疗方案。

2. 嗓音训练的同时可配合药物治疗(如金嗓散结丸、黄氏响声丸等),定期复查,如果无效,应放弃药物治疗,选择其他治疗方式。

3. 特殊情况下手术治疗

(1)大部分患者不建议采用手术治疗,对少部分经药物治疗和嗓音训练无效者、声带小结较大、声嘶症状明显者,可考虑全麻支撑喉镜下显微手术治疗。

(2)对手术治疗后的患者,仍要注重嗓音卫生宣教和嗓音训练,改变患者不良的发声习惯,以防止声带小结复发。

(二)案例信息

1. 案例基本信息　李××,女,43岁,个体商户,平时用声环境嘈杂,需要大声说话,每天用嗓时间常超过10h,声音嘶哑4个月,声嘶呈持续性,讲话多时加重,发声易疲劳、费力,偶尔过度用声后出现失声,伴有咽干、咽喉疼痛、讲话痛,咽部异物感明显,常清嗓,无咽部堵塞感,无咽喉反流性疾病病史。系统回顾:无异常。

2. 评估结果与分析

(1)主观评估

1)嗓音障碍指数量表:VHI-10评分19分,提示嗓音问题已经显著影响该患者的生理、交流功能和情感,需要对嗓音问题给予足够的重视(表9-16)。

表9-16　嗓音障碍指数10(VHI-10)量表

姓名:李××	性别:女	年龄:43岁	日期:2017.04.10			
	项目			评分		
F2	在嘈杂环境中别人难以听明白我说的话	0	1	2✔	3	4
F9	我感到在交谈中话跟不上	0	1	2✔	3	4
P1	说话时我会感到气短	0✔	1	2	3	4
P2	一天之中我的嗓音听起来不稳定,会有变化	0	1	2	3✔	4
P3	人们会问我"你的声音出了什么问题?"	0	1	2	3✔	4
P6	我声音的清晰度变化无常	0	1	2	3✔	4
E4	我感到苦恼	0	1✔	2	3	4
F6	我减少与朋友、邻居或亲人说话	0	1✔	2	3	4
P10	我说话时会出现失声的情况	0	1	2✔	3	4
E2	别人听到我的声音会感觉难受	0	1	2✔	3	4

注:评分标准:0=无;1=很少;2=有时;3=经常;4=总是

2)听感知评估量表:主观听感觉判断该患者有中度的嗓音障碍(表9-17)。

表 9-17 听感知评估量表(CAPE-V)

姓名:李×× 性别:女 年龄:43 岁 日期:2017.04.10

完成下列三种语料检查后,由主诊医生进行声音特性的评估:

① 持续发元音/ɑ:/和/i:/,各 3~5s

② 句子:我去哈尔滨,他去无锡市;我爱北京天安门

③ 正常谈话:以日常对话的形式进行

总体严重程度 ————————————|———————————— C✔I 57/100

　　　　　轻度　　　轻中度　　　中等✔　　　中重度　　　严重

声音的粗糙度 ————————————|———————————— C✔I 55/100

　　　　　轻度　　　轻中度　　　中等✔　　　中重度　　　严重

气息声的程度 ————————|———————————————— C✔I 37/100

　　　　　轻度　　　轻中度✔　　　中等　　　中重度　　　严重

声音的紧张度 ————————————|———————————— C✔I 53/100

　　　　　轻度　　　轻中度　　　中等✔　　　中重度　　　严重

音　　　调 ————————————————————|———— C✔I 75/100

　　　　　轻度　　　轻中度　　　中等　　　中重度✔　　　严重

声音的响度 ————————|———————————————— C✔I 35/100

　　　　　轻度　　　轻中度✔　　　中等　　　中重度　　　严重

关于共鸣的问题:共鸣较弱

无其他的问题(如双音、假音、气泡音、失声、发声困难、音频不稳、颤音、湿音等)

注:C=consistent(代表三种语料之间听感觉特性一致),I=intermittent(代表三种语料之间听感觉特性不一致)

(2)客观评估

1)频闪喉镜显示有双侧声带小结(图 9-16,表 9-18)。

镜下描述:会厌及室带形态正常。双侧声带表面稍充血,前中 1/3 交界处各有一灰白色结节样隆起。发声时,双侧声带运动相位对称,振幅正常,声门关闭时可见沙漏样缝隙,黏膜波局部轻度减弱。披裂黏膜充血,杓间区未见黏膜肥厚及肉芽增生。声门上有轻度挤压的表现。

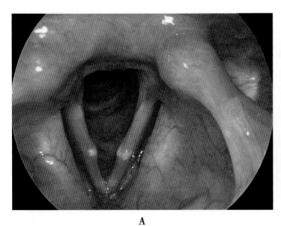
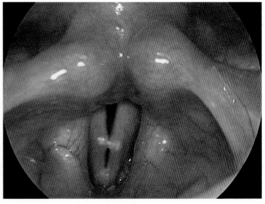

A B

图 9-16 频闪喉镜图

A. 吸气相;B. 发声相

表 9-18   频闪喉镜评估表

姓名:李××   性别:女   年龄:43 岁   日期:2017.04.10

局部麻醉		声带颜色				声带边缘		
是	否	正常	充血	黄色	苍白	光滑	粗糙	不规则
	✔		✔			✔		

声门闭合情况

完全闭合	前部裂隙	不规则闭合	梭形闭合	后部裂隙	沙漏状裂隙	不完全闭合	其他
					✔		

完全   前部裂隙   不规则   梭形   后部裂隙   沙漏状   不完全

声门上代偿情况

无	前-后向	左-右向	室带肥厚	室带发声
	✔			

非振动部分	部分不振动	完全不振动	振幅	增大	正常	减小	无
左			左		✔		
右			右		✔		

对称性		周期性		杓状软骨运动		
对称	不对称	规则	不规则	正常	右>左	左>右
✔		✔		✔		

黏膜波	增强	正常	减弱	紊乱	无
左			✔		
右			✔		

2）嗓音声学评估:F_0 201Hz;jitter 0.43%;shimmer 13.80%;S/Z 比值 1.71;DSI 1.91。该患者 jitter 和 shimmer 升高,提示声带的不规律性振动增加。S/Z 比值升高,提示声门阻力升高,发声效率降低。

3）空气动力学评估（PAS 设备/唇音阻断方法）:声门下压 8.8cmH$_2$O;平均发声气流率 0.25L/s;发声效率 64.2×10^{-6};声门阻力 78.0cmH$_2$O/s;发声阈压 7.3cmH$_2$O;发声阈气流 0.16L/s;最长发声时间 6.09s。该患者最长发声时间缩短,发声阈压偏高,发声效率降低,平均发声气流率增高,源于声门闭合不全引起漏气,需要更大的声门下压驱动声带振动。

3. 治疗步骤及过程   根据该患者症状、体征和频闪、声学、空气动力学的评估结果,初步诊断:声带小结（双侧）。该患者声音偏紧、发声靠后、音调偏低、共鸣不足,结合该患者的职业和发声、生活习惯等,制定了以下嗓音训练的治疗方案,练习周期为 8 周,嗓音训练的目的以稳定气流支持、增加音量和共鸣,减少声带发声时的碰撞为主,具体方案如表 9-19 所示。

表 9-19 治疗方案

	嗓音卫生宣教	放松练习	腹式呼吸练习	半阻塞气道练习	共鸣嗓音练习
第 1 周	✔	✔			
第 2 周		✔	✔		
第 3 周				✔	✔
第 4 周					✔
第 5 周		✔	✔	✔	✔
第 6 周					✔
第 7 周					✔
第 8 周	✔	✔	✔	✔	✔

（1）嗓音卫生宣教

1）预防：该患者为个体商户，嘱患者避免在嘈杂的环境里持续用声；坚持每天用淡盐水或漱口液漱口，预防咽喉部炎症；避免在上呼吸道感染期间或熬夜疲劳的情况下过度用声；避免在月经期大声持续用声。

2）纠正不良的生活习惯：该患者喜欢饮用浓茶，喜食刺激性食物和睡前饱食，嘱患者给予纠正。

3）纠正不良的发声习惯：该患者经常清嗓子、喜欢大喊大叫、经常用不恰当的音调长时间说话，帮助患者改变这些嗓音滥用和误用的行为。采用强吞咽抑制清嗓，降低讲话的响度，找到鼻背部共振最大时候的频率并采用该频率说话，将该患者的合适频率定位为 220Hz 左右，嘱患者每讲话 20~25min，休息 5min。

4）声带保湿：该患者不喜欢喝水，嘱患者经常饮水，最好采用"少量多次"的方法，每次以 100~150ml 为宜，间隔时间为 20~30min。一天要喝 8~10 杯水，大约 2.5L。同时给予蒸汽雾化。

5）预防咽喉反流性疾病：避免在睡前 2~3h 吃东西，避免酸性（柑橘类食物、番茄和番茄酱、橙汁、食醋、洋葱、大蒜）、辛辣、油腻、高脂、油炸或者巧克力等食物，避免柠檬水、薄荷、碳酸饮料、酒精、咖啡因类饮品。细嚼慢咽，避免饱腹后剧烈活动，减肥，穿宽松的衣物。

（2）放松训练：扩胸-手臂拉伸-放松肩膀-颈部拉伸-头颈部转动-下颌拉伸-下巴按摩-脸部按摩-环喉部按摩，咽腔扩展（打呵欠）、伸舌等（具体详见嗓音训练方法中的放松方法）。

（3）腹式呼吸练习：嘱患者吸气时上半身放松，横膈膜收缩下移，胸腔上下径增大，胸腔空间扩大，腹腔空间缩小，腹部突出。吐气时横膈膜放松还原，腹腔空间复原，腹部复原。腹式呼吸是平时说话，保证每个音节呼出的气流充分即可，可把手置于口前检查音节末气流足否。

（4）半阻塞气道练习

1）颤唇：在放松的状态下，双唇合拢，将气流充分吐出，带动嘴唇的振动，注意喉部的放松，同时体会腹式呼吸的控制感。

2）吹吸管练习：口含吸管，运用腹式呼吸，让所有的气流都通过吸管流出，注意鼻孔以及吸管周围不要漏气。

（5）共鸣嗓音练习：是常用的增加声音共鸣的系统性训练方法，包括鼻音哼鸣、共鸣吟诵、音量控制等项目。哼鸣鼻音/m/时，体会喉部的轻松感和双唇、齿龈处的振动感。然后过渡到共鸣吟诵，即在鼻音后加元音形成鼻音音节。如/mi/、/mɑ/、/mu/，保持声调不变哼单音节，然后逐渐扩展音节数量，从无意义的多音节结构过渡到有意义的鼻音短语。

如/ma/、/mama/、/mamaba/、/mamababa/、妈妈爸爸(自然声调)。再从鼻音短语过渡到其他短语、句子、段落、对话。音量控制练习是从轻到响,再从响到轻的发/mi/、/ma/、/mu/等音节,使练习者能够在不同音量上保持充分的共鸣。整套训练从鼻音哼鸣开始,最终使练习者在不同场合的会话中都能轻松地发出清晰、饱满的声音。

4. 康复疗效跟踪监控　对该患者的治疗结果进行动态评估。

(1) 嗓音训练的执行度:确保患者回家仍能积极正确地进行嗓音训练。嗓音训练是行为的调整,光靠一周一次或若干次的面对面训练是不够的,患者家庭作业的完成情况至关重要。提高患者回家练习的积极性和准确性,有三点建议:①首次治疗时,言语病理师就要凭借良好的沟通技巧和专业能力,与患者建立互信。②在每次练习结束时,请患者用手机录下言语病理师的发声示范,回家模仿录音练习,或者制作 CD 交给患者。③根据每次回家练习的内容设计数据表格(表 9-20),便于患者记录日常练习的内容和频率,也便于言语病理师在下一次训练时查看回家练习的完成情况。此外,数据表格还能记录治疗过程中患者嗓音状态的变化。

表 9-20　嗓音训练课程家庭作业表

姓名_____　　性别_____　　年龄_____　　课时_____　　日期_____

(完成情况请用✔表示)

声带水化(每日白开水 1 500~2 000ml)

时间	周一	周二	周三	周四	周五	周六	周日

腹式呼吸

(鼻子吸气时腹部膨隆凸起,嘴巴吐气时腹部回缩,颈、肩、胸部放松)

时间	周一	周二	周三	周四	周五	周六	周日
上午							
下午							

放松练习:扩胸-手臂拉伸-放松肩膀-颈部拉伸-头颈部转动-下颌拉伸-下巴按摩-脸部按摩-环喉部按摩,咽腔扩展(打呵欠)、伸舌

时间	周一	周二	周三	周四	周五	周六	周日
上午							
下午							

半阻塞气道练习(颤唇、吹吸管)

时间	周一	周二	周三	周四	周五	周六	周日
上午							
下午							

共鸣嗓音练习

时间	周一	周二	周三	周四	周五	周六	周日
上午							
下午							

您的下次语训时间

（2）嗓音训练 3 周时,该患者自觉症状好转,发声较前轻松,咽喉疼痛减轻,未再出现失声现象,听声音共鸣增强,认为该治疗方案对患者是合理有效的,继续原治疗方案。如无效,可能原因是:①没有找准问题,训练方案不对;②患者自我练习的不准确到位。前者的解决方法是对患者的问题重新评估,后者则需要患者加强练习,或者言语病理师换一种能让患者熟练掌握、并能解决相同问题的技巧来实施训练。

（3）嗓音训练 8 周后,对该患者重新进行评估,包括主观和客观评估,较前明显好转,结果如下:

1）主观评估:①嗓音障碍指数量表。VHI-10 评分 9 分,提示嗓音问题对该患者生理、交流功能和情感的影响减弱,患者自觉症状较前明显好转。②听感知评估量表。听觉评估该患者嗓音障碍为轻度,较前好转(表 9-21)。

表 9-21　听感知评估量表(CAPE-V)

| 姓名:李×× | 性别:女 | 年龄:43 岁 | 日期:2017.06.10 |

完成下列三种语料检查后,进行下列声音特性的评估:

1. 持续发元音/ɑ:/和/i:/,各 3~5s
2. 6 个句子
3. 正常谈话

总体严重程度 ├————————————————————— C✔I 15/100
　　　　　　轻度✔　　轻中度　　　中等　　　中重度　　　严重

声音的粗糙度 ├————————————————————— C✔I 16/100
　　　　　　轻度✔　　轻中度　　　中等　　　中重度　　　严重

气息声的程度 ├——————————————┐—————— C✔I 10/100
　　　　　　轻度✔　　轻中度　　　中等　　　中重度　　　严重

声音的紧张度 ├————————————————————— C✔I 12/100
　　　　　　轻度✔　　轻中度　　　中等　　　中重度　　　严重

音　　　　调 ├————————————————————— C✔I 12/100
　　　　　　轻度✔　　轻中度　　　中等　　　中重度　　　严重

声音的响度 ├————————————————————— C✔I 8/100
　　　　　轻度✔　　轻中度　　　中等　　　中重度　　　严重

关于共鸣的问题:较前好转

无其他的问题(如双音、假音、气泡音、失声、发声困难、音频不稳、颤音、湿音等)

注:C=consistent(代表三种语料之间听感觉特性一致),I=intermittent(代表三种语料之间听感觉特性不一致)

2）客观评估:①频闪喉镜如图 9-17 所示。镜下描述:会厌及室带形态正常。双侧声带表面稍充血,前中 1/3 交界处稍隆起,较治疗前明显缩小。发声时,双侧声带运动相位对称,振幅正常,声门关闭时可见后部小裂隙,黏膜波基本正常。杓裂黏膜稍充血,杓间区未见黏膜肥厚及肉芽增生。声门上仍有轻度的挤压表现。②嗓音声学评估。F_0 225Hz;jitter 0.16%;shimmer 6.82%;S/Z 比值 1.21。嗓音训练后,该患者 jitter 和 shimmer 较训练前降低,提示声带的不规律性振动减少。S/Z 比值降低,提示声门阻力降低,发声效率提高。③空气动力学评估。声门下压 6.4cmH_2O;平均发声气流率 0.15L/s;发声效率 56.3×10^{-6};声门阻力 43.5cmH_2O/s;发声阈压 5.2cmH_2O;发声阈气流 0.12L/s;最长发声时间 10.46s。

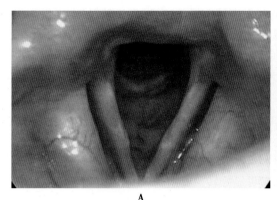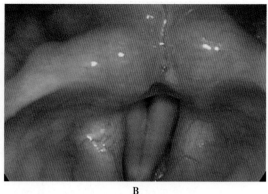

图 9-17　频闪喉镜图
A. 吸气相；B. 发声相

该患者最长发声时间较前延长，发声阈压降低，平均发声气流率降低，声门闭合不全得到改善，驱动声带振动声门下压降低。

总体评价：该患者经过 8 周嗓音训练后，症状明显好转，发声费力程度减弱，共鸣增强，音质提高，声带小结明显缩小，疗效显著。

【温馨提示】

声带小结通过嗓音训练多可取得显著疗效，无需手术治疗。

二、案例分析（喉炎）

（一）治疗原则

1. 发音休息　急性喉炎最重要的治疗措施是发音休息，尽量减少发声次数及发声强度，减少由于发声造成的双侧声带运动、互相摩擦引起的声带水肿。也应防止以耳语代替平常的发声。

2. 加强嗓音卫生保健　保持室内空气流通、湿润，避免寒冷及高热气温刺激；保证充足的睡眠和休息，调整身体状态和增强抵抗力；应多喝水，避免饮用酒精和咖啡，保持体内水的平衡可以充分地滋润声带。清淡饮食，常食用蔬菜和水果，避免辛辣刺激性饮食，禁烟、禁酒等。避免过敏性食物及刺激性气体。

3. 抗感染治疗　依据病情需要使用口服抗生素治疗和类固醇激素口服或雾化治疗；也可使用黏液促排剂或化痰药物。抗生素使用遵循从低级到高级，从窄谱到广谱的原则。一种抗生素使用 3 天无效可以更换其他种类抗生素，通常抗生素使用时间为 1 周。

4. 积极治疗上呼吸道感染及邻近病灶如鼻窦炎、咽炎、气管炎等。

5. 口服清咽利喉中成药物治疗，如金嗓开音丸、中药含片等。

（二）案例信息

1. 案例基本信息　患者×××，男，32 岁，声音嘶哑 4 天，伴有间断性失声、咽干、咽部异物感，轻度咽痛，无咳嗽咳痰，无发热。既往有 KTV 唱歌并大量烟酒史，无咽喉反流性疾病病史，无上呼吸道感染史，无内分泌疾病病史。

2. 评估结果与分析

（1）主观评估

1）患者自我评估：嗓音障碍指数 10(VHI-10)量表(表 9-22)。

表 9-22 嗓音障碍指数 10(VHI-10) 量表

	项目			评分		
F2	在嘈杂环境中别人难以听明白我说的话	0	1	②	3	4
F9	我感到在交谈中话跟不上	0	①	2	3	4
P1	说话时我会感到气短	0	①	2	3	4
P2	一天之中我的嗓音听起来不稳定会有变化	0	1	②	3	4
P3	人们会问我"你的声音出了什么问题？"	0	1	②	3	4
P6	我声音的清晰度变化无常	0	1	②	3	4
E4	我感到苦恼	⓪	1	2	3	4
F6	我减少与朋友、邻居或亲人说话	0	①	2	3	4
P10	我说话时会出现失声的情况	0	1	②	3	4
E2	别人听到我的声音会感觉难受	0	1	②	3	4

注：评分标准：0＝无；1＝很少；2＝有时；3＝经常；4＝总是
总分：15 分

　　该患者 VHI-10 为 15 分，提示该患者嗓音问题已显著影响其生活，患者及临床医生需要对病情予以中度密切关注，并结合以下检查，给予治疗策略。

2）听感知评估量表(CAPE-V)：如表 9-23 所示。

表 9-23　听感知评估量表(CAPE-V)

姓名：×××　性别：男　　年龄：32 岁

完成下列三种检查方法后，由主诊医生进行下列声音特性的评估：
①持续发元音/ɑ:/和/I:/，各 3～5s
②我去哈尔滨，他去无锡市；我爱北京天安门
③正常谈话的录音

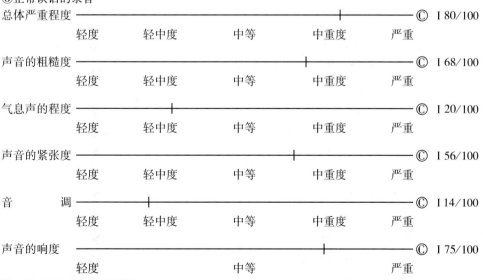

关于共鸣的问题：共鸣减弱
其他的问题：(如双音、假音、气泡音、声音无力、发声困难、音频不稳、颤音、湿音等)：无

注：C＝consistent(代表三种语料之间听感觉特性一致)，I＝intermittent(代表三种语料之间听感觉特性不一致)

（2）客观评估

1）频闪喉镜：如图 9-18、表 9-24 所示。

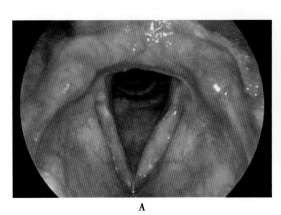 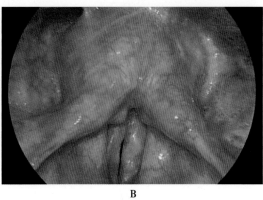

A　　　　　　　　　　　　　　　　B

图 9-18　频闪喉镜图

A. 吸气相；B. 发声相

表 9-24　频闪喉镜评估表

姓名：×××　　　　性别：男　　　　年龄：32 岁　　　　日期：2016. 02. 19

局部麻醉		声带颜色				声带边缘		
是	否	正常	充血	黄色	苍白	光滑	粗糙	不规则
	✔		✔					✔

声门闭合情况							
完全闭合	前部裂隙	不规则闭合	梭形闭合	后部裂隙	沙漏状裂隙	不完全闭合	其他
		✔					

完全	前部裂隙	不规则	梭形	后部裂隙	沙漏状	不完全

声门上代偿情况				
无	前-后向	左-右向	室带肥厚	室带发声
			✔	

非振动部分	部分不振动	完全不振动	振幅	增大	正常	减小	无
左			左			✔	
右			右			✔	

对称性		周期性		杓状软骨运动		
对称	不对称	规则	不规则	正常	右＞左	左＞右
✔		✔		✔		

黏膜波	增强	正常	减弱	紊乱	无
左			✔		
右			✔		

喉镜检查:双侧声带充血,喉部分泌物多,披裂黏膜充血肿胀。发声时双侧声带闭合见不规则缝隙,双侧声带振幅减弱,双侧声带黏膜减弱,双侧声带运动相位对称。

2) 声学评估:见后述"4. 康复疗效跟踪监控"部分。

3. 治疗步骤及过程　依据该患者病史、临床表现及辅助检查,初步诊断:急性喉炎。该患者 KTV 后急性起病病史,伴有红肿痛等急性炎症表现,给予发音休息、加强嗓音卫生保健,控制感染为主的治疗方案。

(1) 注意嗓音卫生保健

1) 禁声休息:建议禁声休息 1 周,多用肢体语言,如表情、手势、文字等替代。必要的言语交流建议以舒缓的语调、音量、语速交流,使用简短语句等,避免在噪声较大的环境中用嗓及耳语声发声。

2) 改善不良的发声习惯:避免嗓音过度使用,过分刺激,大喊大叫,大哭大笑,说话时间过长,经常清嗓、咳嗽等。当喉部不适欲清嗓时,可用吞咽(如咽唾液或小口抿水)代替。

3) 改善不良的生活习惯:避免辛辣、甜食、高脂饮食,补充富含胶原蛋白、B 族维生素和含钙食物。避免喝浓茶、咖啡及碳酸饮料,避免睡前饮食,防止胃食管反流对嗓音的危害。注意保持室内空气流通、湿润,避免寒冷及高热气温刺激;保证充足的睡眠和休息。

4) 声带湿化:建议一天要喝 8~10 杯水,大约 2.5L。养成随时随地、少量多次的饮水习惯,喝水时要让水在口腔内多停留一些时间、变暖、滋润完口咽腔黏膜后再一小口、一小口地慢慢吞咽下去,不宜大口灌水。当环境过于干燥、湿度较小时,可通过使用空气加湿器或生理盐水雾化方法,加强声带湿化。

(2) 去除致病因素:减少连续大声讲话或唱歌,戒除烟酒,包括二手烟,避免有毒有害理化因素的刺激。

(3) 抗感染治疗:口服抗生素或类固醇激素雾化吸入。该患者给予雾化普米克令舒 2 支,每日两次;如口服阿莫西林克拉维酸钾 5 天。

(4) 药物治疗:口服清咽利喉中成药物(如金嗓开音丸、双黄连含片),减轻咽喉部不适症状。

4. 康复疗效跟踪监控　该患者给予上述治疗后,进行嗓音主观及客观评估。具体如下:

(1) 嗓音障碍指数 10(VHI-10)量表评分为 4 分,较治疗前评分明显降低,提示患者自觉症状明显好转,嗓音质量恢复良好,对生活影响减弱。

(2) 听感知评估量表(CAPE-V):如表 9-25 所示。

该患者治疗前听感知评估表现为声音粗糙并紧张、响度减弱,给予禁声休息、加强嗓音卫生及抗感染治疗后,患者声音嘶哑好转,响度增强。嗓音质量明显改善。

(3) 频闪喉镜检查如图 9-19 所示。

喉镜检查:双侧声带表面略充血,肿胀,可见少许白色分泌附着。发声时,双侧声带黏膜波正常,双侧声带闭合可,双侧声带运动相位对称。

表 9-25　听感知评估量表（CAPE-V）

姓名：×××　　　　性别：男　　　　年龄：32 岁

完成下列三种检查方法后，由主诊医生进行下列声音特性的评估：

1）持续发元音/ɑ:/和/i:/，各 3~5s
2）我去哈尔滨，他去无锡市；我爱北京天安门
3）正常谈话的录音

总体严重程度 ————————————|————————————— © I 46/100
　　　　　　　轻度　　　轻中度　　　中等　　　中重度　　严重

声音的粗糙度 ————————————————|——————— © I 53/100
　　　　　　　轻度　　　轻中度　　　中等　　　中重度　　严重

气息声的程度 —|————————————————————— © I 5/100
　　　　　　　轻度　　　轻中度　　　中等　　　中重度　　严重

声音的紧张度 ——————————|————————————— © I 45/100
　　　　　　　轻度　　　轻中度　　　中等　　　中重度　　严重

音　　　　调 —|————————————————————— © I 8/100
　　　　　　　轻度　　　轻中度　　　中等　　　中重度　　严重

声音的响度 ————|——————————————————— © I 22/100
　　　　　　轻度　　　　　　　中等　　　　　　　严重

关于共鸣的问题：较前好转

其他的问题：（如双音、假音、气泡音、声音无力、发声困难、音频不稳、颤音、湿音等）：无

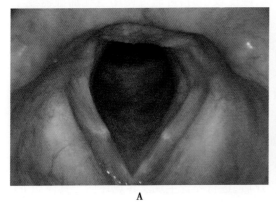
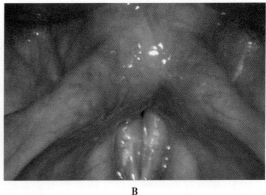

图 9-19　频闪喉镜图
A. 吸气相；B. 发声相

（4）声学评估：如图 9-20 所示。

该患者声学评估参数 jitter 由治疗前的 4.11% 降为治疗后的 0.20%，shimmer 由治疗前的 16.54% 降为治疗后的 6.81%，说明声带病理改变影响其周期性运动，治疗后声学信号的紊乱及噪声成分明显减少。

【温馨提示】

急性喉炎通过禁声休息、嗓音卫生宣教、抗感染治疗多可取得显著疗效。

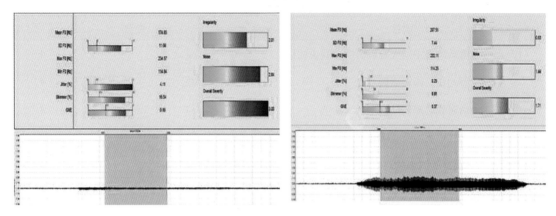

图 9-20 声学评估图

三、案例分析(慢性喉炎)

(一)治疗原则

1. 改变不良生活习惯,减少慢性刺激,如禁烟酒、少吃辛辣食物,少熬夜,保持健康和有规律的作息。

2. 避免长期过度用嗓,尤其对于专业用声人员应避免嗓音滥用和误用。感冒期间减少用嗓。

3. 清除职业性致病因子,减少或避免尽量避免有害气体或粉尘的吸入,避免接触导致慢性过敏性咽炎的致敏原。

4. 针对病因治疗:及时治疗急性上、下呼吸道感染;抗反流治疗,使用 PPI 药物或加用 H_2 受体阻滞剂。

5. 辅以糖皮质激素超声雾化治疗,或中成药物如金嗓清音丸口服。

6. 嗓音训练:①嗓音卫生保健:改善生活习惯,避免嗓音滥用、误用等。②通过系统、科学的发声训练方法,纠正不正确的发声习惯和方法。

(二)案例信息

1. 案例基本信息 患者×××,男,46 岁,司机。声音嘶哑伴有咽部异物感 8 个月,讲话多咽痛、咽部有痰并有粘连感、常清嗓,伴有发声疲劳,无发热,无咳嗽咳痰,进食正常。有长期吸烟史,吸烟 27 年,每日约 1 包,偶有饮酒史,饮食不规律。既往曾有慢性胃炎史,否认内分泌科疾病。

2. 评估结果及分析

(1) 主观评估

1) 患者自我评估:嗓音障碍指数 10(VHI-10)量表(表 9-26)。

该患者 VHI-10 为 16 分,提示该患者嗓音问题已显著影响其生活,患者及临床医生需要对病情予以中度密切关注,并结合以下检查,给予治疗策略。

2) 听感知评估量表(CAPE-V):见后述"4. 康复疗效跟踪监控"部分(表 9-27)。

表 9-26   嗓音障碍指数 10（VHI-10）量表

项目		评分				
F2	在嘈杂环境中别人难以听明白我说的话	0	①	2	3	4
F9	我感到在交谈中话跟不上	0	①	2	3	4
P1	说话时我会感到气短	0	1	②	3	4
P2	一天之中我的嗓音听起来不稳定会有变化	0	1	②	3	4
P3	人们会问我"你的声音出了什么问题?"	0	1	②	3	4
P6	我声音的清晰度变化无常	0	1	②	3	4
E4	我感到苦恼	0	①	2	3	4
F6	我减少与朋友、邻居或亲人说话	0	①	2	3	4
P10	我说话时会出现失声的情况	0	1	②	3	4
E2	别人听到我的声音会感觉难受	0	1	②	3	4

注:评分标准:0＝无;1＝很少;2＝有时;3＝经常;4＝总是
总分:16 分

表 9-27   听感知评估量表（CAPE-V）

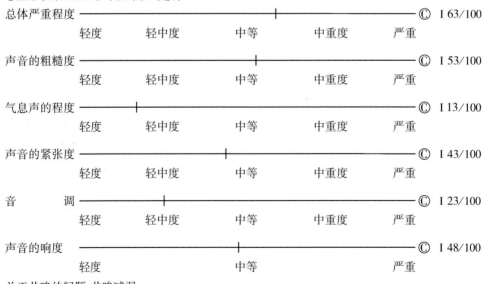

姓名:×××   性别:男   年龄:46 岁

完成下列三种检查方法后,由主诊医生进行下列声音特性的评估:
①持续发元音/ɑ:/和/i:/,各 3~5s
②句子:我去哈尔滨,他去无锡市;我爱北京天安门
③正常谈话:以日常对话的形式进行

总体严重程度 —————————————|————————© I 63/100
　　　　轻度　　　轻中度　　　中等　　　中重度　　　严重

声音的粗糙度 —————————————|————————© I 53/100
　　　　轻度　　　轻中度　　　中等　　　中重度　　　严重

气息声的程度 ————|——————————————————© I 13/100
　　　　轻度　　　轻中度　　　中等　　　中重度　　　严重

声音的紧张度 ———————————|————————————© I 43/100
　　　　轻度　　　轻中度　　　中等　　　中重度　　　严重

音　　　调 ————————|—————————————————© I 23/100
　　　　轻度　　　轻中度　　　中等　　　中重度　　　严重

声音的响度 ————————————|———————————© I 48/100
　　　　轻度　　　　　　中等　　　　　　严重

关于共鸣的问题:共鸣减弱
其他的问题(如双音、假音、气泡音、声音无力、发声困难、音频不稳、颤音、湿音等):无

注:C＝consistent(代表三种语料之间听感觉特性一致),I＝intermittent(代表三种语料之间听感觉特性不一致)

3）反流症状指数评分量表（reflux symptom index，RSI）：如表9-28所示。

表9-28 反流症状指数评分量表

姓名：×××　　　　性别：男　　　　年龄：46岁

根据症状轻重，在合适的选项上划✔（0＝没有问题，5＝问题严重）

RSI 量表						
声音嘶哑或者嗓音有问题	0	1	2	③	4	5
清喉	0	1	2	③	4	5
喉部分泌物多或者后鼻滴漏	0	1	②	3	4	5
吞咽食物、液体或者药片的时候有吞咽疼痛的感觉	⓪	1	2	3	4	5
饭后或者躺下的时候呛咳	0	1	②	3	4	5
有呼吸困难或咽部异物感	0	1	②	3	4	5
有烦人的咳嗽	0	①	2	3	4	5
喉部异物感或者粘连感	0	1	2	③	4	5
胸部烧灼、胸痛、消化不良或者胃酸反流	0	①	2	3	4	5
总分：17分						

（2）客观评估

1）频闪喉镜：如图9-21、表9-29所示。

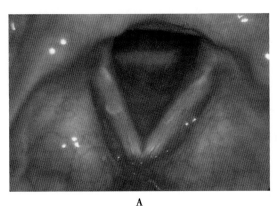 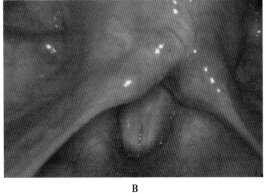

A　　　　　　　　　　　　　　　　　　B

图9-21　频闪喉镜图
A. 吸气相；B. 发声相

喉镜检查：双侧声带表面充血，黏膜光滑，分泌物多。披裂黏膜明显充血水肿，披裂向内下挤压。杓间区黏膜可见略肥厚。双侧声带垂直面呈同一平面。发声时双侧声带闭合可，黏膜波正常。双侧声带运动相位对称。诊断：咽喉反流性疾病。

2）颈部触诊：患者端坐位，头部保持一个自然地位置，用拇指和示指C形环绕喉部，在休息和在发声时触诊颈部肌肉：发声时肌肉明显紧张，局部伴有轻压痛。表明该患者过度的肌肉活动。

3）反流体征评分量表（reflux finding score，RFS）：如表9-30所示。

表 9-29   频闪喉镜评估表

姓名:×××   性别:男   年龄:42 岁   日期:2017.06.11

局部麻醉		声带颜色				声带边缘		
是	否	正常	充血	黄色	苍白	光滑	粗糙	不规则
	✔		✔			✔		

声门闭合情况

完全闭合	前部裂隙	不规则闭合	梭形闭合	后部裂隙	沙漏状裂隙	不完全闭合	其他
✔							

完全	前部裂隙	不规则	梭形	后部裂隙	沙漏状	不完全

声门上代偿情况

无	前-后向	左-右向	室带肥厚	室带发声
			✔	

非振动部分	部分不振动	完全不振动	振幅	增大	正常	减小	无
左			左			✔	
右			右			✔	

对称性		周期性		杓状软骨运动		
对称	不对称	规则	不规则	正常	右>左	左>右
✔		✔		✔		

黏膜波	增强	正常	减弱	紊乱	无
左		✔			
右		✔			

表 9-30   反流体征评分量表

姓名:×××   性别:男   年龄:46 岁

声门下水肿	⓪=没有
	2=存在
喉室腔闭塞	②=部分
	4=完全
红肿充血	②=局限于杓状软骨
	4=弥散
声带水肿	1=轻度
	②=中度
	3=重度
	4=息肉样改变

续表

弥漫性喉水肿	①=轻度
	2=中度
	3=重度
	4=阻塞
后联合肥大增生	1=轻度
	②=中度
	3=重度
	4=阻塞
肉芽/肉芽样改变	⓪=没有
	2=存在
喉腔黏液厚稠	0=没有
	②=存在
反流发现指数总分	11分

依据患者的病史和喉镜检查，RSI 为 17 分和 RFS 为 11 分，诊断为疑似咽喉反流性疾病（laryngopharyngeal reflux disease，LPRD）

（3）声学评估：见后述"4. 康复疗效跟踪监控"部分。

3. 治疗步骤及过程　针对该患者临床表现及辅助检查，初步诊断：咽喉反流性疾病。治疗方案以嗓音卫生宣教及抗反流治疗为主，辅助嗓音训练。

（1）加强嗓音卫生

1）纠正不良的发声习惯：包括经常清嗓、咳嗽、耳语、大喊大叫、大哭大笑、过多讲话及唱歌、用不恰当的音调长时间说话等。

2）改善不良的生活习惯：减少或避免食用酸性食物和辛辣食物，如柑橘类食物、番茄和番茄酱、橙汁、食醋、洋葱、大蒜等；减少高脂类食物摄入，如油炸食品和巧克力等；减少碳酸饮料、酒精类饮品和咖啡、浓茶的摄入。戒烟，避免吸入二手烟。此外，避免在睡前 3~4h 吃东西，以减少胃内容物和胃酸的反流。

3）声带湿化：见急性喉炎章节。

4）纠正睡眠习惯：尽量保证充足的睡眠和休息。我们建议把床的头侧抬高 15~20cm，但并不建议睡高枕。如图 9-22 所示。

（2）质子泵抑制剂（PPI）：埃索美拉唑 20mg，每日两次，早晚餐前 30~60min 服用 8 周，患者自觉症状明显改善，VHI-10、RSI 及 RFS 评分均较治疗前下降，表明患者治疗有效。将口服埃索美拉唑改为 20mg，每日一次口服，维持治疗 2 个月。

（3）辅助药物治疗：口服清咽利喉中成药物（金嗓开音丸、含片等），减轻咽喉部不适症状。

（4）放松心情，缓解压力：不给自己施加不必要的压力，深呼吸，保持乐观、积极、轻松、愉快、平和的心态。

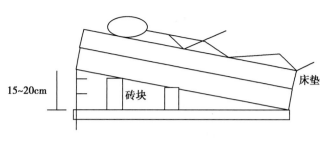

图 9-22　睡眠示意图

（5）嗓音训练：针对该患者临床表现，发声时容易疲劳，颈部肌肉紧张，喉部后前挤压明显，采用喉部放松练习及呼吸训练为主的训练方法。

具体方法如下：

1）第 1 周：给予上述嗓音卫生宣教。

2）第 2 周：第一步进行环喉按摩。用拇指、示指于左右两侧分别抠入舌骨和甲状软骨间的舌甲膜区域，从前往后做打圈状按摩，扩大舌甲间隙，推低甲状软骨位置。

第二步呼吸训练：腹式呼吸可以提高呼吸的效率，为发声过程提供更加充足的动力。腹式呼吸是指在吸气过程中腹壁膨起，呼气过程腹肌收缩，腹壁下陷，整个呼吸过程的动力来自于腹部，这样一吸一呼的过程就是一次腹式呼吸。嘱患者多练习腹部控制感。

3）第 3 周：半阻塞的声道或管道发声：练习方法是嘴含一根吸管发声，让所有气流都通过吸管流出，鼻孔和吸管周围不得漏气。通过吸管发声时，先保持声调不变，再进行滑音练习，然后通过吸管发重音，最后吹一首简易熟悉的曲调（如生日快乐歌），在不同的音调和音强下发声。练习通常持续 5~10min。可以根据个人需要，通过调节吸管口径、长度来调节发声时的阻力大小。

4）第 4 周：给予上述嗓音训练后，患者自觉症状好转，发声质量改善，继续巩固前 3 周的训练方法，并嘱患者课后练习。

4. 康复疗效跟踪监控　该患者给予上述治疗，8 周后嗓音主观及客观评估。具体如下：

（1）主观评估

1）嗓音障碍指数 10（VHI-10）量表评分为 4 分，较治疗前评分明显降低，说明患者自觉症状明显好转，发声质量改善。

2）听感知评估量表（CAPE-V）：如表 9-31 所示。

3）反流症状指数评分量表（RSI）：RSI 为 4 分，较治疗前评分明显降低，说明该患者治疗后症状基本消失，疗效评估为显效，可确诊为咽喉反流性疾病（LPRD）。

（2）客观评估

1）频闪喉镜：如图 9-23 所示。

喉镜检查：双侧声带表面略肿胀，黏膜光滑，披裂黏膜略充血，无明显挤压。杓间区黏膜未见明显肥厚增生。双侧声带垂直面呈同一平面。发声时双侧声带闭合可，黏膜波正常。双侧声带运动相位对称。

2）反流体征评分量表（RFS）：RSI 为 4 分，说明该患者治疗后喉镜下咽喉部体征评分较

表9-31　听感知评估量表（CAPE-V）

姓名：×××　　　　性别：男　　　　年龄：46岁

完成下列三种检查方法后，由主诊医生进行下列声音特性的评估：

①持续发元音/ɑ:/和/i:/，各3~5s

②句子：我去哈尔滨，他去无锡市；我爱北京天安门

③正常谈话：以日常对话的形式进行

总体严重程度 ——————————┼————————————————◎ Ｉ 29/100
　　　　　　　轻度　　　　轻中度　　　　中等　　　　中重度　　严重

声音的粗糙度 ——————————————┼——————————————◎ Ｉ 32/100
　　　　　　　轻度　　　　轻中度　　　　中等　　　　中重度　　严重

气息声的程度 ————┼————————————————————————◎ Ｉ 10/100
　　　　　　　轻度　　　　轻中度　　　　中等　　　　中重度　　严重

声音的紧张度 ——————————┼————————————————————◎ Ｉ 21/100
　　　　　　　轻度　　　　轻中度　　　　中等　　　　中重度　　严重

音　　　　调 ————┼————————————————————————◎ Ｉ 12/100
　　　　　　　轻度　　　　轻中度　　　　中等　　　　中重度　　严重

声音的响度 ——————————┼————————————————————◎ Ｉ 29/100
　　　　　　　轻度　　　　　　　　　中等　　　　　　　　　严重

关于共鸣的问题：较前改善

其他的问题（如双音、假音、气泡音、声音无力、发声困难、音频不稳、颤音、湿音等）：无

注：C=consistent（代表三种语料之间听感觉特性一致），I=intermittent（代表三种语料之间听感觉特性不一致）

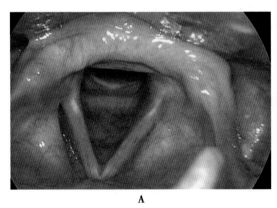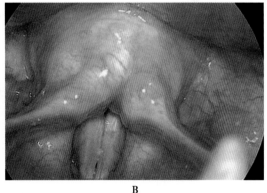

图9-23　频闪喉镜图

A. 吸气相（治疗后）；B. 发声相（治疗后）

治疗前降低，给予上述治疗是有效的。

　　3）声学评估：如图9-24所示。

　　该患者声学评估参数jitter由治疗前的0.37%降为治疗后的0.18%，shimmer由治疗前的11.99%降为治疗后的5.68%，说明该患者治疗后声学信号的紊乱及噪声成分明显减少，嗓音质量明显改善。

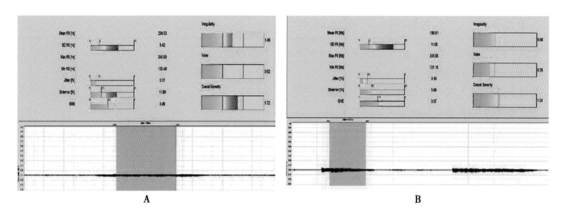

图 9-24　声学评估图
A. 治疗前；B. 治疗后

【温馨提示】

1. 慢性喉炎通过嗓音卫生宣教及病因治疗多可取得显著疗效。

2. 喉炎的治疗可辅以综合物理因子治疗,包括短波治疗、半导体激光治疗、脉冲磁疗等。治疗频率每天 1 次,治疗疗程急性喉炎治疗一般 5~10 天,根据病情变化可适当延长治疗天数。

（1）短波治疗:两个电极相对放置于颈部前方喉左右两侧,电极与皮肤之间保持 1~2cm 间隙,采用无热量模式,每次治疗持续 15min。注意恶性肿瘤、结核病、出血倾向、妊娠、植入心脏起搏器及局部金属异物者禁忌短波治疗。

（2）半导体激光治疗:采用输出波长为 820nm 的半导体激光,照射探头置于颈部前方,距离皮肤约 1cm,功率 200mW,每次治疗持续 10min。

（3）脉冲磁疗:将脉冲磁疗机的治疗头放置在颈部前方,接触皮肤,每次治疗持续 10min。

第三节　神经性嗓音障碍的治疗

一、案例分析（声带麻痹）

（一）治疗原则

治疗原则以病因治疗为主,其次为恢复或改善喉功能,对于严重影响呼吸的双侧声带麻痹,需立即改善呼吸通道,缓解呼吸困难。

（二）治疗流程

1. 单侧声带麻痹

（1）诊断流程:病史询问,含诱因、持续时间、可能伴随的症状。喉镜:单侧声带固定,可能伴随的体征。喉肌电图进行定性、定位诊断。筛查可能的单侧声带麻痹病因。

（2）治疗流程:病因治疗,营养神经、改善微循环、激素等药物治疗,嗓音训练治疗,改善嗓音的手术治疗(声门旁脂肪注射、声带筋膜填充术、甲状软骨 I 型成形术、杓状软骨内收术、喉神经移植再支配）。

2. 双侧声带麻痹

（1）诊断流程：病史询问，含时间、呼吸困难程度、伴随的其他系统症状。查体：双侧声带固定，呼吸困难及伴随的其他体征。喉肌电图进行定性、定位诊断。进一步查找相关的病因。

（2）治疗流程：改善呼吸困难的手术治疗（气管切开、开大声门的阶梯手术），肉毒素注射缓解呼吸困难（适用于肌电图检查预估神经可恢复者），喉神经移植再支配。

（三）案例信息

1. 案例基本信息　李××，女性，16岁，学生，以"声嘶半年"为主诉就诊，患者半年前无明显诱因出现声嘶，发声疲劳，饮水时偶有呛咳，偶有头痛、头晕，无咳嗽、胸痛、胸闷，无进食困难，无咽部异物感，无咽喉反流性疾病病史。查体：一般状况好，重度声嘶，音调偏低，气息声明显，软腭抬举偏向右侧，伸舌左偏。既往无特殊。

2. 评估结果与分析

（1）主观评估

1）嗓音障碍指数量表：VHI-10评分22分，提示嗓音问题已经严重影响该患者的生活、日常交流和情感，必须对嗓音问题给予足够的重视（表9-32）。

表9-32　嗓音障碍指数10（VHI-10）量表

姓名：李××　　　　性别：女　　　　年龄：16岁　　　　日期：2016.09.12

项目		评分				
F2	在嘈杂环境中别人难以听明白我说的话	0	1	2	3✔	4
F9	我感到在交谈中话跟不上	0	1	2✔	3	4
P1	说话时我会感到气短	0	1	2	3✔	4
P2	一天之中我的嗓音听起来不稳定，会有变化	0✔	1	2	3	4
P3	人们会问我"你的声音出了什么问题？"	0	1	2	3✔	4
P6	我声音的清晰度变化无常	0	1✔	2	3	4
E4	我感到苦恼	0	1	2	3✔	4
F6	我减少与朋友、邻居或亲人说话	0	1	2✔	3	4
P10	我说话时会出现失声的情况	0	1	2✔	3	4
E2	别人听到我的声音会感觉难受	0	1	2	3✔	4

注：评分标准：0=无；1=很少；2=有时；3=经常；4=总是

2）听感知评估量表：主观听感觉判断该患者有中重度的嗓音障碍（表9-33）。

（2）客观评估

1）频闪喉镜，具体如图9-25、表9-34所示。

镜下描述：声带边缘光滑，左侧声带固定，室带代偿肥厚，发/i/音时右侧声带过度内收，室带内收挤压、劈裂向前内下挤压，左侧劈裂同左侧声带一样，无明显运动迹象，无推挤征。

2）嗓音声学评估（LingWAVES软件）：F_0 106Hz；jitter 5.48%；shimmer 27.98%；S/Z

表 9-33　听感知评估量表（CAPE-V）

姓名:李××　　　性别:女　　　年龄:16 岁　　　日期:2016.09.12

完成下列三种语料检查后,由主诊医生进行声音特性的评估:
①持续发元音/ɑ:/和/i:/,各 3~5s
②句子:我去哈尔滨,他去无锡市;我爱北京天安门
③正常谈话:以日常对话的形式进行

总体严重程度 ────────────────────────┼──── C✔I 75/100
　　　轻度　　　　轻中度　　　　中等　　　　中重度✔　　严重

声音的粗糙度 ──────────────┼──────────── C✔I 55/100
　　　轻度　　　　轻中度　　　　中等✔　　　中重度　　　严重

气息声的程度 ──────────────────────────┼ C✔I 91/100
　　　轻度　　　　轻中度　　　　中等　　　　中重度　　　严重✔

声音的紧张度 ──────────────┼──────────── C✔I 53/100
　　　轻度　　　　轻中度　　　　中等✔　　　中重度　　　严重

音　　　调 ────────────────────────┼──── C✔I 75/100
　　　轻度　　　　轻中度　　　　中等　　　　中重度✔　　严重

声音的响度 ──────────────────────────┼── C✔I 85/100
　　　轻度　　　　轻中度　　　　中等　　　　中重度　　　严重✔

关于共鸣的问题:共鸣弱

无其他的问题(如双声、假音、气泡音、失声、发声困难、音频不稳、颤音、湿音等)

注:C=consistent(代表三种语料之间听感觉特性一致),I=intermittent(代表三种语料之间听感觉特性不一致)

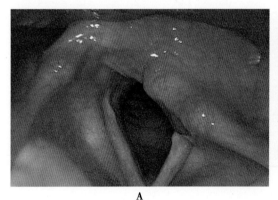
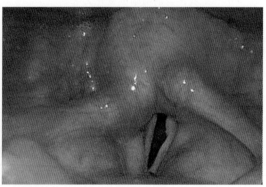

A　　　　　　　　　　　　　　　　　　**B**

图 9-25　频闪喉镜图
A.吸气相;B.发声相

表 9-34 频闪喉镜评估表

姓名:李×× 性别:女 年龄:16 岁 日期:2016.09.12

局部麻醉		声带颜色				声带边缘		
是	否	正常	充血	黄色	苍白	光滑	粗糙	不规则
	✔	✔				✔		

声门闭合情况

完全闭合	前部裂隙	不规则闭合	梭形闭合	后部裂隙	沙漏状裂隙	不完全闭合	其他
						✔	

完全	前部裂隙	不规则	梭形	后部裂隙	沙漏状	不完全

声门上代偿情况

无	前-后向	左-右向	室带肥厚	室带发声
			✔	

非振动部分	部分不振动	完全不振动	振幅	增大	正常	减小	无
左			左			✔	
右			右		✔		

对称性		周期性		杓状软骨运动		
对称	不对称	规则	不规则	正常	右>左	左>右
✔			✔	✔		

黏膜波	增强	正常	减弱	紊乱	无
左			✔		
右			✔		

比值 1.83;DSI 2.01。该患者 jitter 和 shimmer 升高,提示声带的不规律性振动增加。S/Z 比值升高,提示发声效率降低。

3) 空气动力学评估(PAS 设备/唇音阻断方法):平均气流率(MFR)0.3L/s,最长发声时间 6.2s,声门阻力(GR)33.5cmH$_2$O/s,发声效率 39.2×10^{-6},发声阈气流(PTF)0.23L/s,发声阈压(PTP)7.3cmH$_2$O。该患者最长发声时间缩短,发声阈压偏高,平均发声气流率增高,发声效率降低,说明存在声门闭合不全。

4) 喉肌电图检查:左侧环甲肌可见 MUP 中夹杂正锐波,募集相减弱(++);右侧环甲肌无正锐波,MUP 正常,募集相正常(++++),呈干扰相;左侧甲杓肌可见 MUP 中夹杂正锐波,募集相减弱(+);右侧甲杓肌无正锐波,MUP 正常,募集相正常(++++),呈干扰相;左侧环杓后肌可见 MUP 中夹杂正锐波,募集相减弱(+);右侧环杓后肌无正锐波,MUP 正常,募集相正常(++++),呈干扰相。喉肌电图诊断:左侧喉返、喉上神经源性损伤,右侧喉返、喉上神经正常。具体如表 9-35 所示。

表 9-35　喉肌电图检查

肌肉名称	插入 插入	自发电位 Fibs	+正锐	其他	最大用力收缩运动单位电位 时限	电压
左环甲肌	–	1+	1+5	–	6.7ms	182μV
右环甲肌	–	–	–	–	6.8ms	187μV
左甲杓肌	–	1+	1+	–	7.2ms	159μV
右甲杓肌	–	–	–	–	7.4ms	150μV
左环杓后肌	–	1+	1+	–	6.9ms	255μV
右环杓后肌	–	–	–	–	6.8ms	250μV

（3）颅底 CT：左侧颅底颈静脉孔占位。

3. 治疗步骤及过程　根据该患者症状、体征和频闪、声学、空气动力学、肌电图的评估结果，初步诊断：左侧颅底占位、左侧声带麻痹。该患者发声无力、气息声明显、高音不能、共鸣不足。该患者的治疗方案前期主要治疗病因，后期促进嗓音功能恢复。

（1）神经外科进一步手术治疗颅底占位。

（2）嗓音训练治疗：神经外科治疗 1 个月后进一步观察声带运动功能的恢复，并结合该患者的职业和发声、生活习惯等，制定了以下嗓音训练的治疗方案，练习周期为 8 周，嗓音训练的目的以头颈部肌肉的放松练习，增强声带肌收缩能力练习为主，具体方案如表 9-36 所示。

表 9-36　嗓音训练治疗

	嗓音卫生宣教	放松练习	腹式呼吸练习	增强声带收缩练习	用力发声练习	阅读练习
第 1 周	✔	✔	✔			
第 2 周		✔	✔	✔		
第 3 周		✔	✔		✔	
第 4 周		✔	✔			✔
第 5 周		✔	✔	✔		✔
第 6 周		✔	✔		✔	✔
第 7 周	✔	✔	✔		✔	✔
第 8 周	✔	✔	✔	✔	✔	✔

第 1 周主要进行嗓音卫生保健知识宣教、头颈部肌肉的放松练习（头颈部放松操）及腹式呼吸。

第 2 周主要进行增强声带肌收缩能力练习，辅以头颈部肌肉的放松练习及腹式呼吸。

第 3 周主要进行用力发声练习，辅以头颈部肌肉的放松练习及腹式呼吸。

第 4 周主要进行用力发声练习，辅以头颈部肌肉的放松练习及腹式呼吸。

练习 4 周，在放松练习及腹式呼吸的基础上，根据患者的需要强化增强声带肌收缩能力练习、用力发声练习和用力发声练习。每天早晚各一次。在一个练习疗程当中每次不要超过一遍，或者不要超过 5 个句子。渐渐地，随着声门更好地闭合，可以增加练习的次数。

1）嗓音卫生宣教

①预防：该患者为学生，嘱患者避免在上呼吸道感染期间或熬夜疲劳的情况下过度用声；避免在月经期大声持续用声。

②纠正不良的生活习惯：该患者喜食刺激性食物和睡前饱食，嘱患者纠正。

③声带保湿：该患者不喜欢喝水，嘱患者经常饮水，最好采用"少量多次"的方法，每次以 100~150ml 为宜，间隔时间为 20~30min。一天要喝 8~10 杯水，大约 2.5L。

④预防咽喉反流性疾病：避免在睡前 2~3h 吃东西，避免酸性、辛辣、油腻、高脂、油炸或者巧克力等食物，避免柠檬水、薄荷、碳酸饮料、酒精、咖啡因类饮品。细嚼慢咽，避免饱腹后剧烈活动。

2）放松练习：扩胸-手臂拉伸-放松肩膀-颈部拉伸-头颈部转动-下颌拉伸-下巴按摩-脸部按摩-环喉部按摩，咽腔扩展（打呵欠）、伸舌等（具体详见嗓音训练方法中的放松方法）。

3）腹式呼吸练习：嘱患者吸气时上半身放松，横膈膜收缩下移，胸腔上下径增大，胸腔空间扩大，腹腔空间缩小，腹部突出。吐气时横膈膜放松还原，腹腔空间复原，腹部复原。腹式呼吸是平时说话时，保证每个音节呼出的气流充分即可，可把手置于口前检查音节末气流足否。

4）增强声带收缩练习

①用力推墙或拉椅时屏气练习。

②用力咳嗽。

③咳嗽后发单音/i/ ↙/e/ ↙/a/ ↙/o/。

④硬起音低音调发声/e/。

5）用力发声练习：用力（急剧地开始）在舒适的音调高度发出元音，并加入音、词练习。

6）阅读练习：急剧地开始阅读含有元音开头的句子，确保每个单词的开头都要急剧地发声。

4. 康复疗效跟踪监控　动态评估该患者的治疗效果。

（1）嗓音训练的执行度：为保证患者回家仍能积极正确地进行嗓音训练，应做到以下三点：①首次治疗时，言语病理师就要凭借良好的沟通技巧和专业能力，与患者建立互信。②在每次练习结束时，请患者用手机录下言语病理师的发声示范，回家模仿录音练习，或者制作 CD 交给患者。③根据每次回家练习的内容设计数据表格，便于患者记录日常练习的内容和频率，也便于言语病理师在下一次训练时查看回家练习的完成情况。此外，数据表格还能记录治疗过程中患者嗓音状态的变化。

（2）嗓音训练 3 周时，该患者自觉症状好转，发声较前轻松，气息声较前减弱、高音较前好转，认为该治疗方案对患者是合理有效的，继续原治疗方案。

（3）嗓音训练 8 周后，重新对该患者进行评估，包括主观和客观评估，较前明显好转，结果如下：

1）主观评估

①嗓音障碍指数量表：VHI-10 评分 19 分，提示嗓音问题对该患者生活、日常交流和情感的影响较前减弱，患者自觉症状较前好转。

②听感知评估量表：听觉评估该患者嗓音障碍为中度，较前好转（表 9-37）。

表 9-37　听感知评估量表（CAPE-V）

姓名:李×× 　　　性别:女 　　　年龄:16 岁 　　　日期:2016.11.18

完成下列三种语料检查后,由主诊医生进行声音特性的评估:

1. 持续发元音/ɑ:/和/i:/,各 3~5s
2. 句子:我去哈尔滨,他去无锡市;我爱北京天安门
3. 正常谈话:以日常对话的形式进行

总体严重程度						C✔I 56/100
	轻度	轻中度	中等✔	中重度	严重	

声音的粗糙度						C✔I 55/100
	轻度	轻中度	中等✔	中重度	严重	

气息声的程度						C✔I 75/100
	轻度	轻中度	中等	中重度✔	严重	

声音的紧张度						C✔I 53/100
	轻度	轻中度	中等✔	中重度	严重	

音　　调						C✔I 65/100
	轻度	轻中度	中等✔	中重度	严重	

声音的响度						C✔I 75/100
	轻度	轻中度	中等	中重度✔	严重	

关于共鸣的问题:共鸣较前好转

无其他的问题(如双声、假音、气泡音、失声、发声困难、音频不稳、颤音、湿音等)

注:C=consistent(代表三种语料之间听感觉特性一致),I=intermittent(代表三种语料之间听感觉特性不一致)

2) 客观评估

①频闪喉镜如图 9-26 所示。

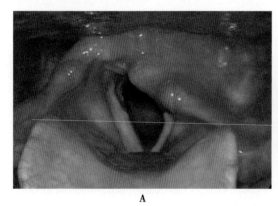 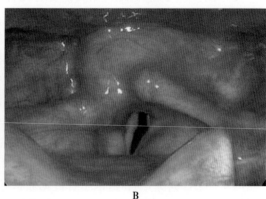

A 　　　　　　　　　　　　　　　B

图 9-26　频闪喉镜图
A.吸气相;B.发声相

镜下描述:声带边缘光滑,左侧声带固定,室带代偿肥厚,发/i/音时右侧声带过度内收、室带内收挤压、劈裂向前内下挤压,左侧劈裂同左侧声带一样,无明显运动迹象,无推挤征,声门闭合较前稍好转。

②嗓音声学评估:F_0 111Hz;jitter 4.85%;shimmer 21.56%;S/Z 比值 1.32。嗓音训练后,

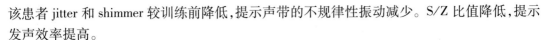

该患者 jitter 和 shimmer 较训练前降低,提示声带的不规律性振动减少。S/Z 比值降低,提示发声效率提高。

③空气动力学评估:平均气流率(MFR)0.2L/s,最长发声时间 6.9s,声门阻力(GR)29.9cmH$_2$O/s,发声效率 42.6×10^{-6},发声阈气流(PTF)0.19L/s,发声阈压(PTP)6.9cmH$_2$O。该患者最长发声时间较前延长,发声阈压降低,平均发声气流率降低,声门闭合不全得到改善。

总体评价:该患者经过 8 周嗓音训练后,症状较前好转,发声较前轻松,气息声较前减弱、高音较前好转。

(4)声门旁脂肪注射术:神经外科治疗后半年,喉肌电图复查后未见恢复迹象,采用声门旁脂肪注射手术改善发声情况。取腹部脂肪 20ml 左右,采用 2 000ml 生理盐水冲洗,在稀释的普通胰岛素里浸泡数分钟,采用高压注射器在左侧声门旁注射 2~3ml 脂肪。

手术过程:患者取仰卧位,气管插管全麻,腹部及头面部常规消毒铺巾,在脐周行小切口,在皮下注入肾上腺素盐水 500ml,采用负压抽吸腹部脂肪约 20ml,采用 2 000ml 生理盐水冲洗抽吸的脂肪,去除红细胞及破碎的脂肪细胞,剪碎筋膜,采用普通胰岛素 100U 溶入 250ml 生理盐水浸泡脂肪,将脂肪置入高压注射器备用。从口中导入支撑喉镜,挑起会厌,显微镜下暴露双声带。在左侧声带突水平线前、声带与室带交界处的声门旁间隙注入脂肪 2ml 余,注射深度 3~4mm,直至左侧声带发声部被推挤过中线,进行超饱和注射,缓慢退针,术中出血 1ml,无并发症。术毕,退出喉镜。

(5)患者经过声门旁脂肪注射术后 2 个月发声功能有明显提高。随访 2 年,气息声稍增多,但基本可以满足患者的日常工作需要。

【温馨提示】

1. 声带麻痹通过病因治疗、嗓音训练、改善嗓音手术的综合治疗方法可取得显著疗效。

2. 声带麻痹的治疗可辅以物理因子治疗,一般采用低频或中频电疗法,目前常用调制中频电疗法,治疗频率每天 1 次,疗程为 1~3 个月。

方法:采用调制中频电,2 组电极分别贴于颈前方喉部左右两侧,剂量以出现肌肉收缩且患者感觉适中为准,每次治疗 20min。

二、案例分析(帕金森病)

(一)治疗原则

帕金森病是一种中枢神经系统变形疾病,疾病会引起参与言语活动的结构虚弱、迟缓、不协调、运动范围减小或者感觉损失,通常会导致患者出现运动过弱型言语障碍。帕金森病患者临床表现主要有静止性震颤、面具脸式的表情单一、字迹微小难懂、姿势步态异常、肌肉强直、吞咽动作减少等,在言语障碍方面,主要表现在呼吸(如呼吸总量减少、呼吸不规律、呼吸频率加快等)、发声(如音调单一、低声调、响度单一、粗糙声及持续性气息声)、构音(如辅音发声不准确,音素重复及可能的轻微鼻丌)、韵律(如不恰当的无声停顿、短暂性语词堆积及在一段话中语速多变或加快)等方面。

帕金森病言语障碍的治疗主要是针对患者的症状,以改善呼吸、发声、构音、共鸣和韵律问题,增加交流的有效性及自然度,增加言语活动的生理支持为目标而进行的,根据患者的具体特征如肌肉力量状况、运动范围以及协调性等,可以选择不同的治疗方法,包括间接疗法和直接疗法。

1. 治疗的非单一性   帕金森病言语障碍的治疗并不是单一的。治疗帕金森病言语障碍必须考虑患者的具体生理状态如肌肉力量、运动范围和呼吸支持，以及其言语偏误的本质。一些治疗方法可能关注生理状态；而另一些治疗方法可能关注的是言语偏误本身。

2. 以促进沟通为目标   帕金森病言语障碍的治疗目标是使帕金森病言语障碍患者的沟通效果和效率最优化。可以从多个方面来达成这一目标——比如，改善言语的生理支持、直接干预言语、控制环境、进行教育和咨询、提供言语的补偿性或替代性技术、提供假体支持，或者进行医疗或手术干预。

3. 间接疗法与直接疗法结合   帕金森病言语障碍的治疗包括间接疗法和直接疗法，需针对患者的具体生理状况，选择适合的治疗方法。间接疗法是包括改善患者言语质量的间接手段，这些手段包括增强患者的肌肉力量和灵活性，提高患者的呼吸效率，完善患者的感觉反馈等，而非直接作用于患者的言语；直接疗法则是直接改善患者言语的发声、共鸣、构音或韵律等。大多数帕金森病言语障碍患者的治疗是间接治疗和直接治疗的结合。当呼气控制被引导向发声控制时，间接疗法往往会逐渐融入直接疗法；当发声控制发展为构音训练时，直接疗法往往会出现重叠和融合，直接疗法可能单独或并行治疗发声、共鸣、构音或韵律。

（二）案例信息

1. 案例基本信息   患者女性，62 岁，无明显诱因出现双手抖动、发声震颤、讲话音量低 3 年，不伴肢体麻木无力，无意识丧失，无头痛头晕，无视物模糊，无吞咽困难及饮水呛咳，无恶心呕吐及大小便失禁。既往：7 年前检查时偶然发现无症状脑膜瘤，行手术治疗，术后无不适。个人史：否认吸烟饮酒史，否认放射线及毒物接触史，适龄结婚，育有一子，配偶及儿子体健。家族史：母亲患帕金森病。患者于神经内科诊断为帕金森病，目前口服多巴丝肼 250mg，每天 3 次。

2. 评估结果与分析

（1）主观评估

1）嗓音障碍指数量表：VHI-10 评分 20 分，提示嗓音问题已经显著影响该患者的生理、交流和情感功能，需要引起重视（表 9-38）。

表 9-38   嗓音障碍指数 10（VHI-10）量表

姓名：××   性别：女   年龄：62 岁   日期：2017.03.16

	项目		评	分		
F2	在嘈杂环境中别人难以听明白我说的话	0	1	2	3 ✔	4
F9	我感到在交谈中话跟不上	0	1	2	3 ✔	4
P1	说话时我会感到气短	0	1 ✔	2	3	4
P2	一天之中我的嗓音听起来不稳定，会有变化	0	1	2 ✔	3	4
P3	人们会问我"你的声音出了什么问题？"	0	1	2	3 ✔	4
P6	我声音的清晰度变化无常	0	1	2 ✔	3	4
E4	我感到苦恼	0	1	2 ✔	3	4
F6	我减少与朋友、邻居或亲人说话	0	1	2 ✔	3	4
P10	我说话时会出现失声的情况	0 ✔	1	2	3	4
E2	别人听到我的声音会感觉难受	0	1	2 ✔	3	4

注：评分标准：0＝无；1＝很少；2＝有时；3＝经常；4＝总是

2）听感知评估量表：采用 GRBAS 分级,该评估由日本言语语音学会提出,从临床医师角度对就诊者嗓音质量进行主观评估,在世界范围内广泛应用。评估反映该患者有轻-中度的嗓音障碍（表9-39）。

表 9-39　GRBAS 分级（GRBAS scale）

姓名：××　　　　　性别：女　　　　　年龄：62 岁　　　　　日期：2017.03.16

项目		评　分				
G	总体感知分级（grade）	0	1	2✔	3	4
R	粗糙声（roughness）	0	1✔	2	3	4
B	气息声（breathiness）	0✔	1	2	3	4
A	发声无力（asthenia）	0✔	1	2	3	4
S	发声紧张（strain）	0	1	2✔	3	4

（2）客观评估

1）语音分析：基频 159Hz,jitter 9.34%,shimmer 15.05%,MTP 8s。该患者 jitter 和 shimmer 升高,提示声带振动的稳定性降低；MTP 降低,提示发声持续能力降低。

2）频闪喉镜：会厌无畸形,发声位双室带轻度代偿,双声带表面微血管扩张,双侧黏膜波轻度减低,双杓活动好,发声位可见喉部震颤,声门下未见异常。声门闭合不全,存在后部裂隙。

分析：帕金森病患者的言语及构音变化是由于神经系统病变导致。中枢神经系统多巴胺能神经元数量减少,引起喉肌和呼吸肌力量减弱,喉镜下可显示如声带内收不充分,双侧运动不对称等表现,语音方面表现为音量减小为主。帕金森病的典型运动症状如肌强直、运动迟缓、肌力减弱等不能完全解释患者的言语表现。感觉神经受损,导致运动感知功能减弱,患者听觉反馈功能受损,导致对于言语产生过程中肌肉的运动强度感知和控制减弱,也是产生音量减小、语调单一和构音不准确的重要原因。

3. 治疗步骤及过程　根据该患者症状、体征和频闪喉镜、声学评估结果,初步诊断：帕金森病。该患者音量低,发声稳定性差,结合患者的发声现状和生活习惯等,制定了以下嗓音训练的治疗方案,如表9-40所示。练习持续 4 周。

表 9-40　治疗方案

	嗓音卫生宣教	最长发声时间"阿"音练习	滑音练习	词语朗诵	常用句子练习
第一周	✔	✔	✔	✔	✔
第二周		✔	✔	✔	✔
第三周		✔	✔	✔	✔
第四周		✔	✔	✔	✔

治疗目的：①提高音量；②提高发声稳定性。

治疗方法

（1）最长发声时间"阿"音练习：患者保持比平时讲话略大的音量,进行最长发声时间的"阿"音练习。每组 5 次,组间休息 1min,重复 3 组。

（2）滑音练习：从低音区域开始发"阿"音，缓慢滑向高音区域，要求发声连贯，不中断，保持到最长发声时间。每组 5 次。休息 1min，重复 3 组。反向滑音练习，即从高音区域开始发"阿"音，缓慢滑向低音区域，保持到最长发声时间。每组 5 次。休息 1min，重复 3 组。

（3）词语朗诵：患者保持比平时讲话略大的音量，进行日常常用的词语朗诵，每组 5 个词语，每个词语重复 2 次。组间休息 1min，采用 5 组不同的词语轮换进行朗诵。

（4）常用句子练习：患者使用比平时讲话略大的音量，进行句子练习，练习材料为日常生活和工作中经常运用的句子。每次练习选取 5 个句子，反复练习。每天进行一次完整的上述练习。

结果分析：帕金森病患者最常见的嗓音问题是音量减小，并且这种问题常由患者周围人发现，而患者本人并不认为自己音量过小。就诊时的主诉经常是，患者的家人和同事反映总是听不清患者讲话的内容，而患者本人常不自知。患者普遍存在对自己嗓音问题的认知不足。在治疗过程中的主要目标就是增加音量。言语治疗师在训练室内反复提醒患者纠正过小的音量，并且告诉患者，反复体会音量的大小，形成对音量的重新认知。患者可能会反映：这样的音量让我觉得自己像是在喊。此时，治疗师的工作就是向患者解释：这样的音量听起来很正常，只有达到这种音量，才能让别人听清您讲话，您需要记住这种感觉，并且运用到日常交流中。这种训练符合运动学习和肌肉训练的模式，即反复多次的强化练习，目标专一，难度从低到高，使患者在反复训练中形成新的运动习惯。想要治疗成功，还需要注意的是：患者不仅要在治疗室内很好地完成音量增大的目标，而且要在日常生活中反复运用。有些患者在治疗室内得到讲话音量的纠正后，拒绝在治疗室外运用这一新形成的讲话习惯。因此治疗后要给患者留下家庭作业，鼓励和要求患者在家里继续练习，并在日常谈话中使用和体会，听取周围人的反馈，并把这些反馈带回给言语治疗师。这样多次重复，难度逐渐增加的训练和家庭作业大约需要 1 个月，以帮助患者形成和适应新的讲话习惯。在患者适应后，只需每天完成家庭作业及在日常交流中使用新的发声习惯，鼓励患者大胆交流。

4. 康复疗效及跟踪监控　康复治疗 4 周，患者讲话音量明显提高，发声震颤略减轻，日常交流无明显障碍。嘱患者继续坚持上述嗓音训练，每日 1 次。6 个月后随访，患者讲话音量保持良好，日常交流不受影响。语音分析：基频 169Hz，jitter 5.78%，shimmer 10.56%，MTP 13s。频闪喉镜：会厌无畸形，发声位双室带轻度代偿，双声带表面微血管扩张，双侧黏膜波轻度减低，双杓活动好，发声位可见喉部震颤，声门下未见异常。声门闭合不全，存在后部裂隙。

总结：神经系统疾病导致的嗓音障碍，保持长期治疗效果良好的要点是反复练习。患者在 4 周的初期治疗结束后，需要在家中继续保持训练，内容与家庭作业基本相似。对于帕金森病患者的嗓音训练，实际是感觉的训练，让患者重新体会正常交流所需音量。在治疗中，言语治疗师反复提醒患者增加音量，并记住这种发声的感觉，使得因神经系统退行性病变而受到损伤的感觉系统重新激活，患者在反复练习中修正对音量感知的记忆。多数有嗓音障碍的帕金森病患者对于这种治疗方法都能取得较好的疗效，帮助他们改善日常生活重的言语交流障碍，并且这种改善效果维持良好。这种方法对于其他神经系统疾病造成的嗓音障碍也有一定效果，因此应用范围较广泛。

【温馨提示】

帕金森病言语障碍的治疗还需结合环境控制以及对患者及其照料者的培训和教育，对

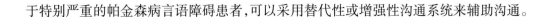

于特别严重的帕金森病言语障碍患者,可以采用替代性或增强性沟通系统来辅助沟通。

第四节 特殊人群嗓音障碍的治疗

一、儿童的嗓音治疗

(一)治疗原则

医疗目的:使声带小结变小、消失。

康复目的:消除声音嘶哑、紧张,满足患者日常用声需求。

1. 声带小结是最常见的儿童嗓音疾病,儿童声带小结以行为治疗为主要治疗手段。

言语治疗师在儿童声带小结的治疗中扮演主要角色。疗程与成人声带小结的行为治疗相仿,通常持续8~10周,较严重者可适当延长。可以同时配合以中成药为主的药物治疗。少数声带小结患儿,病程较长、声哑较重,喉镜显示声带小结较大且呈纤维化。对于此类患儿,行为治疗和药物治疗可能无效,此时可考虑全麻支撑喉镜下显微手术治疗,但需手术治疗的情况很少,而且在围术期仍需进行嗓音宣教和行为治疗,保证患儿术后用嗓习惯良好,方式正确,以降低声带小结复发的概率。

2. 行为治疗需要培养起儿童对嗓音问题和嗓音行为的意识。

接受嗓音治疗的成人,通常对自己的嗓音问题,以及对他人对自己嗓音的反应有一定的意识。因此,在治疗开始时,治疗师一般不需要花太多功夫帮助成人培养对自己嗓音问题的意识,可以直接训练恰当的发声行为。而儿童常常对自己的嗓音问题缺乏意识,不觉得自己听上去和同龄玩伴有何不同。他们对自己的嗓音缺乏分析的能力。除非别人特别指出或因嗓音被嘲笑,他们通常不会意识到自己的嗓音问题。所以,治疗师在行为治疗伊始,就必须花大量的时间帮助孩子树立对自己嗓音和用嗓行为的意识,并且让他们明白嗓音治疗对于他们的意义。意识的建立能够使儿童在后续治疗中具备动力。另外,要把预期的治疗效果和孩子在日常生活中的用声需求联系起来,这样可以进一步加强学习动力。比如孩子一旦声音不哑,就可以参加故事比赛。

3. 行为治疗需要采用儿童能够理解的语言和乐于接受的方式。

儿童的词汇量和认知能力有限,很多术语他们不理解。治疗师需要根据儿童相应的语言发展水平,选择恰当的语言和表达方式,确保儿童能够理解治疗师的意思。比如大部分儿童,尤其是幼儿园的儿童,不理解"声带"一词,可以拿橡皮筋做类比,用橡皮筋的振动来模拟声带振动,或直接结合喉镜视频讲解。这样就具体得多,也更容易理解。用恰当的语言和具体的方式进行沟通的前提是治疗师掌握儿童认知和语言发展的基本知识,对这些知识的掌握既要靠临床经验,也需要系统学习。

4. 行为治疗需要争取家长、老师或同龄玩伴的配合与参与。

成人很少需要家人、同事在治疗中扮演重要角色,而这对儿童却是必需的。家长的理解和配合对治疗极为关键。如果家长对行为治疗不理解或比较抗拒,治疗师就需要先和家长沟通,使其认识到治疗的必要性和重要性。另外,孩子的嗓音容易受主要监护人(如父母)的影响,不少有嗓音问题的儿童,他们的妈妈或爸爸也有声音嘶哑或发声紧张等问题。在这种情况下,治疗师还需要处理家长的嗓音问题。在治疗过程中,可以让家长在旁观察,使家长学会判断发声是否恰当,并能够演示正确的发声,回家后起到监督或陪练作用。和老师沟通儿童的嗓音问题及接受治疗的情况,能使孩子在学校里的用声情况得到监督。治疗师还可以通过家长请老师调整和孩子用声有关的活动。如果有条件,可以让孩子的玩伴参与部分行为治疗,这有利于在最自然的语境下练习发声,促进发声习惯在日常生活场景中的形成。这也能为玩伴提供用嗓教育,有助于游戏时互相提醒,也有利于提高儿童对嗓音和用嗓行为的意识。

（二）案例信息

1. 案例基本信息　WRJ,男,8 岁,小学二年级,声哑 1 年。大量用声或哭闹后声音易哑,2~3 天后自行恢复,近半年持续声哑。无其他病史。WRJ 是班干部,每天需要整队出操,管理班级纪律。课余活动丰富,用嗓较多的场合包括需要大声朗读、对话的英语培训班,以及容易喊叫的足球课。WRJ 在被家长打骂后常常哭闹不止。WRJ 每天仅喝 200~300ml 水,在学校几乎不喝,在家喝水需要家长反复督促提醒。

2. 评估结果与分析　频闪喉镜显示双侧声带游离缘前中 1/3 处小结样凸起,左侧略大,声门闭合呈沙漏状缝隙。双侧声带振动不对称,双侧声带黏膜波轻度减弱。室带左右向中度紧缩。/ɑ/音的最长发声时间为 4.7s,基频 236Hz,音强 74dB,振幅微扰和基频微扰高于正常范围。嗓音主观评估为 G:2;R:2;B:1;A:0;S:2。声音中度嘶哑、紧张。发元音开头的音节时,几乎总是出现硬起音。吸气时锁骨及胸部较紧张。双侧声带前中 1/3 处对称性小突起是声带小结的标志性体征,据此初步诊断为声带小结。声带小结会带来声门闭合不全,尤以沙漏状缝隙最为典型。声门闭合不全会直接导致最长发声时间缩短,声音沙哑,还容易引起室带代偿,通常表现为室带由左右两侧向中间紧缩。室带紧缩、硬起音和吸气时上半身紧张则容易引起嗓音紧张。

3. 治疗步骤及过程　治疗的第一步是让 WRJ 理解声带的正常发声机制。治疗师首先问 WRJ 是否知道为什么来医院,他回答说因为声音哑了。进一步问他为什么声音会哑,WRJ 说不清楚。于是便从讲解声带如何振动发声开始。需要准备的材料有气球、喉部模型和正常声带和声带小结的频闪喉镜视频。治疗师把气球吹鼓,把气球脖颈处的塑胶稍稍扯长,气流逸出,气球脖颈处的塑胶材料发声振动,发出吱吱的声响。请 WRJ 将一根手指搭在靠近气球出口处,感受材料的振动。治疗师可以通过调节逸出气流的速度和气球脖颈处塑胶材料的张力改变音量和音高,使整个演示更具趣味。

演示完毕后,治疗师指着自己身体对 WRJ 说“我们的身体就像气球”,指着喉咙或者喉部模型告诉 WRJ 喉咙这里也可以振动。把 WRJ 的手放在治疗师的喉部,治疗师先吸气,喉咙保持放松,发/ɑ/音,让 WRJ 感受喉部振动。然后向其做如下讲解:喉咙里有两根叫“声带”的东西,当气流经过声带时,声带振动,发出声音。然后让 WRJ 先吸气,然后发/ɑ/,用手体会自己喉部的振动感。播放频闪喉镜下正常声带的振动,告诉 WRJ 声带的开合类似于拍手的动作,使孩子更直观地理解为什么能够发出声音。

然后结合 WRJ 的具体病理,向他解释声带出了什么问题。我们一般对有声带小结的儿童做如下描述:我们喉咙里的两根声带在振动的时候,就像我们在拍手。如果拍手太用力,我们的手掌就会感到痛,颜色也会变红(治疗师可以示范用力拍手数下,并带领儿童做相同的动作,然后引导孩子观察充血的手掌)。我们如果大喊大叫,或者说话的时候喉咙紧张、用力(治疗师演示),那么我们的声带就会像手掌用力拍手那样,变得又红又肿。声带红肿,声音就会哑掉。我们让嗓子休息几天,声音就不哑了。但是如果我们一直喊叫或者紧张地说话,声带就会一直红肿。因为你喜欢哭闹、喊叫,说话喉咙用力,声带为了保护自己不受伤害,就会在撞得最厉害的地方(指着儿童喉镜照片或视频上声带小结的病灶处)一层一层地变厚、变硬(可以边说边画),最后就会变得像手上的老茧一样硬。这就是你现在声带上长出来的像老茧一样的东西(指着儿童喉镜照片或视频,和正常声带照片或视频做对比),我们叫做声带小结。有了硬硬的声带小结,声带就关不拢,你在讲话的时候想把声带合上,喉咙就容易用力。声带关起来有缝,所以听上去有漏气的声音。还因为声带小结很硬,所以声带的弹性就变差,你唱歌的时候高音上不去,声音也没有以前好听。

解释完声带小结的成因和对嗓音的影响,就可以根据 WRJ 的情况顺势引出治疗方案。治疗师告诉 WRJ,要让自己的声音变好听,就要让声带小结慢慢变小,甚至消失。办法有两个:第一,要多喝水。关于声带湿化对于保护声带的作用,治疗师可以用给机器加油来做类比,即机器加了润滑油,就不容易磨损。如果气候特别干燥,可以推荐使用加湿器。但必须强调要定期清洗,严防真菌滋生。第二,要让声带在振动的时候碰撞得更轻。第二个目标也是大部分声带小结儿童的核心训练内容。

为了达成第一个目标,我们根据 WRJ 的体重计算出了每天的饮水量(可以用免费的手机应用 App 等计算),然后根据孩子水杯的容积算出需要喝几杯水。请 WRJ 准备小本子,用来写"嗓音日记"。每天用画画的形式记录自己喝了几杯水。

第二个目标是控制声带振动时撞击的强度。第一步是和 WRJ 本人、家长和老师沟通,控制创伤性发声行为和用声强度。针对 WRJ 爱哭闹的特点,治疗师问他想做"男子汉"还是"大哭包"。WRJ 表示想做男子汉,治疗师继续问"男子汉爱哭吗",得到否定回答后,治疗师和 WRJ 共同制定了一个可量化可监控的目标,即每周从原先 3~4 次减少到不多于 1 次哭闹。具体办法是请 WRJ 在嗓音日记上每天画一个笑脸表示没有哭闹,画一个哭脸表示当天有哭闹。下周来治疗时一起翻看嗓音日记,如果完成目标即发奖励,如一面红旗。同时请 WRJ 在踢足球时,用举手示意要球来代替原来的大声呼喊队友。请家长和老师沟通 WRJ 的病情和控制用嗓强度的诉求,后来老师让 WRJ 负责收作业,暂时不整队出操和管理纪律。

第二步是消除呼吸时胸肩部的紧张。常用的材料是一面宽大的落地镜。治疗师和 WRJ 并排坐或站于镜前。治疗师请 WRJ 深呼吸,然后模仿他深呼吸时耸肩挺胸的样子,告知其胸、肩部放松并做演示。请 WRJ 看着镜子模仿。然后交替做胸肩放松的呼吸和耸肩挺胸的紧张呼吸,使 WRJ 能够主动地控制呼吸时胸、肩部的紧张与放松。请 WRJ 吸气用鼻子,吐气用嘴巴,用"闻花香,吹蜡烛"的方式进行呼吸练习。

第三步为嗓音听辨练习。听辨的对象通常包括音量、声音的嘶哑程度和紧张程度。WRJ 的主要问题是发声紧张,因而听辨练习重在培养其辨识声音紧张程度的能力。治疗师首先请 WRJ 在单音节水平辨识声音是紧张还是放松,然后在双音节常用词中听辨嗓音松紧。在短语水平做听辨练习时,可以请其进一步指出声音紧张的层级(如"紧张""有点紧张""放松"),而不止于简单区分紧张和放松。在 WRJ 能够准确听辨短语中嗓音的紧张程度时,治疗师要求其在单句中听辨。为了进一步增加难度,治疗师有时会在句子的某个部分,如后半句、句末词等制造紧张程度的变化,并让 WRJ 准确地指出是句子的哪些词紧张,紧张程度如何。如治疗师说"我喜欢玩木头人游戏"时,用轻度紧张的嗓音说"游戏"一词,并请 WRJ 判断这句话的放松或紧张程度,WRJ 应该回答"'游戏'有点紧张,其他字都放松"。

在加强听辨能力的同时,进行单音节发声练习。治疗师首先用颤唇、颤舌、鼻音哼鸣、哈欠-叹息法(yawn-sigh)帮助 WRJ 体验喉部放松的感觉。当 WRJ 能喉部轻松地发声时,适当地穿插一些喉部紧张的负向练习(negative practice),来加强对喉部松紧的自主调控。接着,治疗师演示喉部放松地发鼻音 m 并适当延长,请 WRJ 模仿。此时治疗师不仅要保证 WRJ 发声时喉部放松,而且需要使其对振动的程度和位置具有更敏锐的感觉。治疗师用了一个简易振动器,请 WRJ 闭眼后,将振动器放在 WRJ 身体的不同部位(如手、臂、肩、颈、脸),逐步靠近口腔前端(即嘴唇周围),请其辨识振动部位。治疗师还通过调整振动器对身体表面的压力来调控振动的强弱。治疗师请 WRJ 扮演"地震预报员",用这种趣味形式报告该振动的部位和程度,如"手臂发生大地震""头颈发生中地震""脸上发生小地震"等。然后引导 WRJ 在发鼻音 m 时体验嘴唇及硬腭前端是否有振动。嘴唇的振动容易体会,可以用手指搭在嘴唇上来感觉。硬腭前端靠近齿龈处的振动感可以体会,但儿童不容易在治疗师演示时直观地感受到。可以使用塑料小勺或压舌板,一端贴住治疗师的齿龈处,另一端伸出治疗师嘴外,请儿童用示指或拇指轻轻按住。这样,治疗师发 m 音时齿龈的振动就会传导到儿童手指上让其体会到。口腔前端的振动感是声音能量靠前的标志,在发鼻音时尤其容易体验到。当 WRJ 能发出喉部放松、声音位置靠前的 m 后,训练即可进入音节水平,即在 m 后加元音 /i/、/ɑ/、/u/。治疗师和儿童练习鼻音音节时,可以用"念咒语"的趣味形式练习发 /mi/、/mɑ/、/mu/。治疗师请 WRJ 想象 /mi/、/mɑ/、/mu/ 这些声音是咒语,这些咒语威力巨大,能够打败怪兽。但要使咒语有威力,在念 /mi/、/mɑ/、/mu/ 时嘴巴、鼻子都要感觉到振动。然后治疗师扮演怪兽,WRJ 扮演探险者进行探险游戏。

WRJ 在第二次治疗时能在单音节水平做到发声不紧张。但发元音开头的音节时,仍有硬起音的习惯。治疗师引入软起音练习。首先整理出元音开头的常见字。考虑到 WRJ 喜欢英文,所以中、英文语料兼用,如"阿(姨)""奥(运)""衣(服)""I""and""it"等。然后治疗师发这些音,将音量分为轻、中、响三挡,请 WRJ 对音量进行评级。接着治疗师演示先发一个很轻的 h,后面紧接着用正常(即适中)的音量发元音开头的音节,如 h-阿(姨)、h-奥(运)、(h)and、(h)it。需要注意的是前置 h 的音量必须轻,否则就会听成"哈""浩"、hand 和 hit。

单音节发声练习可以和多音节发声练习交替进行。WRJ 进行的多音节练习主要包括多音节共鸣吟诵练习和多音节软起音练习。所谓共鸣吟诵,指保持音高不变,轻松地发包含鼻音的多音节结构,如用高平调发 ma-ma-ba-ba,然后用自然的声调发声("爸爸妈妈"),再加入重音或语气语调变化("爸爸妈妈""爸爸妈妈?")。和孩子做治疗时必须有趣味性,如将咒语加长,设计一些有趣的语句作为咒语等。软起音的练习可以从单音节拓展到治疗师设计的多音节结构,如"阿姨爱看书""奥运会在北京开""It is a cat"等。然后以问答的形式,请儿童在半自发的句子中练习软起音。如治疗师问"你爱什么?"WRJ 用"我爱____"来讲他的兴趣爱好。治疗师还可以问"你爱什么颜色、水果"等。最后,治疗师问一些开放式的问题,如说说你最喜欢的游戏,让 WRJ 在自发言语中练习软起音。

WRJ 在进行单音节、多音节水平的结构性练习时,治疗师总会在治疗的后 1/3 或后半段进行功能性语境下的发声练习。在后半个疗程中,功能性语境下的发声练习比例进一步增加,最后一两次治疗为纯粹模拟日常生活场景下的发声演练。之所以从治疗初期就纳入功能性语境下的发声,是因为在结构性练习下掌握的发声习惯,很难自动过渡到日常生活的用声中,对于孩子尤其如此;功能性语境下的练习有助于发声技巧的自然运用。而在治疗过程中逐步增加功能性语境下练声的比重,以至最后全部进行功能性练习,这正是嗓音治疗的终极目标,即改变练声者日常生活中的嗓音。对于儿童通常用角色扮演、游戏、自评嗓音等方式。WRJ 和治疗师进行的角色扮演是根据他的课堂活动设计的。WRJ 负责收、发作业。治疗师详细问了收发作业的步骤,尤其是涉及用声的内容,以及遇到的问题。WRJ 表示收作业在每天早晨进行,需要站上讲台请大家把各门课程的作业,从后排向前排依次传上来。碰到的问题是有些同学交作业拖沓,WRJ 通常会因此大声催促。治疗师和 WRJ 讨论后决定,如果碰到这种情况,WRJ 走近该同学与其沟通,如果无效,则先把其他同学的作业收上来,并告知老师哪些同学作业未交。接着治疗师便扮演同学和 WRJ 进行收作业的模拟演练。在后续治疗中,WRJ 告诉治疗师这样的调整非常有效,也降低了收作业时的用声强度。

WRJ 在英语培训班需要朗读、背诵课文,这作为一项功能性用声任务,也是练习内容之一。治疗师首先用喉部放松,声音靠前的共鸣嗓音逐句领读,请 WRJ 跟读。然后请 WRJ 在每次跟读后对自己的嗓音做简单评估:如果整句话的嗓音都放松、靠前,以大拇指朝上表示,如果这句话中的任何部分出现了嗓音紧张、靠后,则以大拇指朝下表示,并指出句子的哪个部分有何问题。接着,WRJ 自行朗读或背诵,每读完一句用简单的手势评估。治疗师建议 WRJ 在家朗读或背诵时录音,听录音回放并对嗓音进行自评。在下次治疗时将录音带来,和治疗师一起评估,核对 WRJ 的判断。

4. 康复疗效跟踪监控 治疗 9 周后,WRJ 饮水量每天可以稳定在 800ml 左右。据家长反映很少哭闹(每周至多 1 次)。频闪喉镜显示右侧声带游离缘前中 1/3 处小结样凸起消退,左侧声带相同位置有轻微凸起。双侧声带振动对称,双侧声带黏膜波正常,室带未见紧缩。发/α/音时,最长发声时间为 11.3s,基频 253Hz,音强 78dB,振幅微扰和基频微扰处于正常范围。嗓音主观评估为 G:0~1;R:0~1;B:0;A:0;S:0。声音轻微嘶哑,没有紧张。在发元音开头的音节时,硬起音消失。吸气时锁骨及胸部无明显紧张。3 个月后复诊左侧声带轻微凸起消失,嗓音主观评估正常,未行声学测试。

【温馨提示】
儿童的行为治疗注重趣味性和功能性,强调游戏的设计和道具的使用。

二、听力障碍的嗓音治疗

(一)治疗原则
康复目的:改变用嗓习惯,避免用力发声,改善嗓音音质,使症状消失。

1. 嗓音训练是听力障碍儿童嗓音治疗首选方法。

嗓音训练一般以 8~10 周为期,训练过程需定期对治疗效果进行评估,通常在治疗 3 周时进行一次阶段性评估。如有效即有可测量的嗓音变化,继续原治疗方案;如无效,需要及时调整治疗方案。

2. 如医学检查显示有声带水肿或声带小结,嗓音训练的同时可配合药物治疗,并定期复查,如果无效,应放弃药物治疗,选择其他治疗方式。

3. 特殊情况下手术治疗

(1)大部分听力障碍儿童嗓音障碍不建议采用手术治疗,对少部分经嗓音训练和药物治疗无效者、声带小结较大且发病时间久、声嘶症状明显者,可考虑全麻支撑喉镜下显微手术治疗。

（2）对手术治疗后的患者,仍需注重嗓音卫生宣教和嗓音训练,改变患者不良的发声习惯,以防止声带小结复发。

（二）案例信息

1. 案例基本信息 李某,女,6岁,植入人工耳蜗3年,听力重建效果最适,进行听觉言语康复已经2年,因声音嘶哑5个月就诊。家长诉患儿1年前逐渐出现间歇性嘶哑声,特别是在兴奋或尖叫之后加重,近期出现持续性的声音嘶哑、低音调,说话费力,严重影响发声清晰度。

2. 评估结果与分析

（1）主观评估:由两位嗓音专家采用GRBAS对患儿进行嗓音音质主观听感知评估,结果为嘶哑声2级,粗糙声2级,气息声3级,患儿说话时颈部青筋暴露,相当费力。

（2）客观评估:采用"嗓音疾病评估仪"对患儿的音质进行训练前定量评估。患儿以舒适且平稳的方式发/æ/音3s,取平稳段声波进行分析,获得患者嗓音参数 F_0、jitter、shimmer、NNE 的声学参数,结果显示 $F_0 = 231Hz$,jitter = 0.79%,shimmer = 4.76%,NNE = $-3.55dB$,等级评定为嘶哑声2级,粗糙声2级,气息声3级,如图9-27所示。

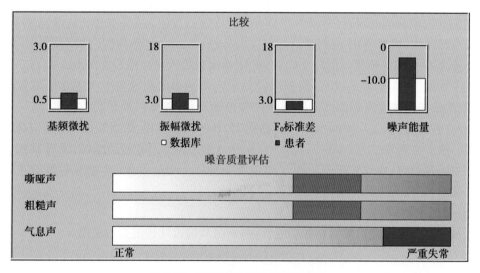

图9-27 嗓音疾病评估图(训练前)

（3）分析:患儿属于不良用嗓习惯导致声带受损,并逐步出现嘶哑声、粗糙声、气息声。患儿言语康复后,回到正常幼儿园,虽说患儿耳蜗重建效果最适,言语感知和听觉反馈总还是不能达到正常,加之6岁的孩子好动的因素,喜欢大喊大叫,这种大喊大叫并不是通过增加声门下压来增加响度,而是通过拉长声带,增加声带的张力,增加声门闭合的程度和速度来增加响度,这样不良用嗓习惯,容易造成声带疲劳,导致声带振动稳定性和规律性不好、声门闭合度不高,出现听感知上的嘶哑声、粗糙声、气息声。

（4）诊断:功能性嗓音障碍。

3. 治疗步骤及过程 根据该患儿症状、体征和声学评估结果,初步诊断:功能性嗓音障碍。该患儿声音嘶哑、音调偏低、说话费力,结合患儿用嗓习惯等,制定了以下嗓音训练的治疗方案,练习周期为8周,嗓音训练的目的是改变用嗓习惯,避免用力发声,改善嗓音音质,8周的具体方案如表9-41所示。

表 9-41　康复治疗计划

	嗓音卫生宣教	声带放松训练	哈欠-叹息法	喉部按摩法
第 1 周	✔	✔		
第 2 周	✔	✔		✔
第 3 周	✔	✔		✔
第 4 周	✔	✔	✔	✔
第 5 周		✔	✔	✔
第 6 周			✔	✔
第 7 周			✔	✔
第 8 周	✔	✔	✔	✔

康复治疗过程

（1）嗓音卫生宣教：纠正不良用嗓习惯。该患儿喜欢大喊大叫，有嗓音滥用和误用的行为。要求患儿少说话、避免情绪波动、减少大喊大叫次数。训练时间为第 1~4 周、第 8 周，每次 10min。

（2）声带放松训练：打嘟前深吸气，打嘟时双唇自然闭合，既不能过紧也不能过松。先进行平调向前打嘟、平调快速旋转打嘟、平调慢速旋转打嘟、平调快慢结合旋转打嘟；再进行升调快速打嘟、升调慢速打嘟、升调旋转打嘟、降调快速打嘟、降调慢速打嘟、降调旋转打嘟。此方法的原理是通过打嘟的形式，放松及按摩患儿的声带，帮助患儿建立发声时放松的习惯。训练时间为第 1~5 周、第 8 周，每次 10min。

1）哈欠-叹息法：通过夸张的哈欠和叹息动作，使声道充分打开，咽部肌肉放松，然后在叹息时发/h/组成的音，如"哈""哈哈""红色和黄色""狐狸用葫芦喝水"，此法的原理是通过这种软起音的方式，纠正用力发声的错误发声习惯，避免硬起音，建立自然放松舒适的发声习惯。因患儿长期滥用嗓音，容易导致硬起音现象，通过哈欠-叹息法帮助患儿建立自然舒适的发声方式。每次治疗结束后，家长需帮助患儿进行复习，巩固治疗效果，同时监控患儿滥用误用嗓音的次数，以奖励的形式鼓励患儿建立正确的发声习惯，减少滥用误用嗓音的次数。训练时间为第 4~8 周，每次 10min。

2）喉部按摩法：指治疗师对患者喉部肌肉或穴位进行按摩，如拿胸锁乳突肌、推拿颈前三侧线、点揉天突穴、点揉廉泉穴、点揉水突穴、点揉人迎穴、按摩舌骨大角处、按摩甲状软骨后缘，此法的原理是通过按摩颈部肌肉及穴位平调，达到放松喉部肌肉的目的。因患儿长期大声喊叫，喜欢压低嗓音用力说话，导致喉部肌群紧张，发声时不自然，故选择喉部按摩法放松喉部肌群，帮助患儿体会放松的感觉。训练时间为第 2~8 周，每次 10min。

4. 康复疗效及跟踪监控　对该患者的治疗结果进行动态评估。

（1）嗓音训练的执行度：确保患儿回家仍能积极正确地进行嗓音训练。嗓音训练是行为的调整，光靠一周一次或若干次的面对面训练是不够的，家长需要在家里进行家庭训练，有三点建议：①首次治疗时，言语治疗师就要凭借良好的沟通技巧和专业能力，与患儿建立互信。②在每次练习结束时，请患儿家长用手机录下言语治疗师的发声示范，回家模仿录音练习，或者制作 CD 交给家长。③根据每次回家练习的内容设计数据表格（表 9-42），便于患儿记录日常练习的内容和频率，也便于言语治疗师在下一次训练时查看回家练习的完成情况。此外,数据表格还能记录治疗过程中患儿嗓音状态的变化。

表 9-42　嗓音训练课程家庭作业表

姓名_____　性别_____　年龄_____　课时_____　日期_____

(完成情况请用✔表示)

改变不良用嗓习惯(每次大喊大叫的频率)

时间	周一	周二	周三	周四	周五	周六	周日

声带放松训练

时间	周一	周二	周三	周四	周五	周六	周日
上午							
下午							

哈欠-叹息法

时间	周一	周二	周三	周四	周五	周六	周日
上午							
下午							

喉部按摩法

时间	周一	周二	周三	周四	周五	周六	周日
上午							
下午							

您的下次语训时间_____

(2)嗓音训练3周时,患儿自觉症状好转,发声较前轻松,嘶哑声、粗糙声、气息声有好转,认为该治疗方案对患儿是合理有效的,继续原治疗方案。如无效,可能原因有:①没有找准问题,训练方案不对;②患儿自我练习未准确到位;③耳蜗植入效果下降。第一个原因解决方法是对患者的发声问题重新评估,第二个原因需要患儿加强练习,或者言语治疗师换一种能让患者熟练掌握,并能解决相同问题的技巧来实施训练,第三个原因的解决方法是进行耳蜗调试。

(3)嗓音训练8周后,对该患者重新进行评估,包括主观和客观评估,较前明显好转,结果如下:

1)主观评估:由初评的两位嗓音专家进行,对患儿进行嗓音音质主观听感知评估,结果为正常音调,嘶哑声1级,粗糙声0级,气息声3级,患儿说话时颈部稍青筋暴露,说话有一定程度的费力。

2)客观评估:采用"嗓音疾病评估仪"对患儿的音质进行训练前定量评估。患儿以舒适且平稳的方式发/æ/音3s,取平稳段声波进行分析,获得患者嗓音参数 F_0、jitter、shimmer、NNE 的声学参数,结果显示 $F_0 = 305.8Hz$,jitter $= 0.4\%$,shimmer $= 3.78\%$,NNE $= -5.07dB$,等级评定为嘶哑声1级,粗糙声0级,气息声3级,如图9-28所示。

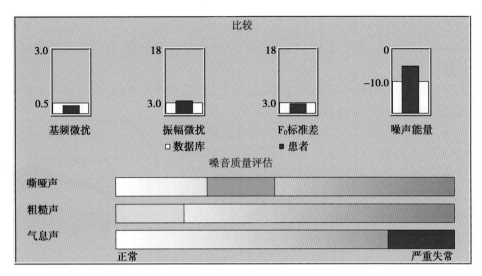

图 9-28 嗓音疾病评估图（训练后）

总体评价：该患者经过 8 周嗓音训练后，症状明显好转，发声费力程度减弱，音质提高，效果显著。

【温馨提示】

听力障碍儿童嗓音障碍通过嗓音训练多可取得显著疗效，无需手术治疗。

在进行嗓音训练同时，每次上课前需要对耳蜗进行监听，确保患儿能够听清楚。

三、腭裂的嗓音治疗

先天性唇腭裂（cleft lip and palate），又称兔唇、狼咽，是口腔颌面部最常见的先天性畸形之一，是由胚胎相关部位的组织和骨骼未能正常长合引起的。腭裂严重影响患儿的面部美观、吞咽、言语、心理和生活质量等方面，尤其是在言语方面，腭裂导致患儿发音器官（主要指硬腭和软腭）的结构不完整，继而影响了正常言语的产生，严重阻碍正常语言的发展。因此，为了帮助唇腭裂患儿获得正常的言语，首先必须通过手术的方式来修补其结构上的缺陷。

腭咽闭合（velopharyngeal closure）是指通过上抬软腭至咽后壁来关闭鼻腔的运动，有时，这种运动还伴有咽后壁的向前运动，以及咽侧壁向中线的运动。而腭咽闭合功能不全（velopharyngealincompetency）是指由于器质性、神经性或功能性原因导致的腭咽闭合功能不佳，是唇腭裂患儿术后言语障碍的最常见原因。

由于腭咽闭合不全的存在，此类患儿多会表现出不同程度的言语障碍，主要表现在：发声功能障碍、共鸣功能障碍和构音功能障碍等三方面，其中，发声功能障碍和共鸣功能障碍属于本书所涉及的嗓音障碍范畴，因此将进行重点介绍，而腭裂儿童构音障碍方面的相关内容将不做介绍。

在临床上，通常此类患儿的发声障碍主要表现为嘶哑声和嗓音弱化综合征（soft voice syndrome）。为了让自己的言语声接近正常水平，此类患儿通常会采用大声讲话等方式来弥补自己言语方面的不足，但实际情况往往是长期大声讲话并不能提高其言语质量，相反，大声讲话本身就是一种嗓音滥用的行为，属于发声功能亢进。长此以往，很容易导致其出现声带小结、水肿、息肉等问题,继而出现声音嘶哑(hoarseness)的临床表现。而嗓音弱化综合征是指腭裂术后腭咽闭合功能不全患儿为了减少自身鼻音功能亢进(hypernaslity)和鼻漏气(nasal emission)的现象,而有意识地轻声说话,降低自身言语响度,这也是对腭咽闭合不全的一种代偿行为。

在共鸣功能方面,腭咽部结构和功能的正常化,对于产生正常的口、鼻共鸣是非常重要的。腭裂术后患儿,虽然通过修复手术已解决了腭咽部结构的问题,但是由于手术前、后腭咽部失用或者使用不当,造成该类患儿出现软腭上抬不足或不能,以及咽侧壁和咽后壁运动不足或不能的腭咽闭合功能不全(图 9-29),继而导致此类患儿出现鼻音功能亢进的鼻腔共鸣问题。如果此类患儿还伴随言语时口腔开合度过小、舌位过高、过后等问题时,将会加重其鼻音功能亢进(hypernasality)。

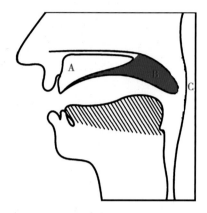

图 9-29   发非鼻音时,软腭上抬不足(侧面观)

鼻音功能亢进主要表现为发非鼻音时,鼻腔共鸣增加。腭咽闭合不全所导致的鼻音功能亢进非常容易影响到高元音/i/和/u/的共鸣效果。

通常,这类患儿需要在术后进行大量、科学的言语康复训练,方可实现言语语言功能的恢复或改善。只有正常或者最大程度接近正常水平的言语语言功能,才能让患儿进行正常的社交,重建自信,重返主流社会,否则手术治疗的效果不能得到最大程度的发挥,患儿的生活质量并不能得到切实的提高。

(一)治疗原则

从唇腭裂术后腭咽闭合功能不全患儿嗓音系统结构的特点出发,从此类患儿自身嗓音功能障碍的成因及其特点入手,遵循对因矫治与对症矫治相结合、传统矫治方法与现代技术相结合的原则,开展针对此类患儿嗓音障碍的矫治。

(二)案例信息

1. 案例基本信息   潘某,男,2007 年 8 月出生,早产,体重 2.25kg。出生时伴有先天性腭裂,不伴有唇裂,不伴有听力障碍。咿呀学语期开始于一周半岁,但在称呼"爸爸"和"妈妈"时发音都类似于"妈妈"的音,不会用口吹气,其他发音也带有明显的鼻音,发音清晰度很差。于 2009 年 12 月在上海 A 医院口腔科进行腭裂修补术,术后伤口恢复良好,于 2 周后出院,出院后进食情况良好,较少出现呛咳或鼻腔反流。出院后于 2010 年 3 月因发音不清就诊于上海 B 医院康复门诊,进行相关检查并开始言语矫治。

2. 评估结果与分析

(1)主客观评估:经韦氏智能量表测试法测得其智力水平为 76 分,属于正常范围之内;听力检查正常,经 S-S 汉语语言发育迟缓评价法评定,其语言发育水平属于阶段 4-1 以上,C 群,即言语理解能力基本与同年龄组的儿童相仿,但言语表达能力落后于同龄的正常儿童。

综合以上检查结果,考虑潘某的言语障碍主要是因先天性腭裂引起的构音障碍。针对其构音障碍,我们还进行了构音器官形态的检查、构音运动功能的评定、构音清晰度的检查以及鼻腔共鸣的检查,结果如下:

1）构音器官形态的检查：下颌、唇、舌的形态结构正常，软腭形态异常，呈腭裂修补术后瘢痕愈合，悬雍垂短小。

2）构音器官运动功能及感知觉的评定：下颌、唇、舌的各项运动基本正常，能够进行张口、闭口、咀嚼等运动，圆唇、展唇、咂唇等运动良好，舌的左右、上下、前后以及弹舌等运动良好，下颌、唇、舌的各项运动均达Ⅳ级；唇肌、舌肌力量Ⅳ级；软腭运动功能较差，向上运动达Ⅲ级、向下运动Ⅳ级、上下转换运动达Ⅱ级，软腭及悬雍垂肌力Ⅱ级（备注：本评定是按照华东师范大学编制的口部运动功能五级量表，即0级是完全不能或无反应；Ⅰ级是有意识地去完成某项运动或动作但无法完成或用别的运动来替代；Ⅱ级是略微能完成某项运动，但程度不充分；Ⅲ级是能完成某项运动，但不能维持住3s；Ⅳ级是完全正常，能充分地完成某项运动，并维持住3s）。口腔感知觉过度敏感，拒绝棉签触碰硬腭、软腭和舌后部。

3）构音清晰度的检查

①已习得的韵母有/ɑ/、/o/、/e/、/ɑo/，其他韵母未习得，尤其/i/和/u/的发音严重鼻音化，韵母清晰度（即韵母音位对比）得分0%。

②已习得的声母有/m/和/n/，声母/b/→/m/，如"爸爸"发成"骂骂"，"伯伯"发成"嬷嬷"等，声母/d/→/n/，如"弟弟"发成"腻腻"，"肚肚"发成"怒怒"等，其他声母出现歪曲或者遗漏，声母清晰度（即声母音位对比）得分0%。

③舌尖音唇音化，如/dɑ/→/bɑ/等。

④声调基本习得，声调清晰度得分100%，总构音清晰度为11.11%。

4）鼻腔共鸣的检查

①主观检查：让潘某在放松的情况下发口腔音"/ɑ/、/i/、/u/"或朗读"短文——儿童篇"（图9-30），并进行录音，读第二遍时让其捏住鼻子重复上面两组的发音，但潘某在捏住鼻子时的发音受到严重阻碍，说明鼻腔共鸣亢进。

短文——儿童篇
一大早，六个月大的宝宝起来了，开始左顾右瞧。这时阿姨走过来，抱起他说："乖宝宝！"宝宝朝阿姨笑一笑，嘴里咿咿呀呀的，可爱极了。

图9-30　鼻腔共鸣测试材料（短文——儿童篇）

②客观检查：使用鼻音测量与训练仪进行鼻流量的测定：让潘某模仿发音"我和爸爸吃西瓜"，同时测定其鼻流量的值（图9-31），因为这句话中不含有鼻辅音，但其测出的鼻流量值为37.1%，明显高于正常同年龄、同性别组儿童，即潘某具有鼻音功能亢进。

（2）结果分析：从检查结果看，潘某的核心问题是口腔感知觉异常、软腭的运动功能差以及鼻腔共鸣亢进，引起该问题的病因有：①由于先天性腭裂，潘某在语言发育的早期即口腔探索阶段和咿呀学语阶段不能很好地进行非鼻音的发音探索和尝试；②腭裂修补术后，软腭裂隙愈合但瘢痕组织运动功能较差；③口腔内尤其是软腭和舌后部的感知觉过度敏感，排斥各种感觉刺激使软腭向上运动和上下交替运动。

3. 治疗步骤及过程　根据该患儿症状、体征和声学评估结果，制定了以下嗓音训练的治疗方案，练习周期为8周，嗓音训练的目的为促进患儿口部感知觉正常化，增强软腭上抬能力，提高其构音清晰度。8周的具体方案如表9-43所示。

（1）嗓音卫生宣教：养成良好的用嗓习惯与生活习惯，更好地配合嗓音训练，训练时间为第1周和第8周，每次10min。

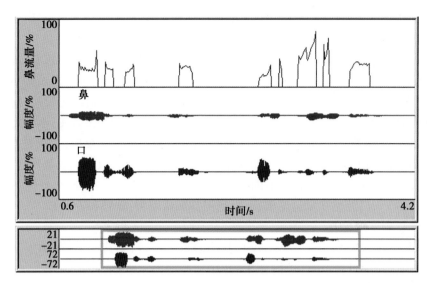

图 9-31　鼻流量的测定

表 9-43　治疗方案

	嗓音卫生宣教	感知觉训练	口部运动训练	构音训练	口腔共鸣训练
第 1 周	✔	✔	✔		
第 2 周		✔	✔		
第 3 周		✔	✔		
第 4 周		✔	✔	✔	✔
第 5 周			✔	✔	✔
第 6 周			✔	✔	✔
第 7 周				✔	✔
第 8 周	✔			✔	✔

（2）口部感知觉刺激：即通过对口周和口腔内的感觉刺激降低口部感知觉的过度敏感性（图 9-32）。

1）用不同质地、不同接触面的牙刷向前、向后、向左、向右地洗刷舌面，用电动牙刷或细毛刷刺激舌面、舌尖、舌的两侧、舌的后部、脸颊的内表面、硬腭软腭等部位。

2）利用冷刺激（棉签冰块）刺激以上这些部位，有利于促进口腔的感知觉正常化。

3）通过改善进食食物的性质和质地以及通过咀嚼运动来促进口腔的感知觉发育。

4）通过舌的抵抗、舌肌的牵拉、软腭的按摩等来增加舌和软腭的本体感觉，促进口部探索运动的尝试和分化。训练时间为第 1~4 周，每次 10min。

（3）口部运动的诱导与强化

1）按摩硬腭、软腭促进瘢痕组织的软化，增加软腭的本体感觉诱导软腭的主动运动。

2）通过鼓腮、大口吹气或用力叹气等训练来促进软腭的上抬运动（练习过程尽量避免鼻漏气）。

3）通过发长音/ɑ---/，促进软腭持续性的上抬运动。

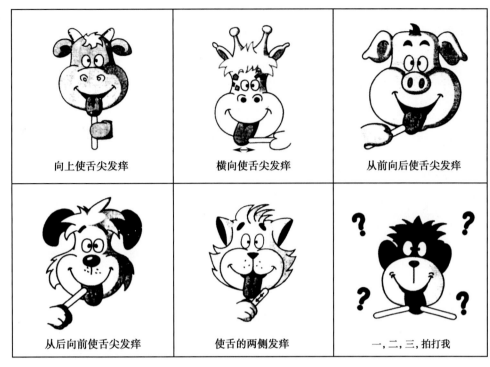

| 向上使舌尖发痒 | 横向使舌尖发痒 | 从前向后使舌尖发痒 |
| 从后向前使舌尖发痒 | 使舌的两侧发痒 | 一，二，三，拍打我 |

图 9-32　舌的刺激

4）通过捏住鼻子发长音/i---/、/u---/，来增加韵母/i/和/u/的口腔共鸣，待建立起元音的口腔共鸣时，不捏鼻子继续发闭元音/i---/、/u---/，并将镜子、手指或纸巾放在鼻孔下，观察是否漏气，来巩固软腭的上抬运动功能。

5）通过发爆破音与开元音/papa/、/dada/、/padapada/等；发摩擦音与闭元音/si…/、/shu…/等，促进软腭上抬运动。

6）通过发/a--m--/、/m--ba/、/ni--de/，发鼻音与元音/ma…/、/ni…/等促进软腭的上下转换运动。训练时间为第 1~6 周，每次 10min。

（4）构音训练

1）熟悉汉语普通话的语音学知识，掌握每个韵母、声母及声调的发音部位和发音方式，有针对性地诱导出正确发音，矫正错误的构音模式。

2）例如，发舌根音/g/、/k/时，言语治疗师可用压舌板或舌后位训练器压住潘某的舌前 1/3 处，略往里推舌使舌根上抬抵住软腭发舌根音（/g/、/k/），让其面对镜子，模仿正确构音部位发音。

3）练习发音时，先练习发元音以达到呼吸器官和喉部松弛的目的；然后再进一步练习发辅音，练习辅音时，先发元音紧接着带出有辅音的字，如/a（啊）--ba（巴）--/。

4）并遵守儿童音位习得的顺序，分阶段掌握不同的音位。一般/b、m、d、h/最早习得，其次是/p、t、g、k、n/，再次是/f、j、q、x/，最后才是/l、r、z、c、s、zh、ch、sh/。训练时间为第 4~8 周，每次 10min。

（5）口腔共鸣训练：缓解构音器官发声肌群的紧张，增加口腔共鸣器官运动的灵活性，使潘某对发非鼻音更加敏感，促进鼻音与非鼻音之间的转换。具体步骤如下：

1）咽腔松弛张开，进行/ha/音的言语呼吸训练，舌放松，平伸于口腔内，舌尖抵住下门齿(图9-33)。

2)咽腔缩紧,舌收缩成束状,下颌张开度减小,发/hɑ/(图9-33)。

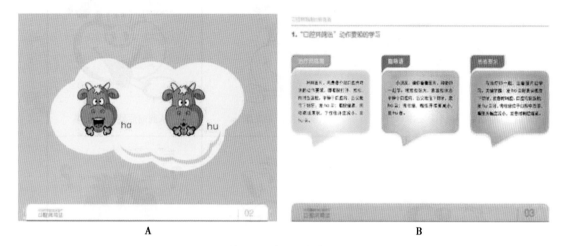

A   B

图9-33　口腔共鸣法
A.口腔共鸣法口部动作示意图;B.口腔共鸣法动作要领指导

3)体会舌的位置变化:后上-中下-后上,发音"五个大娃娃是我的",其中"五、大、娃"的韵母/u/ 、/ɑ/ 、/o/应该重读。

4)体会舌的位置变化:后上-中下-前上,发音"猪有大的鼻子",其中"猪、大、鼻"的韵母是/u/ 、/ɑ/ 、/i/应该重读。

5)体会舌的位置变化:后上-前上-中下,发音"这五件衣服是他的",其中"五、衣、他"的韵母是/u/ 、/i/ 、/ɑ/应该重读。

6)软腭哼鸣训练:通过哼鸣相近位置的鼻音和塞音以及哼鸣在鼻音和塞音之间的高元音来实现软腭的升降运动,如/m---b/ 、/n---d/ 、/(ng)---g/(图9-34)。

7)软腭重读训练:塞音加闭元音(使软腭上抬)与鼻音(使软腭降低)交替发出/bi---M---BI---M/ 、/di---N---DI---N/(图9-35)。训练时间为第4~8周,每次10min。

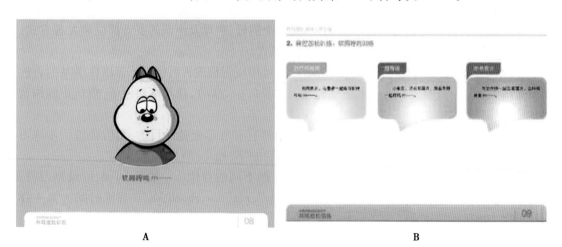

A   B

图9-34　软腭哼鸣训练
A.软腭哼鸣动作示意图;B.软腭哼鸣训练指导

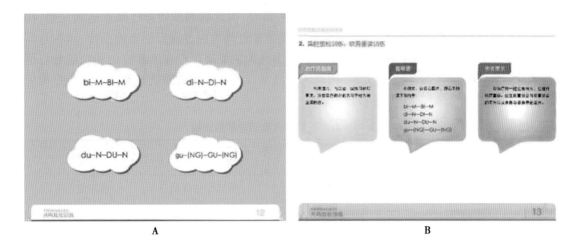

图 9-35 软腭重读训练
A. 软腭重读动作示意图；B. 软腭重读训练指导

4. 康复疗效及跟踪监控　言语治疗必须由专业的言语康复师采取一对一的方式进行，在安静、宽敞、安全的治疗室内进行，每次治疗 40min，每周 3 次，3 个月为 1 个疗程，一般治疗 2~3 个疗程。在进行言语治疗时，要求潘某尽可能使呼吸、发声、构音系统充分放松，并保持较好的注意力和配合度。每次治疗一般安排 3~4 个内容，治疗结束时和家长进行沟通并布置适量的家庭作业，保证家康复的顺利完成（表 9-44）。

表 9-44　嗓音训练课程家庭作业表

姓名_____　　性别_____　　年龄_____　　课时_____　　日期_____
（完成情况请用✔表示）

口部感知觉训练

时间	周一	周二	周三	周四	周五	周六	周日

口部运动训练

时间	周一	周二	周三	周四	周五	周六	周日
上午							
下午							

构音训练

时间	周一	周二	周三	周四	周五	周六	周日
上午							
下午							

口腔共鸣训练

时间	周一	周二	周三	周四	周五	周六	周日
上午							
下午							

您的下次语训时间_____

由于潘某已经成功进行了腭裂修补术,恢复良好,因此软腭的形态已基本达到完整,构音器官的其他部分形态均正常,并且言语治疗并非针对改善构音器官形态的治疗,故构音器官的形态检查不是评价言语治疗效果的指标。潘某的主要问题存在于软腭运动功能和口部感知觉异常、构音不清以及鼻音亢进,因此评价潘某言语治疗的效果就是通过对比治疗前后这三大方面的变化来判断(表9-45)。

表 9-45　治疗前后三大言语功能的比较

项目名称	治疗前后	治疗前	治疗后
口部感知觉及软腭运动功能	口部感知觉	感知觉过度敏感	感知觉正常
	向上运动	Ⅲ级	Ⅳ级
	向下运动	Ⅳ级	Ⅳ级
	上下转换	Ⅱ级	Ⅳ级
	软腭肌力	Ⅱ级	Ⅲ级
汉语构音清晰度	声母清晰度	0%	60%
	韵母清晰度	0%	60%
	声调清晰度	100%	100%
鼻腔共鸣功能	主观检查(短文测试)	鼻腔共鸣亢进	鼻腔共鸣正常
	鼻流量测定"我和爸爸吃西瓜"	37.1%	22%

　　结果显示本例潘某的言语障碍基本完全康复。治疗前潘某口腔感知觉过度敏感,拒绝进行口腔内刺激,治疗后口部感知觉、触觉正常;治疗前潘某软腭向上运动功能Ⅲ级、上下转换运动功能Ⅱ级,治疗后软腭向上运动及上下转换运动功能均达到正常Ⅳ级,软腭肌力也由治疗前的Ⅱ级增强到治疗后的Ⅲ级。汉语构音清晰度结果显示:声母清晰度治疗前0%,治疗后达60%;韵母清晰度治疗前0%,治疗后达60%;声调清晰度治疗前后均为100%。鼻腔共鸣功能结果显示:治疗前鼻腔共鸣的主观评定为鼻腔共鸣亢进,捏鼻朗读短文时发音受到严重阻碍,客观检查鼻流量测定值是37.1%,提示鼻音功能亢进;治疗后主观评定显示鼻腔共鸣正常化,朗读短文时捏鼻与不捏鼻发音基本相同,客观鼻流量测定值是22%,提示鼻腔共鸣正常。并于潘某结束治疗进入普通幼儿园就学的1年时间内进行了3次的电话随访,随访结果显示潘某言语功能的各项指标基本稳定,与同龄儿童相仿。

【温馨提示】

　　当对合并有腭咽闭合功能不全和嗓音障碍的患儿制订治疗计划时,先处理嗓音功能异常,还是先解决腭咽闭合功能异常,这在临床上是一个两难的问题。由于现有研究数量有限,对于继发于腭咽闭合功能不全的嗓音障碍患儿,建议先纠正腭咽功能障碍,再处理嗓音问题。同时也有学者认为,如果腭咽闭合的问题得不到矫正,嗓音治疗往往没有效果。研究显示,单纯手术切除声带小结而没有改善腭咽闭合功能是无意义的。随着腭咽闭合功能的改善,声带的病理状态也会得到缓解,但是并不能完全消除。

四、脑瘫的嗓音治疗

脑瘫儿童中约有 80% 都具有不同程度的言语-嗓音障碍,研究发现其言语-嗓音障碍主要是因为神经病变导致与言语活动有关的肌肉麻痹或运动不协调所致。

(一)治疗原则

以维持脑瘫儿童躯干尤其是头颈部的稳定为前提,言语嗓音训练以提高言语呼吸能力为主,同时尊重个体差异性,细化治疗目标,小步递进。

不同类型的脑瘫儿童又存在不同类型的言语器官运动障碍,其训练重点也应有所不同。

1. 手足徐动型儿童 着重训练控制口腔运动的能力。

2. 痉挛型儿童 着重缓解口腔周围肌肉的张力。

3. 共济失调型儿童 着重训练口腔周围肌肉的协调能力。

(二)案例信息

1. 案例基本信息 李某,男,2007 年 3 月 28 日出生。2 岁时曾在上海 A 医院诊断为手足徐动型脑瘫,遂至各种专业机构进行康复训练。2010 年 3 月,家长就其言语-语言问题至上海 B 医院康复科检查,语言理解能力属于正常范围,诊断为重度构音障碍,建议其长期接受言语康复训练。目前李某可说 4 个字,响度听感偏低,语调单一或偏低,言语表达不清晰,说话不连贯,咀嚼、吸吮等存在困难。

2. 评估结果与分析 影响整体言语清晰度的问题包括:呼吸、发声、共鸣和构音,因此需要对李某的言语功能进行逐一检查,确认其主要问题。

(1)主客观评估

1)呼吸:气流不平稳,呼吸模式不协调(胸腹联动式),使用言语障碍测量仪测得最长发声时间 4s,最大数数能力 4s。

2)发声:使用言语障碍测量仪测得基频 272.57Hz(↓),响度:55.65dB(↓)。

3)共鸣:使用言语障碍测量仪测得数据(表 9-46)。

表 9-46 共鸣评估数据

	F_1/Hz	F_2/Hz
/ɑ/	866(↓)	1 400(↓)
/i/	514	3 094
/u/	336	3 930(↑)

4)构音:采用了黄昭鸣-韩知娟词表进行测定(表 9-47)。

整体构音清晰度:43%。

未习得音位:/d/√/t/√/l/√/k/√/j/√/q/√/x/√/zh/√/ch/√/sh/√/z/√/c/√/r/√/s/,一声与三声。

未习得音位对:

送气塞擦音与不送气塞擦音:/j/-/q/√/zh/-/ch/√/z/-/c/√/k/-/g/。

塞擦音与擦音:/j/-/x/√/zh/-/sh/√/z/-/s/。

不同构音部位的送气塞音:/p/-/t/√/p/-/k/。

鼻韵母与无鼻韵母:/in/-/i/√/ing/-/i/。

表 9-47   构音评估结果

序号	词	目标音	序号	词	目标音	序号	词	目标音	序号	词	目标音
S1	桌	zh	12	鸡	j	25	菇	g	38	拔	a
	zhuō	√		jī	×		gū	√		bá	√
S2	象	iang	13	七	q	26	哭	k	39	鹅	e
	xiàng	√		qī	×		kū	g		é	√
1	包	b	14	吸	x	27	壳	k	40	一	i
	bāo	√		xī	×		ké	g		yī	√
2	抛	p	15	猪	zh	28	纸	zh	41	家	ia
	pāo	√		zhū	×		zhǐ	×		jiā	√
3	猫	m	16	出	ch	29	室	sh	42	浇	iao
	māo	√		chū	×		shì	×		jiāo	√
4	飞	f	17	书	sh	30	自	z	43	乌	u
	fēi	√		shū	×		zì	×		wū	√
5	刀	d	18	肉	r	31	刺	c	44	雨	ü
	dāo	g		ròu	×		cì	×		yǔ	√
6	套	t	19	紫	z	32	蓝	an	45	椅	i
	tào	p		zǐ	×		lán	√		yǐ	√
7	闹	n	20	粗	c	33	狼	ang	46	鼻	i
	nào	√		cū	×		láng	√		bí	√
8	鹿	l	21	四	s	34	心	in	47	蛙	1
	lù	×		sì	×		xīn	i		wā	×
9	高	g	22	杯	b	35	星	ing	48	娃	2
	gāo	√		bēi	√		xīng	i		wá	√
10	铐	k	23	泡	p	36	船	uan	49	瓦	3
	kào	g		pào	√		chuán	√		wǎ	×
11	河	h	24	稻	d	37	床	uang	50	袜	4
	hé	√		dào	g		chuáng	√		wà	√

舌尖中音与舌根音:/d/-/g/。

声调对比:一声与三声。

口部运动能力:李某各构音器官结构均正常。口腔张开时,下颌向右伸展;存在咀嚼障碍;可做撅嘴的动作,不能做收缩单侧和双侧嘴角的动作;可将上下唇贴近,但费力;不能伸舌,不能将舌向左或右运动,不能上抬和交替运动;臼齿内侧咬合,前齿交错咬合;发/a/时悬雍垂运动正常;呕吐反射过度敏感。

(2)结果分析:脑瘫儿童的言语障碍主要缘于中枢性神经受损,因此李某构音器官的肌肉运动力度小、速度慢、范围受限、稳定性差,导致了其发音和咀嚼障碍。主要表现为呼吸模式不协调,音调偏低,响度过小,共鸣异常,构音清晰度较低,口部运动能力低下。

3. 治疗步骤及过程　根据该患者症状、体征和主客观评估结果,制定了以下嗓音训练的治疗方案,嗓音训练的目标为转变呼吸方式为腹式呼吸,提高音调、增强响度,改变共鸣异常情况,提高其构音清晰度(表9-48)。练习周期为8周。

表9-48　治疗方案

	嗓音卫生宣教	呼吸训练	发声训练	共鸣训练	口部运动训练	构音训练
第1周	✔	✔	✔			
第2周		✔	✔			
第3周		✔	✔	✔		
第4周		✔	✔	✔	✔	
第5周		✔	✔	✔	✔	
第6周				✔	✔	✔
第7周				✔	✔	✔
第8周	✔			✔	✔	✔

(1) 嗓音卫生宣教:养成良好的用嗓习惯与生活习惯,更好地配合嗓音训练。

(2) 生理腹式呼吸训练:脑瘫儿童多存在发声和呼吸协调不良的问题,对脑瘫儿童来说,简单的"吹气"不能纠正由异常呼吸引起的言语问题,反而会让其紧张,使肌张力随之增高。而对其进行言语呼吸训练能为言语提供正确的呼吸支持,使发声和呼吸最高效率地协调工作。

生理腹式呼吸训练步骤如下:

1) 李某取仰卧位,在其腹部放置一个1kg重的米袋,进行平静状态下无意识的腹式呼吸运动。

2) 用语言和手势告诉李某,吸气的时候,肚子瘪进去,呼气的时候肚子用力鼓出来,进行平静状态下有意识的腹式呼吸运动。

3) 呼气时发/h/音,同时指导李某将左手背置于嘴边,感受发声时呼出的气流(图9-36)。待李某可在仰卧位平静状态下进行正确的腹式呼吸时,我们再变换体位,如侧位、坐位、站立位进行腹式呼吸训练。训练时间为第1~5周,每次10min。

(3) 提高音调训练:音调是一个抽象概念,不容易被李某理解,当要求李某用较高的或较低的音调说话时,李某常常难以完成任务。因此可利用仪器中的反馈游戏来进行训练,首先评估李某的基本音调,然后将游戏中的物体位置的高度设置为基点,用高度代替音调,并逐步提高物体的位置(即

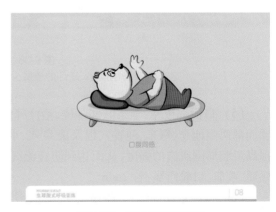

图9-36　仰卧位呼吸训练

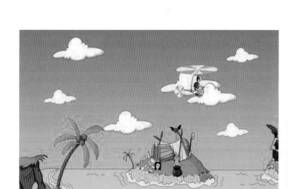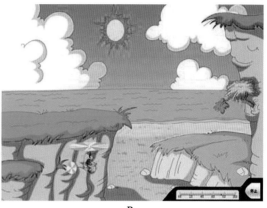

图 9-37   飞车游戏
A.音调高时,飞车飞得高;B.音调降低,飞车飞得低

音调)进行训练,李某利用视觉反馈感知并提高自己的音调(图 9-37)。训练时间为第 1~5 周,每次 10min。

(4)增加响度训练:利用仪器对李某进行增加响度的训练。通过各种有趣的实时视听反馈游戏,以现有的响度水平为基点,遵循逐步递进的原则(以每次增加 3dB 为宜),经过多阶段和多步骤的训练来逐步提高响度,最终达到正常的水平(图 9-38)。训练时间为第 1~5 周,每次 10min。

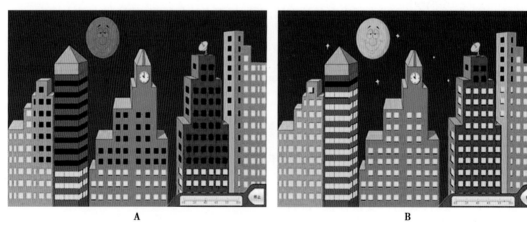

图 9-38   大楼游戏
A.声音响度小,亮灯的楼层少;B.声音响度大,亮灯的楼层多

(5)口面部按摩:李某取仰卧位,治疗师位于李某的头侧,首先按摩穴位,用拇指分别点揉面部两侧地仓、颊车、迎香穴以及廉泉穴、承浆穴各 50 次。穴位按摩可以激发口腔经络,提高口腔周围肌肉的强度,从而达到防止流涎的效果。其次按摩面部肌肉,大拇指按揉双侧颊肌、咬肌、口轮匝肌,各 2min。

(6)口腔运动训练:下颌做上下运动,锻炼其咬合功能。按摩力度以李某能接受为宜,不应与皮肤产生摩擦,操作过程中力度应保持一致,频率 120~160 次/min。张莉曾对 78 名手足徐动型脑瘫儿童开展口面部按摩训练,研究发现,通过口腔按摩可使口、唇、舌、下颚的肌肉紧张性增高,无意识的吸吮、吞咽咀嚼等动作减少,有意识的吸吮、吞咽、咀嚼等动作增多,使发声器官功能得到改善。

舌部运动训练

1)舌的刺激:用压舌板和软毛牙刷对舌面、两侧、下面进行反复的、适当的机械刺激,如擦刷和拍打,帮助李某感受舌内肌的运动(图9-39)。

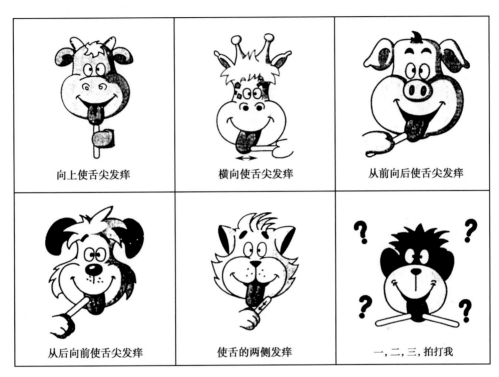

向上使舌尖发痒	横向使舌尖发痒	从前向后使舌尖发痒
从后向前使舌尖发痒	使舌的两侧发痒	一,二,三,拍打我

图9-39 舌的刺激

2)舌的强化:用压舌板压住舌体、舌尖,令李某主动上抬舌,以达到强化舌内肌的运动(图9-40)。

3)舌的伸展运动:将舌头尽可能伸出,向下伸展,可用棒棒糖等强化物引导李某,重复数次。

4)舌尖运动:将舌尖卷到上齿龈外表面,上唇向下用力,坚持10s,重复数次。训练时间为第4~8周,每次10min。

(7)共鸣训练:从共鸣测量数据分析,/α/F$_1$数据下降,说明发音时下颌张开幅度过小;/u/F$_2$数据升高,说明舌位偏前;治疗方面需要强化下颌的开闭运动、舌的前后运动训练。可以配合构音运动词表进行训练;训练时间为第3~8周,每次10min。

(8)构音训练:以李某未习得音位/d/举例说明,待其可以完成上述舌的运动后,要让其尽量长时间保持这些动作,如舌尖抵住上齿龈10s,随后做无声的构音运动,最后引出呼读音/d/。从含有/d/的单音节、双音节、三音节过渡到句子训练,如:大、蛋糕、塑料袋。训练时间为第6~8周,每次10min。

4. 康复疗效及跟踪监控 言语治疗必须由专业的言语康复师采取一对一的方式进行,

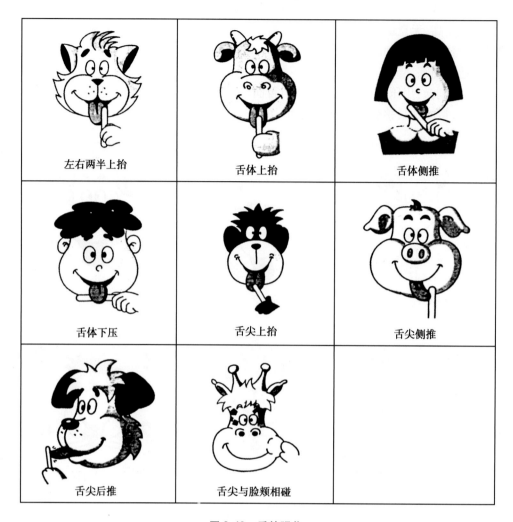

图 9-40　舌的强化

在安静、宽敞、安全的治疗室内进行,每次治疗 40min,每周 3 次,在进行言语治疗时,要求患儿尽可能使呼吸、发声、构音系统充分地放松,并保持较好的注意力和配合度。每次治疗一般安排 3~4 个内容,治疗结束时和家长进行沟通并布置适量的家庭作业,保证家庭康复的顺利完成。如表 9-49 所示。

本阶段疗程为 8 周,每周 3 次,每次 30min,采用相同设备和评价方法客观评价上一阶段的治疗疗效,如表 9-50、表 9-51 所示。

评估结果显示,经过治疗,李某的异常呼吸模式有了较明显的改善,其呼吸方式由胸腹联动式转变为腹式呼吸,最长发声时间提高 2.4s,最大数数能力提高 1s;在发声和共鸣方面,李某也有不同程度的提升;构音方面,李某已能做伸舌至下唇线、抬至齿龈等动作,具备了训练音位/d/、/t/、/l/的基础。但评价结果也显示,李某仍存在响度、音调、构音器官运动异常等问题,且呼吸不平稳,下颌、舌等运动控制欠佳,尚有大量未习得音位,故下一阶段需继续未习得音位如/j/、/q/、/x/的构音训练。

表 9-49 嗓音训练课程家庭作业表

姓名_____ 性别_____ 年龄_____ 课时_____ 日期_____

（完成情况请用✔表示）

腹式呼吸训练

时间	周一	周二	周三	周四	周五	周六	周日

发声训练

时间	周一	周二	周三	周四	周五	周六	周日
上午							
下午							

共鸣训练

时间	周一	周二	周三	周四	周五	周六	周日
上午							
下午							

口部运动训练

时间	周一	周二	周三	周四	周五	周六	周日
上午							
下午							

构音训练

时间	周一	周二	周三	周四	周五	周六	周日
上午							
下午							

您的下次语训时间

表 9-50 言语功能评定

项 目	治疗前后对比	治疗前	治疗后
呼吸	呼吸模式	胸腹联动式	腹式呼吸
	最长发声时间	4s	6.8s
	最大数数能力	4s	5s
发声	平均基频	272.57Hz ↓	336.38Hz
	平均响度	55.65dB ↓	61.75dB ↓

续表

项　目	治疗前后对比	治疗前	治疗后
1~2	/ɑ/(F₁)	866↓	1 108↑
	/ɑ/(F₂)	1 400↓	1 688
	/i/(F₁)	514	366
	/i/(F₂)	3 094	2 861
	/u/(F₁)	336	435
	/u/(F₂)	3 930↑	950
构音	50 个词	43%	62%

表 9-51　构音器官运动功能障碍评估

项目	运动功能	治疗前	治疗后
下颌	伸展	偏向右	偏向右
	咀嚼	困难	困难
	收缩嘴角	不能	不能
	双唇相贴交替	尚可,费力	尚可
舌部	伸舌	不能	可伸至下唇
	移动	不能	挣扎,范围小
	舌尖抬至软腭缘	不能	不能
悬雍垂	呕吐反射	过度敏感	接近正常

【温馨提示】

脑瘫儿童嗓音障碍通过嗓音训练多可取得显著效果。在进行嗓音训练同时,注意与儿童建立良好的关系,设置生动有趣的、贴近日常生活的课程,使儿童在愉快的氛围中学习、训练。

（李革临　黄永望　庄佩耘　陈臻　胡金秀　万勤　侯倩
马艳利　焦彦超　徐新林　潘静　傅德慧　KIM HA KYUNG）

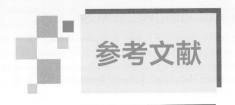

参考文献

［1］ Verdolini K,Rosen CA,Branski RC. Classification Manual for Voice Disorders- I［M］. New Jersey:Lawrence Erlbaum Associates,2006:249-254.

［2］ Behlau M,Madazio G,Oliveira G. Functional dysphonia:strategies to improve patient outcomes［J］. Patient Relat Outcome Meas,2015,9(6):243-253.

［3］ Shaheen NA. The Voice Diagnostic Protocol:A Practical Guide to the Diagnosis of Voice Disorder［M］. Gaithersburg:Aspen Publisher,Inc. ,2001:143-157.

［4］ Altman KW,Atkinson C,Lazarus C . Current and Emerging Concepts in Muscle Tension Dysphonia:A 30-Month Review［J］. J Voice,2005,19(2):261-267.

［5］ 李革临,侯倩,李莉,等.原发性肌紧张发音障碍患者的嗓音矫治［J］.中国听力语言康复科学杂志,2016 (3):199-201.

［6］ Evelyne VH,Kristiane VL,Sofie C,et al. Pathophysiology and treatment of muscle tension dysphonia:A review of the current knowledge［J］. J Voice,2011,25:202-207.

［7］ Aaron Z,Christina D,Rita H,et al. Perceptions of Voice Therapy from Patients Diagnosed with Primary Muscle Tension Dysphonia and Benign Mid-Membranous Vocal Fold Lesions［J］. J Voice,2014,28(6):742-752.

［8］ Watts CR,Hamilton A,Toles L,et al. A Randomized Controlled Trial of Stretch-and-Flow Voice Therapy for Muscle Tension Dysphonia［J］. Laryngoscope,2015,125(6):1420-1425.

［9］ Van Lierde KM,De Bodt M,Dhaeseleer E,et al. The Treatment of Muscle Tension Dysphonia:A Comparison of Two Treatment Techniques by Means of an Objective Multiparameter Approach［J］. J Voice,2010,24(3):294-301. .

［10］ 陈陆泉,王瀚菁,支楠,等.针灸及推拿治疗肌紧张性发音障碍临床观察［J］.北京中医药,2011,30(3):205-208.

［11］ 高晓葳,黄永望,刘丽燕,等.手术联合嗓音训练对伴肌紧张性发声障碍声带息肉患者的疗效分析［J］.听力学及言语疾病杂志,2015,6:585-587,588.

［12］ Kaplan SL. Case report-mutational falsetto［J］. J Am Acad Child Psych,1982,21:82-85.

［13］ Lim JY,Lim SE,Choi SH,et al. Clinical Characteristics and Voice Analysis of Patients With Mutational Dysphonia:Clinical Significance of Diplophonia and Closed Quotients［J］. J Voice,2007,21(1):12-19.

［14］ 李革临,侯倩,任慧,等.男性青春期假声患者的综合嗓音矫治［J］.中国听力语言康复科学杂志,2016,14(5):325-327.

［15］ 阮宏莹,杨宝琦.语训矫治青春期后持续性假声[J].听力学及言语疾病杂志,1997,4:201-202.

［16］ 张毅,魏春生,蒋家琪.言语训练在治疗男声女调中的应用[J].听力学及言语疾病杂志,2009,17(3):283-284.

［17］ Prathanee B. Mutational falsetto voices:voice therapy[J]. J Med Assoc Thai,1996,79:388-394.

［18］ Hammarberg B. Pitch and quality characteristics of mutational voice disorders before and after therapy[J]. Folia Phoniatr,1987,39:204-216.

［19］ Remacle M,Matar N,Verduyckt I,et al. Relaxation Thyroplasty for Mutational Falsetto Treatment[J]. Ann Otol Rhinol Laryngol,2010,119(2):105-109.

［20］ 王丽萍,高远,杨静,等.老年喉形态学改变与嗓音变化之间的关系[J].中华耳鼻咽喉头颈外科杂志,2006,41(9):657-660.

［21］ Oates JM. Treatment of dysphonia in older people:the role of the speech therapist[J]. Curr Opin Otolaryngol Head Neck Surg,2014,22(6):477-486.

［22］ 王静妙,蒋新霞,魏俊宽,等.自体脂肪声带注射治疗年龄相关性声带萎缩的疗效观察[J].听力学及言语疾病杂志,2013,2:143-145.

［23］ Johns MM,Arviso LC,Ramadan F. Challenges and opportunities in the management of the aging voice[J]. Otolaryngol Head Neck Surg,2011,145(1):1-6.

［24］ Sachs AM,Bielamowicz SA,Stager SV. Treatment Effectiveness for Aging Changes in the Larynx[J]. Laryngoscope,2017,127(11):2572-2577.

［25］ Maryn Y,De Bodt MS,Van Cauwenberge P. Ventricular Dysphonia:Clinical Aspects and Therapeutic Options[J]. Laryngoscope,2003,113(5):859-866.

［26］ Liu SC,Lin DS,Su WF. The Role of Diode Laser in the Treatment of Ventricular Dysphonia[J]. J Voice,2013,27(2):250-254.

［27］ Friedrich G,Kiesler K,Gugatschka M. Treatment of Functional Ventricular Fold Phonation by Temporary Suture Lateralization[J]. J Voice,2010,24(5):606-609.

［28］ Scherer RC,Titze IR,Raphael BN,et al. Vocal fatigue in a professional voice user[M]∥ Lawrence VL. Transcripts of the Fourteenth Symposium:Care of the Professional Voice. New York:The Voice Foundation,1986:124-130.

［29］ Welham NV,Maclagan MA. Vocal Fatigue:Current Knowledge and Future Directions[J]. J Voice,2003,17(1):21-30.

［30］ Nanjundeswaran C,VanSwearingen J,Abbott KV. Metabolic Mechanisms of Vocal Fatigue[J]. J Voice,2017,31(3):378. e1-378. e11.

［31］ Whitling S,Lyberg-Åhlander V,Rydell R. Recovery From Heavy Vocal Loading in Women With Different Degrees of Functional Voice Problems[J]. J Voice,2017,31(5):645e1-645e14.

［32］ Kagan LS,Heaton JT. The Effectiveness of Low-Level Light Therapy in Attenuating Vocal Fatigue[J]. J Voice,2017,31(31):384. e15-384. e23.

［33］ Hicks M,Brugman SM,Katial R. Vocal Cord Dysfunction/Paradoxical Vocal Fold Motion[J]. Prim Care,2008,35(1):81-103.

［34］ Andrianopoulos MV,Gallivan GJ,Gallivan KH. PVCM,PVCD,EPL,and irritable larynx syndrome:what are we talking about and how do we treat it? [J]. J Voice,2000,14:607-618.

［35］ Brugman SM,Simons ST. Vocal cord dysfunction:don't mistake it for asthma[J]. Physician Sports Med,1998,26:36-4,66,67-74,85.

[36] Vasudev M. Evaluation of paradoxical vocal fold motion[J]. Ann Allergy Asthma Immunol,2012,109(4):233-236.

[37] 韩德民,Robert T. Sataloff,徐文. 嗓音医学[M]. 2版,北京:人民卫生出版社,2017.

[38] Pou A,Carrau RL,Eibling DE,et al. Laryngeal framework surgery for the treatment of aspiration[J]. Head & Neck,1999,21(2):139-145.

[39] Fang T,Li HR,Chen Y,et al. Quality of life measures and predictors for adults with unilateral vocal cord paralysis[J]. Laryngoscope,2008,118(10):1837-1841.

[40] Kobayashi J,Yumoto E,Hyodo M,et al. Two-dimensional analysis of vocal fold vibration in unilaterally atrophied larynges[J]. Laryngoscope,2000,110(3 Pt 1):440.

[41] Sercarz JA,Berke GS,Ming Y,et al. Videostroboscopy of human vocal fold paralysis[J]. Annals of Otology Rhinology & Laryngology,1992,101(7):567.

[42] Zhuang P,Nemcek S,Surender K,et al. Differentiating arytenoid dislocation and recurrent laryngeal nerve paralysis by arytenoid movement in laryngoscopic video[J]. Otolaryngol Head Neck Surg,2013,149(3):451-456.

[43] 程丽宇,徐文,李赟,等. 声带麻痹与环杓关节脱位临床特征分析[J]. 听力学及言语疾病杂志,2015,4:367-371.

[44] 施剑斌,郑宏良,陈世彩,等. 改良杓状软骨内收术治疗单侧声带麻痹[J]. 听力学及言语疾病杂志,2010,18(1):29-32.

[45] 陈召灵,吕秋萍,孙敬武,等. 支撑喉镜下 CO_2 激光单侧杓状软骨切除术治疗双侧声带麻痹[J]. 听力学及言语疾病杂志,2013,21(3):303-305.

[46] 黄冬雁,王荣光,杨仕明. 单侧杓状软骨加声带后部低温等离子射频消融术治疗双侧声带麻痹疗效分析[J]. 听力学及言语疾病杂志,2014(2):127-130.

[47] 赵华芳,巩祥胜. 以急性声带麻痹为首发症状的水痘-带状疱疹病毒感染1例报告[J]. 临床神经病学杂志,2013,26(5):343-343.

[48] 王军,马丽晶,刘健慧,等. Ⅰ型甲状软骨成形术治疗单侧声带麻痹的嗓音学分析[J]. 中国耳鼻咽喉头颈外科,2011,18(10):554-557.

[49] 马情情,孙丽,郑宏良,等. 特发性声带麻痹患者环杓后肌肌纤维形态观察[J]. 听力学及言语疾病杂志,2015(3):256-260.

[50] 粘家斌,符徵,魏欣. Ramsay-Hunt综合征并发同侧声带麻痹3例报告[J]. 临床耳鼻咽喉头颈外科杂志,2014(8):578-579.

[51] 苏艳军,张建明,刁畅,等. 甲状腺手术与声带麻痹研究进展[J]. 中华内分泌外科杂志,2012,06(1):62-64.

[52] 康炜骠,郑亿庆,梁发雅,等. 甲状腺术后单侧声带麻痹患者嗓音训练效果分析[J]. 听力学及言语疾病杂志,2017,25(4):426-429.

[53] 陈世彩,陈东辉,王伟,等. 双蒂肌转入充填联合杓状软骨内移喉成形术治疗单侧声带麻痹[J]. 中华耳鼻咽喉头颈外科杂志,2010,45(9):708-712.

[54] 宋伟,李孟,郑宏良,等. 半膈神经转位修复喉返神经治疗双侧声带麻痹[J]. 中华耳鼻咽喉头颈外科杂志,2017,52(4):245-252.

[55] 马艳利,徐新林,侯光辉,等. 单侧声带麻痹和单侧环杓关节脱位患者的声学特性分析[J]. 临床耳鼻咽喉头颈外科杂志,2016(4):268-271.

[56] 许庆庆,翟所强,王荣光,等. 自体脂肪注射治疗单侧声带麻痹的Meta分析[J]. 临床耳鼻咽喉头颈外

科杂志,2015(7):625-629.

[57] 李孟,郑宏良,陈世彩,等. 神经损伤病程对单侧声带麻痹患者颈袢喉返神经修复术效果的影响[J]. 中华耳鼻咽喉头颈外科杂志,2016,51(1):57-62.

[58] 李进让,赵丹珩. 迷走神经损伤定位检查有助于单侧声带麻痹的病因诊断[J]. 临床误诊误治,2014(10):19-21.

[59] 李孟,王伟,陈世彩,等. 甲状腺手术单侧喉返神经损伤的颈袢神经修复治疗[J]. 中华普通外科杂志,2012,27(4):267-271.

[60] Maunsell R,Ouaknine M,Giovanni A,et al. Vibratory pattern of vocal folds under tension asymmetry[J]. Otolaryngol Head Neck Surg,2006,135(3):438-444.

[61] Sanders I,Han Y,Wang J,et al. Muscle spindles are concentrated in the superior vocalissubcompartment of the human thyroarytenoidmuscle[J]. J Voice ,1998,12(1):7.

[62] Schindler A,Bottero A,Capaccio P,et al. Vocal improvement after voice therapy in unilateral vocal fold paralysis[J]. J Voice,2008,22(1):113.

[63] Kwon TK,Buckmire R. Injection laryngoplasty for management of unilateral vocal fold paralysis[J]. Curr Opin Otolaryngol Head Neck Surg,2004,12(6):538-542.

[64] Rubin AD,Sataloff RT. Vocal Fold Paresis and Paralysis[J]. Otolaryngologic Clinics of North America,2007,40(5):1109-1131.

[65] Munin MC,Rosen CA,Zullo T. Utility of laryngeal electromyography in predicting recovery after vocal fold paralysis 1[J]. Archives of Physical Medicine & Rehabilitation,2003,84(8):1150-1153.

[66] Vinson KN,Zraick RI,Ragland FJ. Injection versus medialization laryngoplasty for the treatment of unilateral vocal fold paralysis [J]. Laryngoscope,2010,120(9):1802-1807.

[67] Milstein CF,Akst LM,Hicks MD,et al. Long-term Effects of Micronized Alloderm Injection for Unilateral Vocal Fold Paralysis[J]. Laryngoscope,2010,115(9):1691-1696.

[68] Wang W,Chen D,Chen S,et al. Laryngeal reinnervation using ansa cervicalis for thyroid surgery-related unilateral vocal fold paralysis:a long-term outcome analysis of 237 cases[J]. PLoS One,2011,6(4):e19128.

[69] Misono S,Merati A L. Evidence-Based Practice :Evaluation and Management of Unilateral Vocal Fold Paralysis[J]. Otolaryngologic Clinics of North America,2012,45(5):1083-1108.

[70] Rihkanen H,Reijonen P,Lehikoinen-Söderlund S,et al. Videostroboscopic assessment of unilateral vocal fold paralysis after augmentation with autologous fascia[J]. Eur Arch Otorhinolaryngol,2004,261(4):177-183.

[71] Statham MM,Rosen CA,Smith LJ,et al. Electromyographic laryngeal synkinesis alters prognosis in vocal fold paralysis[J]. Laryngoscope,2010,120(2):285-290.

[72] Paniello RC,Edgar JD,Kallogjeri D,et al. Medialization versus reinnervation for unilateral vocal fold paralysis:A multicenter randomized clinical trial [J]. Laryngoscope,2011,121(10):2172-2179.

[73] Smith LJ,Rosen CA,Niyonkuru C,et al. Quantitative electromyography improves prediction in vocal fold paralysis[J]. Laryngoscope,2012,122(4):854.

[74] Richardson BE,Bastian RW. Clinical evaluation of vocal fold paralysis[J]. Otolaryngologic Clinics of North America,2004,37(1):45.

[75] Marina MB,Marie JP,Birchall MA. Laryngeal reinnervation for bilateral vocal fold paralysis[J]. Current Opinion in Otolaryngology & Head & Neck Surgery,2011,19(6):434.

[76] Takano S,Nito T,Tamaruya N,et al. Single institutional analysis of trends over 45 years in etiology of vocal fold paralysis[J]. Auris Nasus Larynx,2012,39(6):597-600.

［77］ Wang CC,Chang MH,Wang CP,et al. Laryngeal electromyography-guided hyaluronic acid vocal fold injection for unilateral vocal fold paralysis--preliminary results［J］. J Voice,2012,26(4):506-514.

［78］ Yilmaz T. Endoscopic total arytenoidectomy for bilateral abductor vocal fold paralysis:a new flap technique and personal experience with 50 cases［J］. Laryngoscope,2012,122(10):2219-2226.

［79］ Ekbom DC,Garrett CG,Yung KC,et al. Botulinum toxin injections for new onset bilateral vocal fold motion impairment in adults［J］. Laryngoscope,2010,120(4):758.

［80］ Benninger MS. Cricothyroid Muscle Botulinum Toxin Injection to Improve Airway for Bilateral Recurrent Laryngeal Nerve Paralysis,A Case Series［J］. J Voice,2015,30(1):96-99.

［81］ Watts C,Nye C,Whurr R. Botulinum toxin for treating spasmodic dysphonia(laryngeal dystonia):a systematic Cochrane review［J］. Clinical Rehabilitation,2006,20(2):112-122.

［82］ Rosow DE,Sulica L. Laryngoscopy of vocal fold paralysis:evaluation of consistency of clinical findings［J］. Laryngoscope,2010,120(7):1376-1382.

［83］ Cantarella G,Dejonckere P,Galli A,et al. A retrospective evaluation of the etiology of unilateral vocal fold paralysis over the last 25 years［J］. Eur Arch Otorhinolaryngol,2017,274(1):347-353.

［84］ Kwak PE,Tritter AG,Donovan DT,et al. Long-term Voice Outcomes of Early Thyroplasty for Unilateral Vocal Fold Paralysis Following Aortic Arch Surgery［J］. Ann Otol Rhinol Laryngol,2016,125(7):559-563.

［85］ Nishio N,Fujimoto Y,Suga K,et al. Autologous fat injection therapy including a high concentration of adipose-derived regenerative cells in a vocal fold paralysis model:animal pilot study［J］. J Laryngol Otol,2016,130(10):914-922.

［86］ Pardo-Maza A,García-Lopez I,Santiago-Pérez S,et al. Laryngeal Electromyography for Prognosis of Vocal Fold Paralysis［J］. J Voice,2017,31(1):90.

［87］ Mueller AH,Hagen R,Foerster G,et al. Laryngeal pacing via an implantable stimulator for the rehabilitation of subjects suffering from bilateral vocal fold paralysis:A prospective first-in-human study［J］. Laryngoscope,2016,126(8):1810-1816.

［88］ Mohammed H,Masterson L,Gendy S,et al. Outpatient-based injection laryngoplasty for the management of unilateral vocal fold paralysis-clinical outcomes from a UK centre［J］. Clinical Otolaryngology,2016,41(4):341-346.

［89］ Naunheim MR,Song PC,Franco RA,et al. Surgical management of bilateral vocal fold paralysis:A cost-effectiveness comparison of two treatments［J］. Laryngoscope,2016,127(3):691-697.

［90］ Tamura E,Fukuda H,Niimi S,et al. Injection Laryngoplasty for Unilateral Vocal Fold Paralysis［J］. Japan Journal of Logopedics & Phoniatrics,2017,58(1):1-5.

［91］ Desuter G,Dedry M,Schaar B,et al. Voice outcome indicators for unilateral vocal fold paralysis surgery:a review of the literature［J］. European Archives of Oto-Rhino-Laryngology,2017:1-10.

［92］ Ludlow CL. Spasmodic dysphonia:a laryngeal control disorder specific to speech［J］. Journal of Neuroscience,2011,31(3):793-797.

［93］ Ludlow CL,Adler CH,Berke GS,et al. Research Priorities in Spasmodic Dysphonia［J］. Otolaryngology—Head and Neck Surgery,2008,139(4):495-505.

［94］ Haslinger B,Erhard P,Dresel C,et al. "Silent event-related" fMRI reveals reduced sensorimotor activation in laryngeal dystonia［J］. Neurology,2005,65(10):1562-1569.

［95］ Adler CH,Edwards BW,Bansberg SF. Female predominance in spasmodic dysphonia［J］. Journal of Neurology Neurosurgery & Psychiatry,1997,63(5):688.

［96］ Tanner K,Roy N,Merrill RM,et al. Risk and protective factors for spasmodic dysphonia:a case-control investigation［J］. J Voice,2011,25(1):e35-e46.

［97］ Tanner K,Roy N,Merrill RM,et al. Case-control study of risk factors for spasmodic dysphonia:A comparison with other voice disorders［J］. Laryngoscope,2012,122(5):1082-1092.

［98］ Sapienza CM,Murry T,Brown WS Jr. Variations in adductor spasmodic dysphonia:Acoustic evidence［J］. J Voice,1998,12(2):214-222.

［99］ Sapienza CM,Walton S,Murry T. Adductor spasmodic dysphonia and muscular tension dysphonia:Acoustic analysis of sustained phonation and reading［J］. J Voice,2000,14(4):502-520.

［100］ Edgar JD,Sapienza CM,Bidus K,et al. Acoustic measures of symptoms in abductor spasmodic dysphonia［J］. J Voice,2001,15(3):362-372.

［101］ Ludlow CL. Laryngeal movement disorders:treatment with botulinum toxin［M］∥Kent RD. The MIT Encyclopedia of Communication Disorders. Cambridge,MA:The MIT Press,2004:38-41.

［102］ 徐文,韩德民,侯丽珍,等. 痉挛性发音障碍诊断及治疗的研究［J］. 中华耳鼻咽喉头颈外科杂志, 2005,40(4):253-257.

［103］ 王丽萍,张玉富,张澍,等. 痉挛性发音障碍的喉功能特点［J］. 听力学及言语疾病杂志,2001,9(4): 199-200.

［104］ Khoddami SM,Talebian S,Izadi F,et al. Validity and Reliability of Surface Electromyography in the Assessment of Primary Muscle Tension Dysphonia［J］. J Voice,2017;31(3):386. e9-386. e17.

［105］ Roy N,Ford CN,Bless DM. Muscle tension dysphonia and spasmodic dysphonia:the role of manual laryngeal tension reduction in diagnosis and management［J］. Ann Otol Rhinol Laryngol,1996,105(11):851-856.

［106］ Higgins MB,Chait DH,Schulte L. Phonatory air flow characteristics of adductor spasmodic dysphonia and muscle tension dysphonia［J］. J Speech Lang Hear Res,1999,42(1):101-111.

［107］ Liang FY,Yang JS,Mei XS,et al. The Vocal Aerodynamic Change in Female Patients With Muscular Tension Dysphonia After Voice Training［J］. J Voice,2014,28(3):7-10.

［108］ Rees CJ,Blalock PD,Kemp SE,et al. Differentiation of adductor-type spasmodic dysphonia from muscle tension dysphonia by spectral analysis［J］. Otolaryngology-Head and Neck Surgery,2007,137(4):576-581.

［109］ Sapienza CM,Walton S,Murry T. Adductor spasmodic dysphonia and muscular tension dysphonia:Acoustic analysis of sustained phonation and reading［J］. J Voice,2000,14(4):502-520.

［110］ Roy N,Manon Gouse MS,Ms S CM,et al. Task Specificity in Adductor Spasmodic Dysphonia Versus Muscle Tension Dysphonia［J］. Laryngoscope,2005,115(2):311-316.

［111］ Novakovic D,Waters HH,D'Elia J,et al. Botulinum toxin treatment of adductor spasmodic dysphonia:Longitudinal functional outcomes［J］. Laryngoscope,2015,121(3):606-612.

［112］ Holden PK,Vokes DE,Taylor MB,et al. Long-term botulinum toxin dose consistency for treatment of adductor spasmodic dysphonia［J］. Ann Otol Rhinol Laryngol,2007,116(12):891-896.

［113］ Troung DD,Rontal M,Rolnick M,et al. Double-blind controlled study of botulinum toxin in adductor spasmodic dysphonia［J］. Laryngoscope,1991,101(1):630-634.

［114］ Langeveld TP,Van RM,Houtman EH,et al. Evaluation of voice quality in adductor spasmodic dysphonia before and after botulinum toxin treatment［J］. Ann Otol Rhinol Laryngol,2001,110(7 Pt 1):627-634.

［115］ Boutsen F,Cannito MP,Taylor M,et al. Botox treatment in adductor spasmodic dysphonia:a meta-analysis ［J］. J Speech Lang Hear Res,2002,45(3):469-481.

［116］ Blitzer A,Sulica L. Botulinum toxin:basic science and clinical uses in otolaryngology［J］. Laryngoscope,

2001,111(2):218-226.

[117] Blitzer A,Brin MF,Stewart CF. Botulinum toxin management of spasmodic dysphonia(laryngeal dystonia):a 12-year experience in more than 900 patients[J]. Laryngoscope,1998,108(10):1435-1441.

[118] Rosow DE,Punam P,Vivero RJ,et al. Considerations for Initial Dosing of Botulinum Toxin in Treatment of Adductor Spasmodic Dysphonia[J]. Otolaryngol Head Neck Surg,2013,148(6):1003-1006.

[119] Nomoto M,Tokashiki R,Hiramatsu H,et al. The Comparison of Thyroarytenoid Muscle Myectomy and Type II Thyroplasty for Spasmodic Dysphonia[J]. J Voice,2015,29(4):501-506.

[120] Isshiki N,Tsuji DH,Yamamoto Y,et al. Midline lateralization thyroplasty for adductor spasmodic dysphonia [J]. Annals of Otology Rhinology & Laryngology,2000,109(2):187-193.

[121] Nakamura K,Yoshida T,Tsukahara K,et al. Clinical Feasibility of Surgeries for Adductor Spasmodic Dysphonia :Comparison between Thyroarytenoid Myectomy and Type 2 Thyroplasty[J]. The Journal of the Japan Broncho-Esophagological Society,2009,60(3):231-239.

[122] Berke GS,Blackwell KE,Gerratt BR,et al. Selective laryngeal adductor denervation-reinnervation:a new surgical treatment for adductor spasmodic dysphonia[J]. Ann Otol Rhinol Laryngol,1999,108(108):227-231.

[123] Chhetri DK,Ba AHM,Blumin JH,et al. Long-term follow-up results of selective laryngeal adductor denervation-reinnervation surgery for adductor spasmodic dysphonia[J]. Laryngoscope,2006,116(4):635-642.

[124] Deconde AS,Long JL,Armin BB,et al. Functional reinnervation of vocal folds after selective laryngeal adductor denervation-reinnervation surgery for spasmodic dysphonia[J]. J Voice,2012,26(5):602-603.

[125] Mendelsohn AH,Berke GS. Surgery or botulinum toxin for adductor spasmodic dysphonia:a comparative study[J]. Ann Otol Rhinol Laryngol,2012,121(4):231-238.

[126] van Esch BF,Wegner I,Stegeman I,et al. Effect of Botulinum Toxin and Surgery among Spasmodic Dysphonia Patients[J]. Otolaryngol Head Neck Surg,2017,156(2):238.

[127] Allegretto M,Morrison M,Rammage L,et al. Selective denervation:reinnervation for the control of adductor spasmodic dysphonia[J]. Journal of Otolaryngology,2003,32(3):185.

[128] Nakamura K,Muta H,Watanabe Y,et al. Surgical treatment for adductor spasmodic dysphonia—efficacy of bilateral thyroarytenoid myectomy under microlaryngoscopy[J]. Acta Otolaryngol,2008,128(12):1348-1353.

[129] Su CY,Chuang HC,Tsai SS,et al. Transoral approach to laser thyroarytenoid myoneurectomy for treatment of adductor spasmodic dysphonia:short-term results[J]. Ann Otol Rhinol Laryngol,2007,116(1):11-18.

[130] Su CY,Lai CC,Wu PY,et al. Transoral laser ventricular fold resection and thyroarytenoid myoneurectomy for adductor spasmodic dysphonia:Long-term outcome [J]. Laryngoscope,2010,120(2):313-318.

[131] Olanow CW,Rascol O,Hauser R,et al. A double-blind,delayed-start trial of rasagiline in Parkinson's disease[J]. N Engl J Med,2009,361(13):1268-1278.

[132] Stewart C,Winfield L,Hunt A,et al. Speech dysfunction in early Parkinson's disease[J]. Mov Disord,1995,10(5):562-565.

[133] Tjaden K,Watling E. Characteristics of diadochokinesis in multiple sclerosis and Parkinson's disease[J]. Folia Phoniatr Logop,2003,55(5):241-259.

[134] Goberman AM. Correlation between acoustic speech characteristics and non-speech motor performance in Parkinson disease[J]. Med Sci Monit,2005,11(3):CR109-CR116.

[135] Bowen LK,Hands GL,Pradhan S,et al. Effects of Parkinson's Disease on Fundamental Frequency Variabil-

ity in Running Speech[J]. J Med Speech Lang Pathol,2013,21(3):235-244.

[136] 张玉海,陈惠军,王正敏.帕金森病的嗓音特征[J].听力学及言语疾病杂志,2001,(02):84-86.

[137] Jiang J,O'Mara T,Chen HJ,et al. Aerodynamic measurements of patients with Parkinson's disease[J]. J Voice,1999,13(4):583-591.

[138] Ramig LA,Scherer RC,Titze IR,et al. Acoustic analysis of voices of patients with neurologic disease:rationale and preliminary data[J]. Ann Otol Rhinol Laryngol,1988,97(2 Pt 1):164-172.

[139] Winholtz WS,Ramig LO. Vocal tremor analysis with the Vocal Demodulator[J]. J Speech Hear Res,1992,35(3):562-573.

[140] Midi I,Dogan M,Koseoglu M,et al. Voice abnormalities and their relation with motor dysfunction in Parkinson's disease[J]. Acta Neurol Scand,2008,117(1):26-34.

[141] Baker KK,Ramig LO,Luschei ES,et al. Thyroarytenoid muscle activity associated with hypophonia in Parkinson disease and aging[J]. Neurology,1998,51(6):1592-1598.

[142] 陈生弟.帕金森病治疗指南[J].中华神经科杂志,2006,6:409-412.

[143] Ramig LO,Countryman S,Thompson LL,et al. Comparison of two forms of intensive speech treatment for Parkinson disease[J]. J Speech Hear Res,1995,38(6):1232-1251.

[144] Louis ED,Ferreira JJ. How common is the most common adult movement disorder? Update on the worldwide prevalence of essential tremor[J]. Mov Disord,2010,25(5):534-541.

[145] Lorenz D,Deuschl G. Update on pathogenesis and treatment of essential tremor[J]. Curr Opin Neurol,2007,20(4):447-452.

[146] Elble RJ. Characteristics of physiologic tremor in young and elderly adults[J]. Clin Neurophysiol,2003,114(4):624-635.

[147] Louis ED. Essential tremor:evolving clinicopathological concepts in an era of intensive post-mortem enquiry[J]. Lancet Neurol,2010,9(6):613-622.

[148] 徐恬,赵国华.特发性震颤研究进展[J].中国现代神经疾病杂志,2017,17(8):561-565.

[149] 王淅,陈生弟.特发性震颤非运动症状研究进展[J].中国现代神经疾病杂志,2014,14(5):446-449.

[150] 黄东雅,安荷娣,余飞,等.特发性震颤的临床和电生理学特点[J].临床神经病学杂志,2011,24(5):331-333.

[151] 王丽萍,董晶,陈晓秋,等.特发性嗓音震颤的嗓音变化与声学特征分析[J].临床耳鼻咽喉科杂志,2006,20(18):817-819.

[152] Zesiewicz TA,Elble RJ,Louis ED,et al. Evidence-based guideline update:treatment of essential tremor:report of the Quality Standards subcommittee of the American Academy of Neurology[J]. Neurology,2011,77(19):1752-1755.

[153] Gurey LE,Sinclair CF,Blitzer A. A new paradigm for the management of essential vocal tremor with botulinum toxin[J]. Laryngoscope,2013,123(10):2497-2501.

[154] Pedrosa DJ,Auth M,Pauls KA,et al. Verbal fluency in essential tremor patients:the effects of deep brain stimulation[J]. Brain Stimul,2014,7(3):359-364.

[155] Schuurman PR,Bosch DA,Bossuyt PM,et al. A comparison of continuous thalamic stimulation and thalamotomy for suppression of severe tremor[J]. N Engl J Med,2000,342(7):461-468.

[156] 蒋家琪,舒敏,张毅,等.嗓音疾病的行为学治疗——言语训练[J].中国眼耳鼻喉科杂志,2012,12(1):2-5.

[157] Hughes RA,Cornblath DR. Guillain-Barré syndrome[J]. Lancet,2005,366(9497):1653-1666.

［158］ Sejvar JJ,Baughman AL,Wise M,et al. Population incidence of Guillain-Barré syndrome:a systematic review and meta-analysis［J］. Neuroepidemiology,2011,36(2):123-133.

［159］ 郭媛媛,李雯,白雅,等. 吉兰-巴雷综合征的研究进展［J］. 现代生物医学进展,2016,16(12):2396-2400,2235.

［160］ 陆晖,史润霞,仝树坡. 格林-巴利综合征的现代研究进展［J］. 中国民族民间医药,2010,19(9):75-76.

［161］ 曹娜,申东方. 吉兰-巴雷综合征发病机制及诊疗的相关进展［J］. 医学综述,2016,22(10):1963-1966.

［162］ 中华医学会神经病学分会神经肌肉病学组,中华医学会神经病学分会肌电图及临床神经电生理学组,中华医学会神经病学分会神经免疫学组. 中国吉兰-巴雷综合征诊治指南［J］. 中华神经科杂志,2010,43(8):583-586.

［163］ 刘璟洁,范清雨,任宏伟,等. 吉兰-巴雷综合征临床及系列神经电生理观察研究［J］. 重庆医学,2016,45(34):4798-4800,4804.

［164］ 王伟芳,王玉忠,郝延磊. 吉兰-巴雷综合征的免疫治疗进展［J］. 中国神经免疫学和神经病学杂志,2017,24(3):210-213.

［165］ Nomura K. Treatment of Guillain-Barré Syndrome［J］. Brain Nerve,2015,67(11):1397-1410.

［166］ Hughes RA,Swan AV,van Doorn PA. Intravenous immunoglobulin for Guillain-Barré syndrome［J］. Cochrane Database Syst Rev,2014,9:CD002063.

［167］ Szczepiorkowski ZM,Winters JL,Bandarenko N,et al. Guidelines on the use of therapeutic apheresis in clinical practice—evidence-based approach from the Apheresis Applications Committee of the American Society for Apheresis［J］. J Clin Apher,2010,25(3):83-177.

［168］ Hughes RA,Newsom-Davis JM,Perkin GD,et al. Controlled trial prednisolone in acute polyneuropathy［J］. Lancet,1978,2(8093):750-753.

［169］ 杜燕,李浩,陈雪梅. 吞咽言语治疗仪治疗脑卒中后吞咽困难的疗效观察［J］. 临床合理用药杂志,2011,04(14):29-30.

［170］ Salazar CC,de Saa Alvarez Md Mdel R,Aparicio PMS,et al. Myasthenia gravis:the otolaryngologist's perspective［J］. Am J Otolaryngo,2002,23(3):169-172.

［171］ McHeyzer-Williams LJ,McHeyzer-Williams MG. Antigen-specific memory B cell development［J］. Annu Rev Immunol,2005,23:487-513.

［172］ 王丽芳,毛梅,张宇. 重症肌无力的临床研究现状［J］. 中风与神经疾病杂志,2016,33(1):82-85.

［173］ 孙文海,刘华敏,梁大鹏,等. 以发声困难为首发症状的重症肌无力患者的临床特点［J］. 中华耳鼻咽喉头颈外科杂志,2006,41(9):644-647.

［174］ 孙文海,刘华敏,万秀明,等. 重症肌无力患者发声功能的检测［J］. 临床耳鼻咽喉科杂志,2005,19(15):685-687.

［175］ 郝茂林,张桂茹,冯建利,等. 重症肌无力的分型及治疗新进展［J］. 医学综述,2016,22(18):3591-3595.

［176］ 王娟,顼宝玉. 重症肌无力的治疗进展［J］. 中西医结合心脑血管病杂志,2016,14(18):2125-2127.

［177］ Herold MJ,McPherson KG,Reichardt HM. Glucocorticoids in T cell apoptosis and function［J］. Cell Mol Life Sci,2006,63(1):60-72.

［178］ Rogatsky I,Ivashkiv LB. Glucocorticoid modulation of cytokine signaling［J］. Tissue Antigens,2006,68(1):1-12.

［179］ Gajdos P,Chevret S,Clair B,et al. Clinical trial of plasma exchange and high-dose intravenous immunoglobulin in myasthenia gravis. Myasthenia Gravis Clinical Study Group［J］. Ann Neurol,1997,41(6):789-

796.

［180］ Barth D,Nabavi NM,Ng E,et al. Comparison of IVIg and PLEX in patients with myasthenia gravis［J］. Neurology,2011,76(23):2017-2023.

［181］ Romi F,Gilhus NE,Aarli JA. Myasthenia gravis:disease severity and prognosis［J］. Acta Neurol Scand Suppl,2006,183:24-25.

［182］ 黄前进,李兆生,许振跃. 嗓音训练治疗声门闭合不全所致功能性嗓音障碍的疗效分析［J］. 中国耳鼻咽喉颅底外科杂志,2017,23(5):422-426.

［183］ Rampello L,Rampello L,Patti F,et al. When the word doesn't come out:A synthetic overview of dysarthria［J］. J Neurol Sci,2016,369:354-360.

［184］ Brendel B,Ackermann H,Berg D,et al. Friedreich ataxia:Dysarthria profile and clinical data［J］. Cerebellum,2013,12(4):475-484.

［185］ Rosen KM,Folker JE,Vogel AP,et al. Longitudinal change in dysarthria associated with Friedreich ataxia:A potential clinical endpoint［J］. J Neurol,2012,259(11):2471-2477.

［186］ Lowit A,Kuschmann A,Kavanagh K. Phonological markers of sentence stress in ataxic dysarthria and their relationship to perceptual cues［J］. J Commun Disord,2014,50:8-18.

［187］ Schalling E,Hartelius L. Speech in spinocerebellar ataxia［J］. Brain Lang,2013,127(3):317-322.

［188］ Ackermann H. The contribution of the cerebellum to speech and language［J］. Brain Lang,2013,127(3):315-316.

［189］ Konstantopoulos K,Vikelis M,Seikel JA,et al. The existence of phonatory instability in multiple sclerosis:An acoustic and electroglottographic study［J］. Neurol Sci,2010,31(3):259-268.

［190］ Vogel AP,Wardrop MI,Folker JE,et al. Voice in Friedreich Ataxia［J］. J Voice,2017,31(2):243. e9-243. e19.

［191］ Stemple J. Voice therapy:Clinical studies［M］. New York:Mosby,1993.

［192］ Boone DR,Mcfarlane SC,Von Berg SL,et al. The voice and voice therapy［M］. Boston,MA:Pearson Higher Ed,2013.

［193］ Titze IR,Abbott KV. Vocology:The science and practice of voice habilitation［M］. Salt Lake City,UT:National Center for Voice and Speech,2012.

［194］ Berry DA,Verdolini K,Montequin DW,et al. A quantitative output-cost ratio in voice production［J］. J Speech Lang Hear Res,2001,44(1):29-37.

［195］ Branski RC,Perera P,Verdolini K,et al. Dynamic biomechanical strain inhibits IL-1β-induced inflammation in vocal fold fibroblasts［J］. J Voice,2007,21(6):651-660.

［196］ Jiang JJ,Titze IR. Measurement of vocal fold intraglottal pressure and impact stress［J］. J Voice,1994,8(2):132-144.

［197］ Briess FB. Voice Therapy:Part Ⅰ. Identification of Specific Laryngeal Muscle Dysfunction by Voice Testing［J］. AMA Arch Otolaryngol,1957,66(4):375-382.

［198］ Briess FB. Voice therapy:Part Ⅱ. Essential treatment phases of specific laryngeal muscle dysfunction［J］. AMA Arch Otolaryngol,1959,69(1):61-69.

［199］ Stemple JC,Lee L,D'Amico B,et al. Efficacy of vocal function exercises as a method of improving voice production［J］. J Voice,1994,8(3):271-278.

［200］ Sauder C,Roy N,Tanner K,et al. Vocal function exercises for presbylaryngis:a multidimensional assessment of treatment outcomes［J］. Ann Otol Rhinol Laryngol,2010,119(7):460-467.

[201] Gorman S,Weinrich B,Lee L,et al. Aerodynamic changes as a result of vocal function exercises in elderly men[J]. Laryngoscope,2008,118(10):1900-1903.

[202] Sabol JW,Lee L,Stemple JC. The value of vocal function exercises in the practice regimen of singers[J]. J Voice,1995,9(1):27-36.

[203] Liepert J,Miltner WH,Bauder H,et al. Motor cortex plasticity during constraint-induced movement therapy in stroke patients[J]. Neurosci Lett,1998,250(1):5-8.

[204] Ramig LO,Countryman S,Thompson LL,et al. Comparison of two forms of intensive speech treatment for Parkinson disease[J]. J Speech Hear Res,1995,38(6):1232-1251.

[205] Baumgartner CA,Sapir S,Ramig TO. Voice quality changes following phonatory-respiratory effort treatment (LSVT®)versus respiratory effort treatment for individuals with Parkinson disease[J]. J Voice,2001,15 (1):105-114.

[206] Stefanie C ,Jennifer H ,Olson RL,et al. Supraglottal Hyperadduction in an Individual With Parkinson Disease:A Clinical Treatment Note[J]. American Journal of Speech-Language Pathology,1997,6(4):74-84.

[207] Dromey C,Ramig LO,Johnson AB. Johnson. Phonatory and articulatory changes associated with increased vocal intensity in Parkinson disease:A case study[J]. J Speech Hear Res,1995,38(4):751-764.

[208] Sapir S,Ramig LO,Spielman JL,et al. Formant centralization ratio:a proposal for a new acoustic measure of dysarthric speech[J]. J Speech Lang Hear Res,2010,53(1):114-125.

[209] Sapir S,Spielman JL,Ramig LO,et al. Effects of intensive voice treatment(the Lee Silverman Voice Treatment [LSVT])on vowel articulation in dysarthric individuals with idiopathic Parkinson disease:acoustic and perceptual findings[J]. J Speech Lang Hear Res,2007,50(4):899-912.

[210] Spielman JL,Borod JC,Ramig LO. The effects of intensive voice treatment on facial expressiveness in Parkinson disease:Preliminary data[J]. Cogn Behav Neurol,2003,16(3):177-188.

[211] El Sharkawi A,Ramig L,Logemann JA,et al. Swallowing and Voice Effects of Lee Silverman Voice Treatment(LSVT)[J]. J Neurol Neurosurg Psychiatry,2002,72(1):31-36.

[212] Will L,Spielman J,Ramig L. Stimulated or trained loudness:is there a difference and does it matter[M]. Austin,TX,USA:Conference on Motor Speech Disorders,2006.

[213] Liotti M,Ramig LO,Vogel D,et al. Hypophonia in parkinson disease:neural correlates of voice treatment with LSVT revealed by PET[J]. Neurology,2003,60(3):432-440.

[214] Narayana S. Mechanism of action of voice therapy in Parkinson's hypophonia—A PET study. A poster presented at the 11th Annual Meeting of the Organization for Human Brain Mapping. 2005.

[215] Stefanie C,Ramig LO. Effects of intensive voice therapy on speech deficits associated with bilateral thalamotomy in Parkinson's disease:a case study[J]. N CVS Status and Progress Report,1993:135.

[216] Sapir S,Spielman J,Countryman S,et al. Phonatory and articulatory changes in ataxic dysarthria following intensive voice therapy with the LSVT:A single subject study[J]. American Journal of Speech-Language Pathology,2003,12:387-399.

[217] Ramig LO,Sapir S,Countryman S,et al. Intensive voice treatment(LSVT®) for patients with Parkinson's disease:a 2 year follow up[J]. J Neurol Neurosurg Psychiatry,2001,71(4):493-498.

[218] Mahler LA,Ramig LO,Fox C. Intensive voice treatment(LSVT[R]LOUD)for dysarthria secondary to stroke [J]. Journal of Medical Speech-Language Pathology,2009,17(_4):165-183.

[219] Ramig LO,Gray S,Baker K,et al. The aging voice:a review,treatment data and familial and genetic perspectives[J]. Folia Phoniatr Logop,2001,53(5):252-265.

［220］ Fox CM. Intensive voice treatment for children with spastic cerebral palsy［unpublished doctoral dissertation ［M］. Tucson, AZ: University of Arizona, 2002.

［221］ Petska J, Halpern A, Ramig LO, et al. LSVT® and children with Down syndrome: A pilot study［M］. Austin, TX: Conference on Motor Speech, 2006.

［222］ Kleim JA, Hogg TM, VandenBerg PM, et al. Cortical synaptogenesis and motor map reorganization occur during late, but not early, phase of motor skill learning［J］. J Neurosci, 2004, 24(3): 628-633.

［223］ Miyasaki JM, Martin W, Suchowersky O, et al. Practice parameter: Initiation of treatment for Parkinson's disease: An evidence-based review Report of the Quality Standards Subcommittee of the American Academy of Neurology［J］. Neurology, 2002, 58(1): 11-17.

［224］ Alexander GE, Crutcher MD. Functional architecture of basal ganglia circuits: neural substrates of parallel processing［J］. Trends in Neurosciences, 1990, 13(7): 266-271.

［225］ Hixon TJ. Respiratory function in speech and song［M］. New York: College-Hill, 1987.

［226］ Laukkanen AM, Lindholm P, Vilkman E, et al. A physiological and acoustic study on voiced bilabial fricative/β:/ as a vocal exercise［J］. J Voice, 1996, 10(1): 67-77.

［227］ Ziegler A, Verdolini Abbott K, Johns M, et al. Preliminary data on two voice therapy interventions in the treatment of presbyphonia［J］. The Laryngoscope, 2014, 124(8): 1869-1876.

［228］ Ellen F, Sieber C, Pfeifer K. Physical activity, exercise, and sarcopenia-future challenges［J］. WMW Wiener Medizinische Wochenschrift, 2011, 161(17): 416-425.

［229］ Chodzko-Zajko WJ. Exercise and physical activity for older adults［J］. Med Sci Sports, 2009, 41(7): 1510-1530.

［230］ Sidney KH, Shephard RJ. Frequency and intensity of exercise training for elderly subjects［J］. Med Sci Sports, 1978, 10(2): 125-131.

［231］ Titze I. What makes a voice acoustically strong［J］. Journal of Singing, 2004, 61(1): 63-64.

［232］ Gartner-Schmidt J, Gherson S, Hapner ER, et al. The development of conversation training therapy: A concept paper［J］. J Voice, 2016, 30(5): 563-573.

［233］ Hapner E, Portone-Maira C, Johns MM. A study of voice therapy dropout［J］. J Voice, 2009, 23(3): 337-340.

［234］ Portone-Maira C, Wise JC, Johns MM 3rd, et al. Differences in temporal variables between voice therapy completers and dropouts［J］. J Voice, 2011, 25(1): 62-66.

［235］ Ziegler A, Dastolfo C, Hersan R, et al. Perceptions of voice therapy from patients diagnosed with primary muscle tension dysphonia and benign mid-membranous vocal fold lesions［J］. J Voice, 2014, 28(6): 742-752.

［236］ van Leer E, Connor NP. Patient perceptions of voice therapy adherence［J］. J Voice, 2010, 24(4): 458-469.

［237］ Bjork RA. Memory and metamemory considerations in the training of human beings［M］. Metacognition: Knowing about Knowing, 1994: 185.

［238］ Ballard KJ, Thompson CK. Treatment and generalization of complex sentence production in agrammatism ［J］. J Speech Lang Hear Res, 1999, 42(3): 690-707.

［239］ Kleim JA, Jones TA. Principles of experience-dependent neural plasticity: implications for rehabilitation after brain damage［J］. J Speech Lang Hear Res, 2008, 51(1): S225-S239.

［240］ Grillo EU. Clinical investigation of the global voice therapy model［J］. Int J Speech Lang Pathol, 2012, 14(2): 156-164.

[241] Behrman A, Haskell J. Exercises for voice therapy[M]. San Diego, California: Plural Pub Incorporated, 2008.

[242] Kagan LS, Heaton JT. The Effectiveness of Low-Level Light Therapy in Attenuating Vocal Fatigue[J]. J Voice, 2017, 31(3): 384. e15-384. e23.

[243] 燕铁斌. 物理治疗学[M]. 北京: 人民卫生出版社, 2008.

[244] Mahler LA, Ramig LO, Fox C. Evidence-based treatment of voice and speech disorders in Parkinson disease[J]. Curr Opin Otolaryngol Head Neck Surg, 2015, 23(3): 209-215.

[245] Fox C, Ebersbach G, Ramig L, et al. LSVT LOUD and LSVT BIG: Behavioral treatment programs for speech and body movement in Parkinson disease[J]. Parkinsons Dis, 2012, 2012: 391946.

[246] Russell JA, Ciucci MR, Connor NP, et al. Targeted exercise therapy for voice and swallow in persons with Parkinson's disease[J]. Brain Res, 2010, 1341: 3-11.